DOROTHY C. WILSON

Doktor Ida

Fünfzig Jahre als Missionsärztin in Indien

Dr. Ida Scudder 1870–1961

R. Brockhaus Verlag Wuppertal

R. Brockhaus Taschenbücher Bd. 108/109

Aus dem Amerikanischen von Ruth Rostock
Titel des amerikanischen Originals: Dr. Ida
Verlag McGraw-Hill Book Company, Inc., New York N. Y.

Leicht gekürzte Ausgabe

Lizenzausgabe mit freundlicher Genehmigung
des J. G. Oncken Verlags, Kassel

1. Taschenbuchauflage 1966
2. Taschenbuchauflage 1967
3. Taschenbuchauflage 1968
4. Taschenbuchauflage 1969
5. Taschenbuchauflage 1970
6. Taschenbuchauflage 1971
7. Taschenbuchauflage 1972
8. Taschenbuchauflage 1974

Umschlaggrafik: Elfriede Fulda
Gesamtherstellung: Breklumer Druckerei Manfred Siegel

ISBN 3-417-00156-0

Wieder stieß und ruckte der Zug und hielt dann mit kreischenden Bremsen an. Vom Bahnsteig schlug ihr eine Welle unerträglicher Hitze entgegen. Auch wenn sie die Augen schloß, fühlte sie, wie der wirbelnde rote Staub durch ihre Wimpern drang.

»Schau, Idi!« Um besser sehen zu können, hatte sich ihr Bruder Harry weit zum Fenster hinausgelehnt. »Hier ist das wirkliche Indien. Wir sind wieder zu Hause. Siehst du die wundervollen langen, weißen Gewänder und die rosa Turbane? Hörst du, wie die Händler ihr Tamil schnattern? Kommt dir das nicht auch alles ganz vertraut vor?«

Das junge Mädchen murmelte etwas vor sich hin. Vertraut? Ja, wie ein Alpdruck aus der Vergangenheit? Aber jetzt war es wieder Gegenwart, kein Traum, sondern Wirklichkeit. Sie war nicht mehr die Missy, ein schüchternes, achtjähriges Kind. Sie war Fräulein Ida Scudder, ein junges Mädchen von beinahe zwanzig Jahren, das gerade sein Abschlußexamen an einem Seminar für junge Damen in Northfield, Massachusetts, gemacht hatte. Vor ein paar Wochen war sie mit ihrem Bruder Harry mit der »City of Berlin« von New York weggefahren, und heute, am 20. September 1890, in Madras angekommen. Ihr Vater hatte sie am Kai abgeholt und saß nun auf der harten, grünen Bank ihr gegenüber.

Zu ihrem Kummer hatte er sich sehr verändert. Er war für seine Größe viel zu mager, und der lange, schwarze Bart, in den sie als Kind immer Zöpfe geflochten hatte, wenn sie auf seinem Schoß saß, war fast weiß. Nur die lebhaften dunklen Augen unter den buschigen Brauen, die von den Stahlrändern einer Brille eingerahmt waren, sahen noch aus wie einst. Diese Augen blickten sie jetzt aufmerksam an. »Mein kleines Mädel ist eine junge Dame geworden«, sagte er. »Und was für eine hübsche junge Dame! Ich hatte ganz vergessen, daß deine Haare so schön golden und deine Augen so blau sind, Bonny.« Seine Stimme wurde versonnen. »Wie hast du uns gefehlt, deiner Mutter und mir. Acht Jahre, Kind! Eine lange, lange Zeit!«

In plötzlich aufflammendem Groll wandte Ida ihr Gesicht ab. War es denn ihre Schuld, daß sie ihnen gefehlt hatte? Warum war er denn vor acht Jahren aufs Missionsfeld nach Indien zurückgegangen und hatte sie mit der Mutter und den

Brüdern auf der Nebraska-Farm gelassen? Und was konnte sie dafür, daß ihre Mutter sie zwei Jahre später – sie war gerade vierzehn geworden – bei Onkel Henry in Chicago zurückließ, als auch sie wieder nach Indien fuhr?

Das Heimweh hatte auch nach Jahren niemals ganz aufgehört.

»Die indischen Frauen können es nicht verstehen, wie ich nach Indien kommen und sechs Kinder in Amerika zurücklassen konnte«, hatte ihre Mutter später einmal geschrieben. »Sie würden das nicht tun. Und ich glaube, ich würde es auch nicht noch einmal fertigbringen.«

Ihr Vater war schuld daran, daß ihre Familie auseinandergerissen worden war. Ida wurde es plötzlich klar, daß sie ihm dafür die ganzen Jahre innerlich Vorwürfe gemacht hatte.

Stolz zeigte Harry ein Bündel kümmerlicher Bananen.

»Seht mal! Ich habe auf den Burschen eingeredet, bis er mein Tamil verstanden hat. Varaiparam – Bananen! Arru – sechs! Und vier Anna* für das Bündel. Nicht schlecht nach zwölf Jahren, was?«

Sein Vater lachte.

»Dein Tamil ist besser als dein Geschäft, mein Sohn! Die Bananen sind höchstens zwei Anna wert.« Und fröhlich fuhr er fort. »Ihr werdet euch beide hier wohlfühlen. Es ist eure Heimat, wo ihr geboren seid und einen Teil eurer Kindheit verlebt habt.« Ihre Heimat?

Benommen von der Hitze, von den grellen Farben geblendet, starrte sie durch das Fenster des winzigen Zugabteils auf den von Menschen wimmelnden Bahnsteig: schreiende Verkäufer, flinke Laufburschen, halbnackte Müßiggänger, schwerbeladene Kulis und – Bettler, Bettler ...

Plötzlich stand einer draußen vor dem Fenster.

»Pasi, pasi!«

Pasi! Vor diesem Wort hatte sie sich gefürchtet. Wenn sie auch das meiste von ihrem Tamil schon längst vergessen hatte, dieses Wort würde sie nie vergessen: pasi – hungrig! Was sie als Kind von sieben oder acht Jahren erlebt hatte, kam plötzlich wieder wie ein Alpdruck über sie. Die Hände,

* 1 Anna = 1/16 Rupie = etwa 5 Pfennig

die sich jetzt flehend zu ihrem Fenster hoben, waren auf einmal Hunderte von Kinderhänden, die sich ihr entgegenstreckten wie winzige Krallen. Sie brach Brot in Stücke und legte sie in diese Hände oder steckte sie in einen kleinen Mund. Aber wie klein sie es auch brach und wie sehr sie sich beeilte, es war niemals genug. »Pasi, pasi!«

»Was ist denn mit dir los, Idi?« Harry ließ die Banane sinken, in die er gerade beißen wollte, und schaute sie besorgt an. »Du siehst ja ganz elend aus!«

Sie starrte ihn an: das schmale Gesicht über dem hohen Eckenkragen, den roten Haarschopf. War es denn möglich, daß er das alles vergessen hatte? Daß der Bettler und das Wort »pasi« und diese ganze fremde Welt da draußen in ihm nur angenehme Erinnerungen weckten? Er hatte doch den Alptraum miterlebt, die große Hungersnot von 1877. In dem Bericht mit den statistischen Angaben, den ihr Vater darüber geschrieben hatte, waren ihr die vielen Nullen wie offene, hungrige Münder vorgekommen.

»Die Hungersnot herrschte fast drei Jahre lang in Madras und anderen Teilen Süd-Indiens. Ein Gebiet von 257 000 Quadratmeilen mit etwa 58 500 000 Menschen war davon betroffen. 5 250 000 sollen verhungert sein.«

Dr. John und seine Frau hatten damals den Auftrag bekommen, Geld und Vorräte zu verteilen. Wagenladungen mit Reis und Kleidern wurden von Madras aus fast hundert Meilen weit versandt. Auf seiner Station in Vellore richtete Dr. John ein Hilfslager ein und untersuchte am ersten Tag mit dem Regimentsarzt zusammen 1 200 Menschen, die dann im Lager untergebracht wurden.

»Meine Frau übernahm es, die halbverhungerten Kinder zu füttern und zu kleiden«, hieß es im Bericht ihres Vaters weiter. »Auf unserm Grundstück zäunten wir einen Platz mit Bambusstäben ein, wo sich die Kinder reihenweise hinsetzen konnten. Sie bekamen Haferbrei, Milch und Brot. Beim Austeilen des Essens halfen meine eigenen Kinder mit . . .«

Ja, es war ihr unvergeßlich, wie sie und ihre fünf älteren Brüder aufpassen mußten, daß die Kinder nicht ihr Brot in ihren Lumpen versteckten, um es ihren Eltern mitzunehmen. Wie sich, wenn die Gatter geöffnet und die Kinder hinausgelassen wurden, ihre halbverhungerten Väter und Mütter auf sie stürzten, um zu sehen, ob sie ihnen etwas zu essen mitgebracht hatten.

»Das kommt von der Hitze, Idi!« Mit diesen Worten riß Harry sie aus ihren wirren Gedanken. »Du wirst dich bald daran gewöhnt haben. Aber im Augenblick siehst du – entschuldige bitte, daß ich das so sage – wie eine richtige Vogelscheuche aus.«

Der Alpdruck war weggefegt. Ida nahm eine überreife Banane und warf sie nach dem roten Haarschopf. Harry duckte sich rechtzeitig, und das Wurfgeschoß flog durch das gegenüberliegende Fenster auf den Bahnsteig, wo sich zwei halbnackte Bengel darum balgten.

Dr. John Scudder lachte, bis ihm die Tränen über die braunen Wangen kullerten.

»Nun weiß ich, daß ich meine Kinder wiederhabe!« rief er vergnügt.

Ida öffnete ihre neue, lacklederne Handtasche. Sie kramte die langen, seidenen Handschuhe heraus, die Dampferkarte, das rosa Band von dem Nelkenstrauß, den ihr ihre Klassenkameradinnen ans Schiff geschickt hatten, und das Andachtsbuch ihrer Tante. Endlich fand sie, was sie suchte. Als sie in den Spiegel blickte, erschrak sie. Über Stirn und Wangen liefen Streifen von Schweiß und rotem Staub, der sich in jede Pore gesetzt hatte. Und ihr Haar sah aus, als wäre es mit Henna gefärbt. Sie betrachtete sich ihr Kleid. Der schöne blaue Musselin, den sie mit Tante Anna in New York gekauft hatte, weil er so gut zu der Farbe ihrer Augen paßte, hatte schmutzigrote Stellen. Oh, dieses schreckliche Land mit seinem Staub und seiner Hitze! Ihre Puffärmel waren so schlaff geworden, daß sie wie durchlöcherte Luftballons aussahen. Bei dem Gedanken mußte sie plötzlich lachen. Ihre Lebensgeister wurden wieder wach. Wenn sie auch dieses Land und alles, was damit zusammenhing, haßte, sie blieb ja nicht lange hier; nur bis ihre Mutter wieder gesund war und sie mit gutem Gewissen zurückfahren konnte. Dann ging sie wieder nach Northfield ins College und bereitete sich auf einen Beruf vor, falls sich niemand in sie verliebte (was unwahrscheinlich war, wenigstens nach Ansicht der anderen Mädels, die beobachtet hatten, wie sich die Mount-Hermon-Schüler auf den gemeinsamen Schulfesten um sie drängten).

In der Nacht, nachdem das Telegramm gekommen war, hatte sie wachgelegen und sich hin- und hergeworfen. Immer wieder sah sie die Worte vor sich: »Komm sofort. Mutter krank, sie braucht dich.«

Ihre Mutter wiedersehen? Wunderbar! Aber immer in Indien bleiben? Um keinen Preis! Sie wollte nach Indien fahren und dort bleiben, bis ihre Mutter wieder gesund war. Wenn nötig, wollte sie sich sogar als kurzfristige Missionarin verpflichten und dabei noch einen guten Eindruck machen. Aber dann – wollte sie zurückkehren nach Amerika und leben!

Als sie sich an diesen Entschluß erinnerte, wurde ihr ganz leicht ums Herz. Sie freute sich jetzt sogar über alles Schöne, was sie bei der Weiterfahrt durch das Abteilfenster sah: Palmen mit so zartfiedrigen Wedeln, daß es einem vor Entzücken fast den Atem verschlug; flammende Oleanderbüsche, leuchtende Bougainvilleas; viereckige Reisfelder, die aussahen wie Flicken in allen Schattierungen von Grün, vom blassen Lind bis zum blendenden Smaragd; und manchmal, gegen den dunklen Hintergrund eines frischgepflügten Feldes, einen karmesinroten Sari.

Jetzt, wo ihr Groll gänzlich verschwunden war, sah Ida ihren Vater mit plötzlich erwachender Zärtlichkeit an. Sie hätte am liebsten geweint, wenn sie an die acht verlorenen Jahre dachte und die tiefen Linien in seinem schmalen Gesicht sah.

Der Zug hielt in Tindivanam, etwa sechzig Meilen südlich von Madras. Sie sah ein Meer von Ziegeldächern, sah Palmen und Tempeltürme und ein Durcheinander von dunklen Gesichtern. Mit klopfendem Herzen stieg sie in die beklemmende Hitze und das bunte Gewoge des Bahnsteigs hinab. Suchend sah sie sich um. Wo war Mutter? Unter all diesen Menschen war kein vertrautes, nicht einmal ein weißes Gesicht. Die Enttäuschung wich einer lähmenden Angst. War ihre Mutter kränker, als man es ihr gesagt hatte?

»Sie haben uns nicht so zeitig erwartet«, sagte Dr. John beruhigend. »Souri ist auch noch nicht hier mit dem Pony. Wir werden einen Bandy nehmen müssen.«

Ida durfte eins von den kleinen zweirädrigen, von Ochsen gezogenen Fahrzeugen aussuchen, die in einer Reihe draußen vor dem Bahnhof standen. Einige waren lustig bemalt und mit Girlanden geschmückt. Alle zusammen sahen wie eine

Miniaturkarawane von Planwagen aus. Schließlich wählte sie den unansehnlichsten, weil ihr das armselige Tier leid tat, das davorgespannt war.

»Du mit deinem weichen Herzen!« stöhnte Harry, während er sich auf den Sitz unter dem Baldachin von geflochtenem Schilfrohr zwängte. »Die traurigen Augen des armen Ochsen haben dich sicherlich an deine Lieblingskuh hinten in Nebraska erinnert.«

»Ja, das stimmt auch«, gab Ida zu und rümpfte die Nase beim Anblick der zerlumpten Überzüge, aus denen staubiges Stroh hervorguckte. Sie bereute ihre Wahl noch mehr, als der Bandy mit ihrem Gepäck in flottem Tempo hinter ihnen herkam. Ihr eigenes Fuhrwerk schien nur zu kriechen.

»Juldi, juldi!« rief sie unwillkürlich. Es war eins der wenigen indischen Worte, das sie sich noch von früher gemerkt hatte.

»Das ist aber kein Tamil!« neckte sie Harry. »Das ist Hindi!«

»Mir ist das gleich«, gab sie zurück. »Ich weiß nur, daß es ›Eile‹ bedeutet.«

»Hinh! Hinh!« Die schrillen Nasallaute des Fahrers, mit denen er den Ochsen antreiben wollte, waren ebenso wirkungslos wie die scharfen Schläge auf dessen knochiges Hinterteil.

»Er wird diesen Ochsen niemals zum Rennen bringen«, sagte Dr. John lachend. »Nicht auf Tamil und auch nicht in einer anderen Sprache.«

Vor ihren Augen spielte sich jetzt das bunte Leben und Treiben einer indischen Stadt ab.

Es kam Ida vor, als hätte sie noch nie so viele Menschen gesehen: laufende, stehende, fahrende, sitzende, kauernde, liegende Menschen. Und hatten sie denn alle nichts Besseres zu tun, als sich umzudrehen und sie anzustarren? Sie starrte sie ebenfalls an, fasziniert, und doch in einer unbestimmten Angst. Klappernde Räder, hämmernde Hufe, scharfe Gerüche von Gewürzen und Kuhdung, Wogen von Hitze, Lärm und Farben . . . Hatte sie die Fahrt auf dieser staubigen Straße nicht schon einmal gemacht? Und worauf wartete sie nur immer so angstvoll?

Und dann sah sie sie plötzlich wieder vor sich, zwei winzige Kerlchen, die, das Gesicht nach unten, unter einem Baum dicht an der Landstraße lagen. Sie fuhr in einem Ochsenwagen wie diesem hier. Neben ihr saß auf der einen Seite ihre Mutter, auf der andern Seite ihr Kindermädchen Mary Ayah, die sie besorgt hatte, seit sie denken konnte. Sie hatte ihr bestes weißes Musselinkleid an, weil sie in der Kirche gewesen waren. Auch ihre Mutter und Mary trugen ihren Sonntagsstaat: Mutter ein Kleid aus steifem, grauem Popeline und Mary einen leuchtendroten Baumwollsari.

Im allgemeinen fuhr sie ungern in einem Bandy, weil es so langsam ging, und bettelte so lange, bis sie mit ihren Brüdern nach Hause laufen durfte. Aber an jenem Tage wünschte sie sich sehnlichst, daß es noch langsamer ginge. Denn zu Hause warteten schon die Kinder mit ihren ausgestreckten, krallenartigen Händen.

»Ayoh!« rief Mary plötzlich. »Seht mal dort die Kinder!«

Neugierig fuhr Ida hoch.

»Wo? Meinst du die beiden, die da am Straßenrand liegen? Warum haben sie sich dorthin gelegt, direkt in die Sonne?« Ihre Stimme bebte.

»Warum – warum bewegen sie sich nicht? Was . . .?«

»Sie sind tot«, antwortete Mary Ayah einfach.

Das hatte sich vor mehr als zwölf Jahren zugetragen, aber sie sah immer noch die verhungerten, kleinen Gestalten liegen, fühlte heute noch die Kälte, die ihr langsam vom Magen bis in die Zehenspitzen gekrochen war.

Auch jetzt spürte sie, daß ihre Hände eiskalt waren, obwohl die Nachmittagssonne glühendheiß auf sie herniederbrannte. »Hinh! Hinh!«

Mit einem Quietschen der wackligen Räder fuhr der Wagen langsam seitwärts durch ein schmales Tor.

»Wir sind da!« rief Dr. John fröhlich. »Wir sind zu Hause!«

Ida fuhr so heftig herum, daß sie mit ihrem neuen blauen Hut gegen den Rohrbaldachin stieß. Durch einen kleinen Spalt zwischen Vaters und Harrys Schultern erblickte sie ganz flüchtig das wogende Blätterdach einer riesigen Tamarinde, ein weißgetünchtes Gebäude mit einem steilen Strohdach und auf der Veranda eine Gestalt. Mit einem Sprung war sie aus dem Wagen, rannte an dem schwerfälligen Ochsen vorbei und die Auffahrt hinauf.

»Mami!« schrie sie. »Mami!«

Kurz bevor sie sie erreichte, blieb sie plötzlich stehen. Ihre Hast erschien ihr auf einmal unpassend. Sechs Jahre sind eine lange Zeit und mit einem einzigen Sprung schwer zu überbrücken. Jetzt, wo der Augenblick des Wiedersehens da war, fühlte sie eine seltsame Scheu. Ihre Mutter! Sie hatte immer so jung, so kräftig ausgesehen. Und nun stand da eine kleine, gebrechliche Gestalt mit gefurchtem Gesicht und ergrauendem Haar. Aber da waren dieselben leuchtendblauen Augen, derselbe feingeschwungene Mund, dieselben weich nach hinten gelegten Haarsträhnen, die über der hohen klaren Stirn aufgesteckt waren, — ja, sogar dieselbe silberne Brosche mit den drei Blumen und den drei langen Anhängern, mit denen sie immer gespielt hatte, wenn sie in der Kirche auf Mutters Schoß saß.

Mit einem kleinen Schrei sprang sie vorwärts. Und als die vertrauten Arme sie umschlossen, war die ganze bittere Einsamkeit von sechs langen Jahren vergessen.

Idas Vater, Dr. John II, war der jüngste der sieben Brüder Scudder. Als er 1861 nach Indien zurückkehrte, um in die Arcot Mission einzutreten, die von drei seiner Brüder gegründet worden war, brachte er etwas von dem Geist der Auflehnung mit, der damals in seinem Mutterland herrschte. Er schrieb einen scharfen Protestbrief an den Missionsausschuß seiner Denomination, in dem er sich über die niedrigen Gehälter beschwerte, die er für ungerechtfertigt hielt. Als er daraufhin einen heftigen Verweis bekam, wollte er sein Amt niederlegen. Da aber auch die andern Missionare mit Amtsniederlegung drohten, zog der Ausschuß den Verweis zurück und erhöhte die Gehälter. Dieser Vorfall wirkte sich auf Dr. Johns ganze weitere Laufbahn aus. Seine Berichte an den Missionsausschuß wurden kurz und selten. Er wechselte seinen Arbeitsplatz häufig und bekam auf eigenen Wunsch die schwierigsten Posten.

Tindivanam war keine Ausnahme. Diese kleine Stadt gehörte zu dem ärmsten und am meisten vernachlässigten Gebiet Süd-Indiens. Dort, wo bittere Hungersnöte ausbrachen, wenn die Monsune ausblieben, wo Cholera, Malaria, Pest und andre tropische Krankheiten wüteten, bot sich unendlich viel Gelegenheit, den Menschen für Leib und Seele Heilung zu bringen.

Obwohl Tindivanam an der wichtigen Eisenbahnstrecke Madras-Trivandrum lag, war es kaum größer als ein großes Dorf. Sein Name bedeutet ›Tamarindenwald‹. Es bestand nur aus einer langen Basarstraße. An dem einen Ende befand sich die Bahnstation und am andern Ende das von Mauern umgebene Missionsgelände. Dahinter fing schon das Tamarindendickicht an.

Neunzig Prozent der Bevölkerung waren, wie in den meisten Städten und Dörfern dieses Gebiets, Hindus und etwa zehn Prozent Mohammedaner. Es gab nur vier christliche Familien in der Stadt, deren Angehörige fast alle bei der Mission Beschäftigung gefunden hatten.

Zu Dr. Johns Aufgaben gehörte die Leitung eines Internats von fast hundert Knaben. Etwa die Hälfte waren Hindus, die andere Hälfte Kinder indischer Christen aus den umliegenden Dörfern. Dr. John war auch Pastor an der schönen Backsteinkirche, die er in seinem Eifer und Optimismus so groß gebaut hatte, daß mehrere hundert Menschen bequem darin Platz fanden. Als Arzt wurde er in viele Familien der Stadt gerufen. Aber die meiste Zeit verbrachte er mit Fahrten in die Dörfer der Umgebung, in denen die christliche Mission ihre Arbeit begonnen hatte. Er brauchte sechzehn Tage, drei Sonntage eingeschlossen, um sie alle zu besuchen. Denn in den Dörfern, wo verzweifelte Armut herrschte, wo unzählige Hindus der niedrigsten Kaste, der Unberührbaren, lebten, bekehrten sich die meisten Menschen.

Bei den Hindus der höheren Kasten fand das Christentum wenig Anklang. Besonders ablehnend verhielten sich die Brahmanen, die in der Lehre von der allgemeinen Bruderschaft eine schwere Bedrohung ihrer wohlerworbenen Vorrechte sahen. Und die Mohammedaner, die ja schon einen einzigen Gott anbeteten, fanden wenig Anziehendes in der neuen Religion. Aber die Unberührbaren hatten durch sie alles zu gewinnen und nichts zu verlieren. Die neue Lehre brachte ihnen nicht nur Erlösung von Furcht und Aberglauben, sondern auch einen neuen gesellschaftlichen Stand, Unterricht und Bildung für ihre Kinder und einflußreiche Freunde, die ihre Klagen gegen Ungerechtigkeiten bei den Kolonialgerichten vorbringen konnten. Konvertiten der hohen Kasten dagegen waren der sozialen Ächtung, Verfolgung, ja sogar der Lebensbedrohung durch wütende Verwandte ausgesetzt.

Es war eine neue, unverständliche Welt, in der sich Ida wiederfand. Nicht lange nach ihrer Ankunft saß sie an ihrem Schreibtisch in einem Zimmer des Missionsbungalows und versuchte, ihrem Tagebuch etwas von ihren Eindrücken anzuvertrauen.

»Tindivanam, den 22. September 1890. Ich bin jetzt ganze zwei Tage in Indien. Unser Haus« – sie strich diese Worte dick durch – »Mein Elternhaus steht neben einer Schule auf dem großen Missionsgelände. Es ist aus Ziegelsteinen, die in der Sonne gebrannt worden sind, gebaut, mit Lehm bestrichen und dann gekalkt. Es hat drei Zimmer nebeneinander. Man kann nicht von einem ins andere gehen; jedes hat eine Tür nach der Veranda zu. Das Zimmer, in dem ich schlafe, liegt neben dem Wohnzimmer, von dem es durch eine niedrige Wand getrennt ist. Der Fußboden besteht aus gestampftem Lehm. Das strohgedeckte Dach ist voller Ameisen, und dann und wann fällt einem eine auf den Kopf. Aber meine Eltern ziehen bald in ein neues Haus, ein richtiges Pukka-Haus mit zwei Stockwerken und –«

Sie klappte das kleine rote Buch zu. Nicht möglich! Sie konnte nichts von dem niederschreiben, was sie wirklich bewegte.

In plötzlichem Heimweh schlug sie es wieder auf und begann es noch einmal durchzulesen.

Tagebuch von Ida Sophia Scudder
Persönlich!!!

Poughkeepsie, den 1. Januar 1890. Ein sehr warmer Tag für den Anfang eines neuen Jahres, regnerisch und häßlich. Am Abend zog ich mein neues grünes Kleid an und ging mit Walter und zwei Taylor-Jungen zu einer Party.

4. Januar. Versuchte, meine Kleider so nett wie möglich zurechtzumachen, um am Montag hübsch auszusehen. Aber –

ach, ich bin so traurig: Alle meine Sachen sind schäbig. Ich wünschte, ich hätte viel Geld ...

9. Januar. Lotti und ich haben heute abend während der Arbeitsstunde gelacht. Miss Ford hat an unsre Tür geklopft. Oh, ich muß wieder artig sein!

11. Januar. Heute abend wollten Spuk, Annie, Bessie, Mittie und ich ein kleines Fest feiern mit Cremespeise, Kaffee und Hummer. Da wir aber als Abschluß der Gebetswoche eine Andacht in der Kapelle hatten, blieben uns nur noch fünfzehn Minuten, und so mußten wir auf den Spaß verzichten. Spuk und ich gingen in die Dachstube und rauchten Kubeben. Dabei haben wir uns köstlich amüsiert. Mittie und ich hatten viel Spaß in der Musikstunde. Aber als wir in unser Zimmer kamen, kriegte sie auf einmal furchtbare Leberschmerzen, die seitdem nicht wieder aufgehört haben. Sie jammerte über die Medizin, weil sie so entsetzlich bitter war. So ein Jux!

13. Januar. Miss Ford hat mich ermahnt, weil ich wieder gepfiffen habe. Heute morgen gab es bei Spuk im Zimmer Hummer und Kaffee. Ich habe heute einen Brief von Vater und Mutter bekommen. Beide haben von Mutters Husten geschrieben. Bin so traurig darüber, will für sie beten.

25. Januar. Heute hat mich Miss Ford ins Lehrerzimmer kommen lassen und mir Vorhaltungen gemacht, weil ich Kaffee und Kakao auf dem Petroleumofen gekocht habe. Dann sagte sie, sie hätte seit Beginn dieses Schuljahres eine große Besserung bei mir festgestellt. Es würde meinen Charakter stärken, wenn ich mit »einigen dieser Dinge« fertig würde.

3. März. Schon über einen Monat habe ich nicht mehr in mein Tagebuch geschrieben. Es hat sich viel ereignet. Eines Tages, um den 20. Februar herum, fingen Edna Skinner und ich in der Kapelle an zu lachen. Oh, wie hat mich da Miss Hall abgekanzelt! Sehr ernst hat sie mir gesagt, ich wäre für viele ein Stein des Anstoßes gewesen und würde es weiterhin sein, wenn ich mich nicht änderte.

Ida starrte auf diese letzte Eintragung.

Hatte sie das wirklich geschrieben? Und erst vor sechs Monaten? Wie entsetzlich dumm und selbstsüchtig war sie doch gewesen! Alles klang so furchtbar kindisch, und sie war doch kein Kind mehr.

Sie zog noch einen dritten schwarzen Strich unter das Wort »Persönlich«, klappte das Buch zu und steckte es in die unterste Schreibtisch-Schublade unter eine Schachtel mit Andenken aus ihrer Kinderzeit.

Die nächsten Wochen waren nicht leicht. Um ihrer Mutter recht viel Arbeit abzunehmen, stürzte sie sich mit Feuereifer in ihre neuen Aufgaben im Haushalt und in den Schulen der Missionsstation. Aber sie war nach wie vor fest entschlossen, nur so lange hierzubleiben, wie es unbedingt nötig war.

Zum Haushalt gehörten außer der Familie Scudder und ihren Dienstboten noch nahezu hundert Knaben aus dem Internat. Ida bestellte Lebensmittel, gab sie jeden Morgen im Vorratshaus an der Rückseite des Bungalows an die Dienstboten aus, überwachte das Kochen, kaufte im Basar ein, sorgte dafür, daß die Kleider der Schuljungen intandgehalten, jede Woche zur Wäscherei gebracht und, wenn nötig, durch neue ersetzt wurden.

Manche Arbeiten, wie das Anlegen von Blumenbeeten und die Pflege der Sträucher im Garten, machten Ida Spaß. Sie fand sogar Zeit, Mangosämlinge und Bambus in der Kaktuswildnis jenseits der Straße anzupflanzen, wo das neue Haus gebaut wurde. An andere Arbeit ging sie mit Widerwillen heran, so an das Säubern des Erdnußspeichers und das Bekämpfen der Scharen von Insekten und Nagetieren, die den alten Bungalow bevölkerten. Die Monsune, die im Oktober einsetzten, brachten allerlei Schäden mit sich: Das Dach wurde undicht, und auf den ledernen Koffern, Taschen und Schuhen bildete sich tiefgrüner Schimmel. Gegen die Insekten waren sogar die Pfannen mit Wasser, in die die Beine der Möbel gestellt wurden, nur ein ungenügender Schutz.

Wenn Ida ihrer Mutter im Internat geholfen hatte, besuchte sie mit ihr die Zenanas in der Stadt, diese von hohen Mauern umgebenen Innengemächer, in denen Mohammedanerinnen und Hindufrauen höherer Kasten ihr Leben zubringen mußten. Außerdem hatte sie die Aufsicht über eine Hindu-Mädchenschule unten im Dorf. Hier unterrichtete sie zusammen mit Frau Isaac, einer begabten Inderin, Gymnastik und Englisch.

Diese Arbeit mit den kleinen indischen Mädchen war ihr

von allen die liebste. Sie tat sie mit Hingabe und Begeisterung. Aber es gab auch hier manchmal Augenblicke, wo sie fast verzagte.

Eines Tages wurde eine andere Mädchenschule so dicht neben der ihren eröffnet, daß man die Absicht deutlich merkte. Mit lauten Trommelwirbeln, rosa und gelben Wimpeln und Süßigkeiten für die Kinder wurde sie eingeweiht. Am nächsten Tag ging Ida mit Zittern und Zagen zur Schule. Sie fürchtete, wenigstens die Hälfte ihrer Schülerinnen verloren zu haben. Aber zu ihrer Überraschung und Freude fehlten nur zwei.

»Ist schöner hier«, sagte eine dunkelhaarige kleine Schönheit schüchtern zu ihr. »Mag Missy's schönes Haar und schöne Augen.«

Die Kinder mit ihren langen, weiten Gewändern und klingelnden Fußringen, ihren hübsch geflochtenen Zöpfen, die mit Jasminblüten und Dotterblumen geschmückt waren, erregten immer wieder ihr Entzücken. Sie sahen aus wie die Puppen, die ihre Mutter angekleidet hatte, um sie gelegentlich als Preise zu verteilen.

»Gib acht auf dich, Ida Scudder!« ermahnte sie sich. »Verlieb dich nicht zu sehr in diese kleinen Racker! Denk daran, du willst doch keine Missionarin werden. Nein! Niemals!«

Sonst gab es wenig, was sie hätte reizen können. Auch das Orgelspielen in der Kapelle machte ihr keine sonderliche Freude, und die einzige Fahrt mit Vater, auf der sie die Dörfer des Umkreises besuchten, brachte ihr viel Kummer und Unruhe.

Onkel Jared Scudder und seine Tochter Dixie waren von ihrer Missionsstation in Vellore, zehn Bahnstunden von Tindivanam entfernt, gekommen, um sie auf dieser in der Hauptsache evangelistischen Missionsreise zu begleiten. Die Furcht, die Ida schon als Kind vor Onkel Jared, einem ernsten, strengen Mann, gehabt hatte, war im Lauf der Jahre durch Gerüchte, die in der Familie umgingen, verstärkt worden. Als ihre Mutter einmal Onkel Jareds Frau gefragt hatte, warum sie sich nicht einfach kaufte, was sie sich wünschte, hatte sie zur Antwort bekommen: »Meine Liebe, wir haben nicht alle *John* Scudder geheiratet.«

Aber Dixie, die sechs Jahre älter war als sie, war immer ihr

Idol gewesen. Dixie war klein und zart, hatte weiche Hände, ein ansteckendes Lachen und ein auffallend schönes Gesicht. Es hieß, sie bekäme mehr Heiratsanträge als jede andere ausländische Frau in Süd-Indien. Weil Dixie diese Reise mitmachte, hatte Ida ihren Vater gebeten, sie an Stelle ihrer Mutter mitzunehmen.

Einen Tag vor Beginn der Reise wurde ein Diener mit dem Pony und einem leichten, zweirädrigen Kutschwagen vorausgeschickt, begleitet von einem Ochsenwagen mit den Vorräten und dem Gepäck. Dr. John und seine Reisegesellschaft legten erst sechzehn Meilen im Zug zurück, trafen dann am nächsten Morgen die Fuhrwerke und fuhren durch eine schattige Allee von Feigenbäumen in ein Dorf, wo unter einer Tamarinde Zelte für sie aufgeschlagen waren.

Das Zelten hätte Ida Spaß gemacht, wenn Dixie und sie ein bißchen Zeit füreinander gehabt hätten. Aber jeden Tag wurde in den umliegenden Dörfern gepredigt, getauft, unterrichtet und ärztliche Sprechstunde abgehalten. Nicht einmal der Sonntag war Ruhetag. Wenn um zehn Uhr der Gottesdienst vorüber war, banden die beiden Männer ihre Bärte hoch und knieten sich auf ein Laken, um zu operieren, Abszesse zu öffnen, Zähne zu ziehen, grauen Star und Geschwülste zu entfernen und Brüche einzurichten. Onkel Jared bestand darauf, Dixie immer bei sich zu haben. Ida, die von dem Elend und der Armut, die sie täglich sah, schon ganz schwermütig geworden war, zog abends seufzend ihre engen Kleider aus, wusch sich hinter der dünnen Schilfrohrwand und kroch in ihr Feldbett. Dann lag sie viele Stunden schlaflos und lauschte auf die friedlichen Atemzüge ihrer Kusine.

Eines Tages konnten sich Ida und Dixie zu einem Spaziergang auf der Landstraße wegstehlen. Sie fanden einen herrlichen Oleanderstrauch und pflückten zwei große Sträuße. Dann steckten sie sich im Übermut eine von den tiefrosa Blüten an den Tropenhelm. Als sie so ins Zelt traten, runzelte Onkel Jared die Stirn.

»Mach sie ab!« sagte er freundlich, aber bestimmt zu seiner Tochter. »Wir sind hierhergekommen, um in diesen neuen Christen heilige Gefühle zu wecken, nicht leichtfertige.«

»Ja, Vater«, sagte Dixie gehorsam.

Da kam eine solche Wut über Ida, daß sie aus dem Zelt

lief, Blüten aus ihrem Strauß riß und so viele an das Band ihres Helmes steckte, daß Kopf und Krempe nicht mehr zu sehen waren. Dann stülpte sie ihn wieder auf den Kopf und ging trotzig ins Zelt zurück. Dr. Johns Mundwinkel zuckten, als er sie sah. Aber er sagte nichts. Onkel Jared war starr. Sein Gesicht rötete sich, und es schien, als wollte er vor Ärger platzen. Statt dessen lachte er plötzlich, bis ihm die Tränen kamen.

»Das kommt davon, wenn man fünf Söhne hat und eine einzige Tochter! Ich beneide dich nicht, Bruderherz!«

Als die beiden jungen Mädchen an diesem Abend in ihrem Zelt lagen, richtete sich Ida auf einmal auf und blickte Dixie prüfend an.

»Tust du wirklich alles gern, was dir dein Vater sagt?« flüsterte sie. »Gibt es nicht auch manches, was du von dir aus gern tun möchtest?«

Da kam plötzlich ein unruhiges Flackern in Dixies Augen.

»Ja«, sagte sie leise.

Idas Herz schlug schneller. Sie war auf ein Geheimnis gestoßen: Dixie war nicht glücklich! Auch sie hatte heimliche Wünsche!

Ida fing an, Pläne zu schmieden. Dixie mußte mit ihr nach Amerika kommen. Dann konnte sie ihr helfen, ihre Träume zu verwirklichen. Bei Dixies Schönheit war nichts unmöglich. Ein reicher Mann, Abenteuer, eine Karriere . . .

»Dixie«, rief sie erregt. »Was würdest du lieber tun als alles andere auf der Welt?«

Das Flackern in Dixies Augen war zu einem warmen Leuchten geworden.

»Wenn ich frei wäre –«

»Ja?« fiel Ida ein. »Sag es mir!«

»Ich – ich würde in eins dieser Dörfer gehen, in das ärmste, schmutzigste, das ich finden könnte. Und dort wohnen. Vielleicht in einem Zelt oder in einem Lehmziegelhaus wie die andern Dorfbewohner. Ich würde mich besonders mit den Frauen beschäftigen, ihnen zeigen, wie sie alles sauberhalten, nähen und gut für ihre Kinder sorgen müssen. Und wenn ich eine Weile in einem Dorf gelebt hätte, würde ich in ein anderes ziehen und dort von vorn anfangen. Das würde ich lieber tun als alles andre auf der Welt.«

Ida starrte sie sprachlos an. –

Das eigentliche Ziel ihrer Reise war eine große Stadt weiter im Westen, wo ein bedeutendes Hindufest stattfand. Als sie sich der Stadt näherten, wurde das Gedränge immer größer. Ihr Wagen geriet in einen Strom von Ochsenkarren, Handwagen, Rikschahs, Fahrrädern und Fußgängern, und sie kamen immer langsamer vorwärts. Die Hitze, die ohnehin schon drückend war, wurde noch unerträglicher durch die Gerüche von Weihrauch und zertretenen Blumen und den Dunst verbrennender Butter aus Büffelmilch (Ghee). Eine lärmende Prozession, die das leuchtende Bild eines Gottes auf einem hohen, vergoldeten Wagen mit sich führte, zog so dicht vorbei, daß Ida meinte, in dem beißenden Geruch von Asche und Schweiß ersticken zu müssen, den die halbnackten Körper der Gläubigen ausströmten.

Im Zentrum der Stadt, im Schatten des felsigen Hügels mit seinem prachtvollen Tempel trafen Dr. John und sein Bruder ihre Vorbereitungen zur Evangelisation. Die Rückseite des Ochsenwagens wurde in einen Bücherstand verwandelt und diente gleichzeitig als Kanzel. Onkel Jared bestieg sie als erster. Er wurde ein andrer Mensch, wenn er predigte: ein gütig mahnender Prophet. Man konnte verstehen, daß seine treuen Bekehrten während des Bürgerkrieges, als ihn die Missionsgesellschaft aus finanziellen Gründen nicht nach Indien zurückschicken konnte, fast dreihundert Dollar sammelten, um ihren geliebten »Vater in Gott« wiederzubekommen. Und damals erhielten sie durchschnittlich nicht mehr als sechs Cent Arbeitslohn pro Tag.

Bald scharte sich eine Menschenmenge um sie. Aber es war nicht die gewohnte Schar, die sich sonst um ihre Kanzeln drängte, neugierig, tolerant und bereit, sich ebensogern Geschichten von einem fremden Gott erzählen zu lassen wie den Kunststücken eines Magiers oder Schlangenbeschwörers zuzusehen. Diese hier waren Pilger, die auf ihr Seelenheil versessen waren. Viele von ihnen waren Hunderte von Meilen zu Fuß gereist und müde und erschöpft auf diesem Gelände, sieben Meilen im Umkreis des heiligen Hügels, angekommen. Der Gesang von fast hunderttausend Gläubigen, das Klagen der Muscheln, die wirbelnden Tänze rasender Devadasis hatten ihr Blut erregt. Wie die Opfergaben von Ghee und Kampfer langsam den riesigen Kupferkessel im Tempelhof füllten, so wuchs ihre Erregung immer mehr an. Sie war wie ein Zündstoff, den ein kleiner Funke zur Explosion bringen konnte. Vom ersten Augenblick an spürte Ida etwas Feindseliges. Mit unbehaglichem Gefühl beobachtete sie einen immer dichter werdenden Knäuel von Schiwa-Anhängern mit kahlgeschorenen Köpfen, die Körper mit rotem Pulver und Sandelholzpaste beschmiert, die miteinander tuschelten.

»Govinda! Govinda!« schrie plötzlich einer von ihnen laut.

Die Anrufung des Gottes war der Funke. Das Gemurmel schwoll zu einem vielstimmigen Chor an.

»Govinda! Govinda! Govinda!«

Onkel Jared fuhr ruhig in seiner Predigt fort. Dixie lief weiter mitten in der Menge hin und her, verteilte Traktate, unterhielt sich mit den Frauen, putzte kleine Kindernasen mit ihrem Taschentuch ab und verteilte einfache Heilmittel gegen Hautausschläge und entzündete Augen. Ida lehnte starr und steif am Wagen und erwartete jeden Augenblick einen Zusammenstoß mit der feindlichen Menge.

Als Onkel Jared geendet hatte, nahm Idas Vater seinen Platz ein. Der Lärm wurde immer lauter, aber Dr. John ließ sich nicht erschüttern. Mit weithin schallender Stimme verkündete er die Frohe Botschaft.

Schließlich war alles zu Ende, und sie saßen wieder allein in ihrem Zelt außerhalb der Stadt, nur umgeben von dem gewohnten Kreis von Zuschauern, die neugierig, aber bescheiden jede ihrer Bewegungen beobachteten.

Durch alles, was Ida an diesem Tag erlebt hatte, war sie furchtbar niedergedrückt. Schweigend wusch sie sich, zog sich um und aß ihr Abendbrot. Aber als die Gebetsstunde vorüber war, konnte sie nicht länger an sich halten.

»Wir dürfen auf keinen Fall hierbleiben!« rief sie. »Wir gehören nicht hierher, und sie wollen uns nicht haben. Können wir nicht morgen ganz früh nach Hause fahren?«

Onkel Jared sah sie an.

»Wie heißt du, Kind?« fragte er ernst.

»Du weißt doch, wie ich heiße«, antwortete sie. »Ida!«

»Und weiter?«

»Ida Scudder!«

»Und was bedeutet der Name Scudder?«

Ida lächelte spöttisch und fing an zu deklamieren:

»Der Name Scudder kommt entweder von dem lateinischen Wort scutari, Schildträger, oder von dem angelsächsischen Wort scudari, vor dem Wind hereilen. Auf jeden Fall –«

»Auf jeden Fall ist er kein Name für Feiglinge«, fiel ihr Onkel Jared heftig ins Wort. »Der Schildträger trägt seine Verteidigungswaffe nicht auf dem Rücken. Und wer vor dem Wind hereilt, läuft vor dem Hindernis her, nicht von ihm weg.«

Im Zelt war es erstickend heiß. Ida kam sich auf einmal wie eingesperrt vor. Sie sprang auf und lief hinaus in die kühler werdende Dämmerung. Die Sonne war untergegangen, aber es war noch nicht ganz dunkel. Der Himmel, an dem sich die Umrisse der Hügel scharf abzeichneten, war von einem tiefen Violett. Im Osten zeigte sich ein schwaches Glühen, dann ein blaßgelber Lichtbogen, der sich schnell in einen Halbkreis verwandelte und endlich zu einer riesigen, blutroten Scheibe wurde.

Vor Entzücken hielt Ida den Atem an.

»Was ist das?« fragte sie Dixie, die zu ihr getreten war.

»Kathihai Teepam«, antwortete Dixie leise. »Das Fest der Lichter.«

Jetzt fand das »Wunder« statt, um dessentwillen Zehntausende frommer Pilger in diese heilige Stadt gekommen waren. Im Hof des Tempels hatte ein Priester den riesigen Kupferkessel, der bis zum Rand mit Ghee und Kampfer gefüllt war, durch einen Funken vom heiligen Feuer entzündet. Im selben Augenblick flammte, wie von dem gleichen Funken entfacht, auf dem Berg oberhalb des Tempels ein Licht auf, das seine klaren Konturen in eine Feuerkrone verwandelte. Obwohl die beiden Mädchen weit entfernt standen, konnten sie doch deutlich den mächtigen Schrei von nahezu hunderttausend Anbetern hören.

»Sie glauben, daß die Götter das Feuer auf der Spitze des Berges anzünden«, sagte Dixie. »Deshalb kommen sie jedes Jahr am Tag des Vollmondes hierher, wenn der Stern Krithigai aufgeht. Sie sind fest davon überzeugt, daß es schon Erlösung für sie bedeutet, wenn sie nur sehen, wie das Licht entzündet wird.«

Jetzt flammten überall am Horizont die Gipfel der Berge

auf, einer nach dem andern, wie Fackeln, die sich aneinander entzündet hatten.

Ida faßte nach der Hand ihrer Kusine, die ganz kalt war.

»Es ist — schön«, flüsterte sie.

Dixie erschauerte. »Es ist — schrecklich!«

Ida hatte plötzlich das Gefühl, als wäre sie von einem Feuerring umgeben. Ja, es war beides, schön und schrecklich — wie Indien selbst!

Es war Karma, das unerbittlich über das Schicksal des Menschen entschied. Ja, und es war die Macht von Großvätern, Eltern, Onkel, Vettern und Kusinen, die sie alle in ihre Schablone pressen wollten.

Aber sie ließ sich nicht in eine Schablone pressen. Sie war eine Scudder, jawohl! Aber sie wollte sich selbst aussuchen, was sie für einen Schild tragen und vor welchen Winden sie hereilen wollte. Und diese Winde würden nicht beladen sein mit dem Staub, dem Regen und den Feuern Indiens!

Kathihai Teepam, das Fest der Lichter, das die jungen Mädchen aus der Ferne mitangesehen hatten, war nur eins der prächtigen, religiösen Schauspiele auf dem uralten Hintergrund des südindischen Hinduismus. Es gab noch eine Fülle anderer Feste.

Im Herbst feierte man Deepavali, wo Hunderte von kleinen Tonlämpchen angezündet wurden; im Frühling Holi, das Fest voller Übermut und Ausgelassenheit, wo Krischnas Heldentaten besungen wurden und selbst ehrbare Leute den Spaß mitmachten, sich gegenseitig mit gefärbtem Wasser zu bespritzen. Dann kam nach den freudlosen Tagen von Margali (Dezember bis Januar) Pongal, das Fest der wiederkehrenden Sonne, mit prunkvollen Prozessionen von Göttern und Göttinnen, mit Nächten voller schauerlich mißtönender Musik, die die bösen Geister vertreiben sollte. Getrockneter Kuhdung wurde zu riesigen Bergen aufgeschichtet und mit Kürbisblüten geschmückt, alte Tontöpfe zerschlagen, alte Körbe, Besen und Kleider verbrannt und durch neue ersetzt.

Es gab noch viele andere Feste, die aber alle gefeiert wurden, um die Götter zu versöhnen, nicht um ihnen zu danken.

Sie stammten aus ganz verschiedenen vorgeschichtlichen Kulturen. Denn der Hinduismus, die älteste bestehende Weltreligion, schloß mit großer Toleranz neben der reinen Naturverehrung, die die arischen Eroberer nach Indien gebracht hatten, und den verwickelten philosophischen Systemen der folgenden Jahrhunderte auch den Glauben und die religiösen Bräuche der drawidischen Völker ein, die das Land schon vor der Invasion der Arier besetzt hatten. Die tamil sprechenden Hindus von Süd-Indien stammten von den Drawiden ab. Ihre gebildete Minderheit besaß eine bestimmte Philosophie, nach der sie lebte, während sich die ungebildete Mehrheit der Dorfbevölkerung noch an die alten Vorstellungen klammerte, die in ihrer Gegend heimisch waren. Sie anerkannten zwar die großen Lehren des Hinduismus: das Karma, wonach das Verhalten des Menschen in diesem Leben sein Schicksal im zukünftigen bestimmt; das Dharma, die Verpflichtung jedes Menschen, den vorgeschriebenen Regeln, Bräuchen und Überlieferungen seiner Kaste zu gehorchen; die Seelenwanderung.

Sie beteten auch die große Dreieinigkeit an: Brahma, den Schöpfer, Wischnu, den Erhalter, und Schiwa, den Zerstörer. Aber in ihrem täglichen Leben standen ihnen die alten drawidischen Göttinnen näher, die Dorfgottheiten, die Krankheiten und Plagen schickten wie Cholera, Blattern, Fieber, Viehseuchen, Mißernten, Kinderlosigkeit und Feuersbrünste. Wenn ein Dorfbewohner auch meist nur einmal in seinem Leben zu den riesigen Tempeln in Madura oder Conjeeveram wallfahrtete, so betete er doch täglich vor einer der kleinen Nischen am Wege, einem Ziegelsteinschrein oder einem Haufen Steine auf einem ummauerten Fleck außerhalb des Dorfes. Längs der staubigen Landstraßen standen gewaltige Tonpferde, auf denen Ayyanar, Dorfwächter und einzige männliche Gottheit, um das Dorf reiten und es nachts beschützen sollte.

Zum Gottesdienst der Hindus gehörten: das Opfern von Ghee, gekochtem Reis, Obst, Zucker, Weihrauch, Kampfer, Blumen und Gewürzen; das Umschreiten der heiligen Schreine sowie die Gebete und die Beschwörungen durch einen Priester. Während die Priester der Haupttempel zu der Kaste der Brahmanen gehörten, stammten die Priester der dörflichen Schreine, die Pujaris, oft aus niederen Kasten. Sie hatten außerordentliche Machtbefugnisse, da bei den Hindus, wie bei den alten Hebräern, die Religion alle Belange des täglichen Lebens beherrschte: das Wetter, die Nahrung, Geburt, Krankheit, Tod; die Art, wie man aß, sich wusch, sein Haar schnitt, seine Nachbarn grüßte, ja, jeden Atemzug, den man tat.

Ida brauchte nicht weit zu gehen, um den volkstümlichen Hinduismus kennenzulernen. Nahe bei der Missionsstation befand sich ein Schrein, der Bilder der sieben drawidischen Unheilsgöttinnen enthielt, die alle Erscheinungen der schrecklichen Göttin Kali darstellten. Jede einzelne von ihnen war die Göttin eines gefürchteten Übels oder Unglücks. Wenn Ida abends dorthin spazierenging, waren sie immer von Opfergaben und Blumengirlanden überschüttet. Ging sie morgens zur Schule, dann sah sie oft die Hindus der höheren Kasten der Stadt, Rechtsanwälte, Lehrer, Beamte und Kaufleute, nach dem rituellen Bad in einem der großen, viereckigen Becken in tiefer Ehrfurcht vor den Schrein Hanumans, des Affenkönigs, treten, der zu den kleineren Lieblingsgöttern im hinduistischen Pantheon gehört und ein Diener des großen Gottes Rama ist. In den Innenhöfen der Hinduhäuser in der Stadt hatte sie oft die heilige Tulsi-Pflanze auf ihrem Sockel gegenüber dem Andachtsraum gesehen, wo vor den Bildern der Familiengötter ewigbrennende Lampen in kupfernen oder silbernen Ständern standen.

Sie wußte genau Bescheid über den philosophischen und den populären Hinduismus. Sie war gefesselt von seiner Pracht und seinem Prunk und entsetzt über seinen Aberglauben. Aber für die kurze Zeit, die sie in Indien zu bleiben gedachte, wollte sie sich so wenig wie möglich damit beschäftigen. Als ihr Annie Hancock eines Tages schrieb, wie sie sie darum beneidete, daß sie »Licht und Wahrheit in Orte der Dunkelheit und Unwissenheit« bringen dürfte, konnte sie ihr gar nicht schnell genug darauf antworten.

»Liebe Annie«, schrieb sie. »Ich sitze in meinem Zimmer und habe Deinen Brief neben mir liegen. Es ist spät abends. Auf der Missionsstation ist es so ruhig, daß ich eine Palli — das ist eine Eidechse — hören kann, die an der Mauer hochschießt, um einen Käfer zu fangen. Mein Vater arbeitet noch in seinem Schlaf- und Studierzimmer, und meine Mutter schläft hoffentlich schon. Es geht ihr viel besser, und sie wird wohl bald ganz wiederhergestellt sein.«

Plötzlich schreckte sie hoch. Sie hatte hier in Indien immer irgendwelche Wahnvorstellungen: das Schlürfen geisterhafter Schritte, gespenstische Augen, die sie aus der Dunkelheit anstarrten . . .

Energisch wandte sie sich wieder ihrem Brief zu.

»Du schreibst, Du möchtest Missionarin sein können wie ich. Ich bin aber keine Missionarin und werde nie eine sein! Du bist anders als ich, viel ›durchgeistigter‹. Dir würde es vielleicht wirklich hier gefallen. Ich sehe Dich vor mir, wie Du in die Zenanas gehst und die jungen Frauen und Mütter besuchst. Manche von ihnen müssen ihr ganzes Leben lang hinter der hohen Mauer dieser indischen Frauengemächer wohnen. Und sie sind oft noch so jung, Annie, längst nicht so alt wie Du und ich.«

Jetzt hörte Ida ein vorsichtiges Husten von der Veranda draußen. Diesmal erschrak sie nicht. Husten war etwas, was von einem Wesen von Fleisch und Blut ausging. Bei Tag und bei Nacht kamen Leute zum Missionsbungalow, um sich bei ihrem Vater Hilfe zu holen. Sie nahm die Lampe und ging zur Tür.

Draußen stand, groß, ernst und würdevoll, ein junger Inder. Sie erkannte ihn als einen der führenden Brahmanen der Stadt. Seine dunklen, scharfgeschnittenen Gesichtszüge unter dem sorgfältig gewickelten Turban waren gespannt vor innerer Erregung.

»Was ist?« fragte Ida. »Kann ich etwas für Sie tun?«

Die Hände des jungen Mannes zitterten, als er sie zum Gruß erhob.

»Oh ja, Ammal!« Auch seine Stimme klang unsicher. »Ich brauche dringend Ihre Hilfe«, fuhr er erregt fort. »Meine Frau stirbt mir sonst im Kindbett. Sie ist erst vierzehn Jahre alt, und die Hebamme weiß sich keinen Rat mehr. Ich hörte, daß Sie aus Amerika gekommen wären, und dachte, sie könnten ihr vielleicht helfen.«

»Oh, leider nicht!« rief Ida mitleidig. »Aber mein Vater ist ja Arzt! Kommen Sie, ich führe Sie zu ihm!«

Während sie noch sprach, ging mit dem ängstlichen jungen Mann eine Veränderung vor sich. Vor ihr stand auf einmal ein stolzer, entrüsteter Brahmane.

»Wie? Ich soll einen fremden Mann in mein Haus holen

und meine Frau von ihm behandeln lassen? Kein Mann außerhalb ihrer eigenen Familie hat sie je gesehen. Sie wissen nicht, was Sie sagen!«

»Aber, – ja, gewiß, aber um ihr Leben zu retten –« stammelte Ida.

»Es ist besser, sie stirbt, als daß ein andrer Mann sie sieht«, antwortete der junge Brahmane.

Ida starrte ihn an.

»Das – das kann nicht Ihr Ernst sein!«

Aber sie sah an seinem Gesicht, daß es doch sein Ernst war. Sie versuchte noch einmal, ihn umzustimmen.

»Ich werde mit meinem Vater zusammen gehen«, versprach sie. »Er soll mir nur sagen, was ich tun soll. Er braucht sie ja gar nicht anzurühren.«

Ohne zu antworten, wandte sich der junge Mann um und ging fort.

»Warten Sie doch!« schrie Ida. »Bitte, gehen Sie nicht weg!« Sie mußte ihn irgendwie aufhalten. »Sie – Sie sagten, sie wäre so jung – und sie leidet, sie stirbt vielleicht. Das haben Sie selbst gesagt! Haben Sie – haben Sie keine Angst um sie?«

Der Brahmane kam zurück. Er erwiderte nichts, und im Schein des Lampenlichtes sahen seine feinen Züge aus wie eine steinerne Maske. Aber er war doch wenigstens zurückgekommen!

Die flackernde Lampe in der Hand, rannte Ida die Veranda entlang in ihres Vaters Zimmer. Leise, um ihre Mutter nicht zu wecken, erzählte sie ihm von dem nächtlichen Besucher und führte ihn zu ihm. Gemeinsam redeten sie dem jungen Mann zu. Aber es war vergeblich.

»Sie wollen also nicht kommen, Ammal?« Seine Augen blickten sie gequält und anklagend an.

Sie schüttelte traurig den Kopf.

»Es hätte gar keinen Zweck. Ich – ich verstehe davon nichts.«

Sie sah, wie er sich abwandte, die Treppe hinunterging und in der Dunkelheit verschwand.

»Warum?« fragte sie ihren Vater außer sich. »Warum?«

Er klopfte ihr beruhigend auf die Schulter. »Weil es so Gesetz und Brauch ist«, sagte er sanft. »Er würde sonst die Regeln seiner Kaste verletzen.«

»Gesetz – Brauch –« Sie würgte an den Worten.

»Ja, natürlich!« Seine Stimme klang etwas überrascht. »Das hast du doch schon gewußt, Kind!«

Er hatte recht: Sie kannte das Kastensystem genau, diese uralte Einrichtung, die die Hindus ihrer Geburt nach in starre soziale Gruppen trennte.

Mitglieder der Kasten und Unterkasten durften auf Grund ihrer Gesetze nicht untereinander heiraten, nicht gesellschaftlich miteinander verkehren oder Essen und Trinken mit Angehörigen der niederen Kasten teilen. Das galt besonders für die Priesterkaste der Brahmanen. Wenn auch das Kastensystem nicht direkt verantwortlich war für die von jeher untergeordnete Stellung der Hindufrauen, so hatte es doch dazu beigetragen, daß sie bestehen blieb.

Ida hatte die Frauen immer bedauert, die der Brahmanen fast noch mehr als die der Unberührbaren. Wenn sie mit ihrer Mutter die Zenanas besuchte, tat ihr das Herz weh vor Mitleid mit den eingesperrten Frauen, die sich unterwürfig hinter ihrem Schleier duckten, wenn einmal ein Mann aus dem Hause erschien, und von denen manche ihren Hof nur verließen, um ihn mit einem andern zu vertauschen.

Sie hatte ihren Vater in manches Haus begleitet, dessen Besitzer einer hohen Kaste angehörte, und hatte erlebt, wie ihm die Frauen durch ein Loch im Vorhang die Hand entgegenstreckten, damit er den Puls fühlen konnte. Dann mußte er die Diagnose stellen, ohne ein anderes Symptom als den Pulsschlag zu kennen, ohne einen anderen Anhalt zu haben als die schüchternen Antworten auf seine eindringlichen Fragen.

»Ja, das habe ich schon gewußt«, sagte sie jetzt leise. »Aber –«

»Dieser Mann ist ein tiefreligiöser Mensch«, tröstete ihr Vater. »Wir müssen Achtung vor ihm haben.«

»Achtung?« Mit blitzenden Augen trat sie zurück. »Wenn er sie leiden oder sogar sterben läßt?«

»Vielleicht opfert er mehr für seine Überzeugung als wir«, erwiderte Dr. John nachdenklich. »Mir schien, als ob er seine kleine Frau wirklich liebte. – Geh jetzt wieder in dein Zimmer, Kind, und vergiß es!«

»Vergessen?«

»Ja! Das ist eine Lektion, die ich schon längst gelernt habe. Sonst hätte ich es in einem Land, wo es so viel Leid und Verzweiflung gibt, nicht aushalten können. Wenn du in einer unglücklichen Situation nichts tun kannst, um sie zu verbessern, ist es am klügsten, wenn du sie vergißt.«

Ida ging in ihr Zimmer zurück. Sie stellte die Lampe auf den Schreibtisch und nahm die Feder wieder auf. Was hatte sie zuletzt geschrieben?

»Und sie sind oft noch so jung, Annie, längst nicht so alt wie Du und ich.« Sie fing an, wie wild zu schreiben. Sie zählte Annie Hancock alle nur erdenkbaren Gründe auf, warum sie nicht in Indien leben, nicht Missionarin werden wollte. Ihre Feder flog nur so über das Papier.

Plötzlich hörte sie wieder Schritte. Sie sprang so schnell auf, daß die Eidechse, die bewegungslos an der weißgetünchten Wand über ihrem Schreibtisch saß, blitzartig davonschoß.

Sicherlich hatte es sich der junge Brahmane anders überlegt und war wiedergekommen, um ihren Vater zu holen. Dann würde sie mit ihnen gehen. Um keine Zeit zu verlieren, nahm sie auf dem Weg zur Tür gleich einen leichten Mantel vom Haken.

»Ich dachte mir's schon, daß Sie wiederkommen würden«, rief sie, ehe die Gestalt im Schatten etwas sagen konnte.

Plötzlich stockte sie.

»Salem, Madam«, sagte eine schüchterne Stimme. »Allah gebe Ihnen Frieden! Können Sie mir helfen –?«

Vor ihr stand ein Fremder in einem langen, fest zugeknöpften Rock und einer weißen, brokatenen Kappe.

»Was kann ich für Sie tun?« fragte Ida automatisch.

»Ich komme wegen meiner Frau«, antwortete der Mann leise. »Sie hat schon mehrere Kinder, aber diesmal will das Kleine gar nicht zur Welt kommen. Es ist niemand da, der ihr helfen könnte, außer einer unerfahrenen Frau. Ich fürchte, sie stirbt. Bitte, verzeihen Sie, daß ich Sie bemühe.«

Ida traute kaum ihren Ohren. Nur in Erzählungen gab es solche Duplizität der Ereignisse! Der Mann näherte sich der Tür. Jetzt konnte sie sein mageres Gesicht mit dem grauen, dreieckigen Bart sehen.

»Ich hörte, daß ein Doktor hier wohnt«, fuhr er zögernd fort.

»O ja!« Ida atmete auf. Gott war doch gut! Er gab ihnen jetzt Gelegenheit, einer anderen Frau das Leben zu retten. Dieser Mann war ein Mohammedaner, der sicherlich nicht durch Kastengesetze gebunden war.

»Warten Sie einen Augenblick!« rief sie, rannte an ihm vorbei und die Veranda entlang.

»Hier ist mein Vater«, sagte sie atemlos, als sie kurz darauf mit Dr. John zurückkam. »Er ist der Doktor! Aber wenn Sie es wünschen, gehe ich gern mit ihm und versuche, ihm zu helfen.«

»Madam, Sie kennen wohl unsre Sitten nicht!« Es klang entschuldigend, aber fest. »Nur die Männer des engsten Familienkreises dürfen das Gemach einer mohammedanischen Frau betreten. Ich suchte Ihre Hilfe, die Hilfe einer Frau, nicht die eines Mannes.«

Ida starrte ihn fassungslos an.

»Aber ich kann Ihnen doch nicht helfen«, erwiderte sie. »Ich bin nicht einmal eine Krankenschwester. Ich verstehe nichts von Geburtshilfe, absolut nichts. Ich würde Ihnen gern helfen, wenn ich könnte.«

»Dann muß meine Frau sterben«, antwortete der Moslem in dumpfer Resignation. »Es ist Allahs Wille.«

Das Mädchen sah ihm nach, wie er die Stufen hinunter- und den Pfad entlangging. Sie hörte das leise Klicken, als er das Tor sorgfältig hinter sich schloß. Dann lief sie, ohne ihren Vater anzusehen, in ihr Zimmer und warf die Tür hinter sich zu.

Sie setzte sich wieder an den Schreibtisch und tauchte die Feder so heftig ein, daß sie mit der Spitze auf den Boden des Tintenfasses stieß. »Jetzt weißt Du, Annie, warum ich nicht Missionarin werden kann, besonders nicht hier in Indien. Glaub mir, ich werde, so schnell ich kann, nach Amerika zurückfahren. Die Leute hier wollen gar nicht, daß man ihnen hilft. Sie lassen lieber ihre Frauen und Kinder sterben, auch wenn sie sagen, daß sie sie lieben. Und –«

Nein! Es war sinnlos, einen Brief zu schreiben, wenn man so wütend und so heimwehkrank war, daß die Tränen immerzu aufs Papier fielen. Aber irgendetwas mußte sie tun!

Sie lief zum Schrank, öffnete ihn, nahm ihre Kleider heraus und legte sie aufs Bett. Dann schrubbte sie den Schrank von oben bis unten gründlich aus. Man konnte mit seinen Kleidern nicht vorsichtig genug sein in diesem Lande. Sie sollten doch noch gut aussehen, wenn sie sie in Amerika wieder anzog. Sie schüttelte jedes einzelne Kleid tüchtig aus, ehe sie es in den Schrank zurückhängte: das grünseidene, das sie zu der Neujahrsparty mit den Jungen des Taylor-Colleges getragen hatte, ihr weißes Prüfungskleid, das braune Kaschmirkleid, das sie am meisten liebte, weil ihre Mutter es ihr genäht hatte . . .

In diesem Augenblick kam der dritte Ruf.

»Ammal?« hörte sie eine schüchterne Stimme.

Mechanisch ging sie zur Tür. Sie wagte nicht zu hoffen. Aber wenn es einer der beiden war, wünschte sie, daß es der junge Brahmane wäre. Es war weder er noch der ernste Mohammedaner. Es war der Vater einer ihrer Schülerinnen aus der Hindu-Mädchenschule, ein geachtetes Mitglied der Mudaliar-Kaste.

»Kamla?« Der Name des Mädchens drängte sich ihr auf die Lippen, als sie die Angst im Gesicht des Mannes sah. »Ist sie krank? Ist etwas passiert?«

»Illai – nein! Nicht Kamla, Missy Ammal«, sagte der Mann in gebrochenem Englisch. »Aber ich habe viel Kummer.«

Er sah sie mit bittend erhobenen Händen an. »Kommen Sie in mein Haus, Missy! Ich brauche Hilfe.«

Ihre Augen weiteten sich vor Entsetzen.

»Doch nicht – Ihre Frau?«

»Amma – ja! Sie ist krank, sehr krank.«

Plötzlich warf er sich vor ihr auf den Boden und umklammerte ihre Füße. »Ich bitte Missy Ammal zu kommen. Wenn Missy nicht kommt, muß meine Frau sterben.«

»Bitte, knien Sie nicht vor mir!« Ida trat so hastig zurück, daß die Lampe fast verlöschte.

»Missy Ammal wird kommen?« drängte der Mann.

»Aber – es hätte doch gar keinen Zweck, wenn ich käme«, sagte sie fast tonlos. »Ich bin keine Ärztin. Mein Vater ist der Arzt. Ich will ihn rufen. Er kann Ihrer Frau sicherlich helfen. Wenn – wenn Sie ihn nur kommen lassen wollen –«

Sie wußte seine Antwort schon, ehe er, tief gekränkt und enttäuscht, vom Boden aufstand. Aber sie mußte sich wieder die Worte heftigen Protestes anhören, die ihr schon zweimal entgegengeschleudert worden waren.

»Missy Ammal wird kommen?« fragte er schließlich noch einmal flehend.

»Es tut mir leid!« Sie hörte ihre Stimme wie aus weiter Ferne. »Ich würde mit Ihnen gehen, wenn es Sinn hätte. Aber es hat keinen Sinn. Können Sie das nicht verstehen?« Ihre Stimme wurde plötzlich hoch und schrill. »Ich kann nichts, überhaupt nichts tun!« schrie sie.

Dieses Mal sagte sie es erst gar nicht ihrem Vater. Nachdem der Mann weggegangen war, schloß sie die Tür und verriegelte sie. Dann machte sie sich fertig zum Schlafengehen, ohne sich Zeit zum Nachdenken zu lassen. Sie bürstete ihr Haar viele Male mit langen, ungestümen Strichen, ging in das kleine Badekabinett, sah instinktiv nach, ob sich nicht eine Schlange in die Hähne verirrt hatte, wusch sich, blies die Lampe aus und tastete sich in ihr Bett unter dem Moskitonetz.

Aber sie konnte nicht einschlafen.

»Vergiß!« hatte ihr Vater zu ihr gesagt. »Wenn du in einer unglücklichen Situation nichts tun kannst, um sie zu verbessern, ist es am klügsten, wenn du sie vergißt.«

Wenn du . . . nichts tun kannst . . .

Während sie so dalag, empfand sie zunächst nur Dunkelheit und Schweigen. Allmählich aber kam Klang und Duft aus der Nacht: ein Seufzen in dem staubigen Strohdach, der zarte Wohlgeruch von Korkbaumblüten, vermischt mit dem schwach bitteren von Tamarinden. Irgendwo, weit weg, begann ein Ziegenmelker mit seinem ruhelosen Schnarren: »Tschuck-tschuck-tschuck-r-r-r! Tschuck-tschuck-r-r-r! Tschuck-tschuck-r-r-r!«

Seltsam, wie oft etwas dreimal vorkam, sogar das Rufen der Vögel! Auch Versuchungen. Das Krähen von Hähnen. Eine Stimme, die zu einem Knaben sprach, als er ebenso wach auf seinem Bett lag wie sie. Samuel hatte sofort gewußt, was er tun mußte, als er seinen Namen dreimal rufen hörte. Und er hatte nicht nur gewußt, was er tun mußte, er hatte es auch tun *wollen.* Aber in ihr kämpften zwei Stimmen.

»Es ist Unsinn«, sagte die eine. »Gott spricht heute nicht mehr zu den Menschen.«

»Nicht?« fragte die andere. »Du hast doch Augen, die sehen können, wie Kinder am Straßenrand liegen, hast Ohren, die hören, wenn Menschen an deine Tür kommen.«

»Aber es ist nicht meine Schuld, wenn sie ihre Frauen sterben lassen. Das geht mich nichts an.«

»Wirklich nicht? Sind es nicht Frauen wie du, die das Leben liebhaben und oft noch so jung sind . . .«

»Halt! Hat mein Vater nicht gesagt, es sei am klügsten, eine unglückliche Situation zu vergessen?«

»Ja, wenn du nichts tun kannst, um sie zu verbessern!«

»Aber ich kann ja nichts tun!«

»Nichts? Wenn drei Frauen sterben müssen, nur weil sie keine Ärztin haben? Wenn noch Tausende . . .«

»Nein, ich könnte es nicht! Nicht einmal, wenn Gott selbst mich darum bäte!«

»Verstehst du nicht, Ida Scudder? Es ist Gott selbst, der dich darum bittet!«

Als sie draußen vor dem Fenster das laute, metallische Tuktuk eines Kupferschmiedvogels vernahm, wußte sie, daß die Nacht vorüber war. Gleich darauf begann es überall lebendig zu werden. Sie hörte das Krachen von Wagenrädern, das Hinh-hinh eines Ochsentreibers, das Patschen nackter Füße. Dann, zuerst noch schwach, aber immer lauter und eindringlicher werdend, das dumpfe Dröhnen von Hindutrommeln.

Sie erhob sich hastig, schlüpfte in ein Paar Sandalen und warf sich einen Morgenrock über. Dann trat sie auf die Veranda. Der Trommelton kam von links, wo hinter dichten Tamarindenbüschen eine Straße an der Missionsstation vorüberführte. Ohne zu zögern, eilte sie darauf zu.

Zusammengekauert hinter der Steinmauer, die das Missionsgelände umgab, sah sie mit wildschlagendem Herzen die Prozession kommen. Es war kein ungewöhnlicher Anblick; denn Hinduleichenzüge, die zum Verbrennungsplatz am Fluß wollten, mußten immer hier vorbei. Aber sie starrte darauf hin, als hätte sie noch nie zuvor einen gesehen. An der Spitze gingen eine Schar Trommler und gleich dahinter eine Gruppe Trauernder, die Bananenzweige trugen. Dann kamen die Träger mit der Bahre, der ein Zug eintönig singender Verwandter und Bekannter und die Klageweiber folgten. Wie gebannt blieb ihr Blick an dem leuchtendroten Tuch über der Bahre hängen, das wie eine blutende Wunde aussah.

Als sie zwischen den Tamarindenbüschen zurückging, erblickte sie einen Diener, den sie anrief.

»Souri, ich habe einen Auftrag für dich.«

Während sie ihm ihre Anweisungen gab, schüttelte er wiederholt den Kopf, was beim Inder »amma – ja« bedeutet. Ja, er kannte das Haus in der Straße der Brahmanen, das sie meinte. Ja, er wußte, wo der Vater der kieinen Kamla wohnte. Den dritten, den Mohammedaner, würde er auch schon finden.

Sie ging in ihr Zimmer zurück, zog sich an und wartete. Nach einer knappen Stunde, die ihr wie eine Ewigkeit vorkam, klopfte Souri an ihre Tür. Sein Gesicht war wie immer undurchdringlich.

»Du hast meinen Auftrag ausgeführt, Souri?«

»Amma, ja, Missy.«

»Du hast alle Wohnungen gefunden?«

»Ja, Missy.«

»Und die drei kranken Frauen?«

»Tot«, erwiderte Souri.

Sie atmete schwer. »Du – du meinst doch nicht – alle drei?«

»Amma, alle drei, Missy.«

Sie schloß die Tür, warf sich auf ihr Bett und grub den Kopf tief in die Kissen. Seit ihrem vierzehnten Lebensjahr hatte sie nicht wieder so herzbrechend geweint.

Die Tür ging auf. Sie hörte schnelle, leichte Schritte.

Es war Salomi, Souris Tochter.

»Ihr Frühstück, Missy!«

»Stell es hin, Salomi! Auf den Tisch, irgendwohin.«

»Fühlt sich Missy nicht wohl?«

»Es ist – nichts von Bedeutung. Nur Kopfschmerzen. Bitte, sag meiner Mutter nichts davon!«

»Kann Salomi helfen?« Aus der Stimme des jungen Mädchens klang warmes Mitleid.

»Nein, Salomi! Sag nur deinem Vater, daß ich – daß ich heute vormittag nicht in die Schule gehen werde.«

»Ja, Missy.«

Waren es Minuten, waren es Stunden, die sie verzweifelt durchkämpfte? Sie wußte es nicht.

Sollte sie ein Leben in Reichtum und Glück, wie sie es sich erträumte, ein Leben an der Seite eines Mannes, der sie liebte und verehrte, aufgeben für –?

»Nein, nein!« schrie sie laut in ihr Kissen. »Ich will nicht! Ich kann nicht!«

So durfte, so konnte das Leben nicht sein! Und der Tod? Sie hatte geglaubt, daß man nur einmal zu sterben brauchte. Aber heute war sie schon dreimal gestorben. Sollte das so weitergehen, jeden Tag bis ans Ende des Lebens? Nicht nur dreimal, sondern so viele Male, wie Frauen starben, denen sie hätte helfen können?

»Nein, ich kann nicht! Wie – wie kannst du das von mir verlangen?«

Schließlich erhob sie sich von ihrem Bett.

Der Brief an Annie Hancock lag noch unvollendet auf ihrem Schreibtisch. Sie zerriß ihn langsam in kleine Stücke, die sie in den Papierkorb fallen ließ. Dann öffnete sie weit die Tür, um die Sonne hereinzulassen, und ging rasch die Veranda entlang zu ihren Eltern.

»Ich werde nach Amerika gehen und Medizin studieren«, sagte sie fest. »Dann kann ich wiederkommen und den indischen Frauen helfen.«

Nachdem Ida zur großen Freude ihrer Eltern diesen Entschluß gefaßt hatte, wäre sie am liebsten mit dem ersten besten Schiff nach Amerika gefahren, um sich sofort ins Studium zu stürzen. Aber das war unmöglich. Ihre Mutter konnte noch nicht wieder ihre sämtlichen Pflichten auf sich nehmen, und sie selbst mußte auch erst ihr Kurzsemester im Missionsdienst beenden. So nahm sie alle Kraft zusammen, um zunächst einmal eine andere, sehr harte Lektion zu lernen: die Geduld. Im Jahre 1892, als Onkel Jared in Urlaub ging, zog Dr. John mit seiner Familie nach Vellore, einer Stadt von etwa vierzigtausend Einwohnern, achtzig Meilen von Madras entfernt. Das Hauptmerkmal dieser altertümlichen, malerischen Stadt inmitten nackter, felsiger Hügel war eine riesige Steinfestung, die, im dreizehnten Jahrhundert von einem Hindu-Radscha mit Namen Bommai Reddy erbaut, im Lauf der Zeit durch die Heldentaten militärischer Führer wie Clive, Gillespie und den mohammedanischen Tyrannen Tipu berühmt geworden war. Der turmhohe Steintempel in ihrer

Mitte war von den Hindus verlassen worden, da ihn die muselmanischen Eindringlinge durch das Töten einer Kuh entweiht hatten. Er war in ganz Süd-Indien bekannt durch seine kostbaren Steinschnitzereien.

Das Leben hier war sehr verschieden von dem in Tindivanam. Da Vellore der Sitz der Kolonialregierung des North-Arcot-Distriktes war, hatte es eine gutsituierte englische Bevölkerung mit einem Distrikt-Kollektor, einem Richter und einem Polizeipräsidenten. Es gab auch einen englischen Klub, der auf sozialem Gebiet sehr viel Gutes tat. Die Mission unterhielt nicht nur ein Knabeninternat, das von Kindern christlicher Familien aus den umliegenden Dörfern rege besucht wurde, sondern auch Tagesschulen für Hindumädchen und eine Knaben-Oberschule, aus der sich später das Voorhees-College entwickelte. Die engen Straßen und Gassen, die sich am Fuß des stolzen Festungshügels hinschlängelten, wimmelten von buntem, frohem Leben, aber auch von Schmutz, Krankheit und Armut. Und in den überfüllten Basaren gab es in den nach vorn offenen Läden und den mit Zeltbahnen überdachten Buden neben billigen Waren wertvolle Gegenstände aus Messing und handgetriebenem Silber, kostbare Stoffe und erlesenen Schmuck.

Auf der Missionsstation mit ihrem großen Bungalow war Ida schon als Kind mit ihren fünf Brüdern herumgetollt. Jetzt entfaltete sie hier eine rege Tätigkeit. Jeden Tag mußte Reis für die Schuljungen, Hafer für die Ponys und Kleie für die Ochsen eingekauft und an die Dienstboten ausgeteilt werden. In dem riesigen Wohnhaus gab es ständig Reparaturen, die zu überwachen waren. Wände mußten getüncht, Matten für die Fußböden gewebt, neue Dachziegel eingezogen werden. An Stelle ihrer Kusine Dixie übernahm Ida auch die Leitung der beiden Tagesschulen für Hindumädchen, von denen die eine dreiundneunzig, die andere einhundertacht Schülerinnen besaß, ein Zeichen, daß die fortschrittlichen Hindus nicht nur ihren Söhnen, sondern auch ihren Töchtern eine möglichst gute Erziehung angedeihen lassen wollten. Sie fürchteten offenbar nicht einmal die Gefahr, sie an eine fremde Religion zu verlieren.

Eine ihrer Lieblingsschülerinnen war Lakshmi, ein Mädchen aus brahmanischem Hause. Als sie eines Nachmittags nicht in der Schule erschien, fürchtete Ida, sie sei erkrankt, und schickte einen Diener zu ihren Eltern, die in der Nähe wohnten. Der Diener kam mit der Nachricht zurück, Lakshmi sei wie gewöhnlich zur Schule gegangen. Es wurde Abend, und noch immer fehlte jede Spur von ihr. Ihre Eltern waren vor Angst fast wahnsinnig. Sie glaubten, die Götter wollten sie dafür strafen, daß sie ihrer Tochter erlaubt hatten, wie ihre Brüder zur Schule zu gehen, dazu noch in eine christliche.

Tage vergingen. Als die Spannung für alle fast unerträglich geworden war, erhielt Lakshmis Familie eine Postkarte.

»Sie finden sie in einem Brunnen . . .« stand darauf. Der Ort war genau angegeben.

Die Leiche des Mädchens wurde geborgen, und kurz darauf wurden drei Männer des Verbrechens überführt. Sie hatten nach einem Schatz gesucht und sich einen sicheren Erfolg erhofft, wenn sie ein Menschenopfer brachten. Wer hätte sich besser dazu eignen können als ein Kind mit dem Namen Lakshmis, der Göttin des Reichtums? – Ida hatte das Erlebnis furchtbar erschüttert. Sie wunderte sich auch gar nicht, daß daraufhin der Besuch ihrer Schulen sehr zurückging, und war froh, als jetzt die heiße Jahreszeit kam, in der ihre Eltern wie jedes Jahr nach der Hügelstadt Coonoor fuhren. Dort konnte sie sich ein paar Wochen erholen.

Einige Monate später hatte sie Gelegenheit, ihren Geburtsort Ranipet zu besuchen, der zwölf Meilen von Vellore entfernt lag. Dort war Dr. Lew Scudder, einer ihrer Vettern, stationiert.

Lew war nicht viel älter als sie. Als Kinder hatten sie gern miteinander gespielt, wenn sie sich während der Sommerferien in Shelter Island, dem Sommersitz der Familie Scudder in der Nähe von New York, trafen. Vor knapp drei Jahren war Lew als junger Arzt nach Indien gekommen, und jetzt sah sie ihn in den alten Baracken von Ranipet wieder, die Dr. John in ein Hilfskrankenhaus verwandelt hatte.

Am nächsten Morgen stand sie neben ihm am Operationstisch und reichte ihm mit zitternden Händen Instrumente zu.

»Glaubst du, daß ich das jemals lernen werde?« fragte sie leise.

Dr. Lew sah sie einen Augenblick prüfend an. Plötzlich

gab er ihr den Nadelhalter und die Nadel, mit der er gerade eine Wunde nähte.

»Hier!« sagte er kurz. »Mach es fertig!«

»Oh nein, Lew!« Ida starrte ihn entgeistert an.

Doch dann machte sie sich an die Arbeit, zuerst noch ungeschickt, allmählich immer sicherer werdend. Sie arbeitete sorgfältig, in ihre Aufgabe vertieft. Dr. Lew beobachtete sie schweigend. Dann sagte er ruhig: »Du wirst es lernen.«

Endlich waren die Jahre des Auf-der-Stelle-Tretens vorüber. 1894 fuhr Ida mit ihren Eltern nach Amerika, wo ihr Vater seinen Urlaub verbrachte. Im Sommer 1895 machte sie ihre Regents-Prüfungen in New York, und im Herbst ließ sie sich in Philadelphia beim »Woman's Medical College«, dem medizinischen Frauen-College, einschreiben.

Obwohl es nun schon fünfzig Jahre her war, seit Elizabeth Blackwell vergeblich um Aufnahme in eine medizinische Schule in Philadelphia gebeten hatte, gehörte doch für eine Frau immer noch Mut dazu, Medizin zu studieren. Die öffentliche Meinung war heftig dagegen. Sogar bei der »Frauenhilfe« der Missionsgesellschaft, zu der Ida gehörte, war man geteilter Meinung gewesen, ob es schicklich sei, eine unverheiratete Frau aufs Missionsfeld zu senden. Miss Kate Frelinghuysen hatte schließlich den Ausschlag gegeben.

»Wenn sich Ida Scudder zu dieser Arbeit berufen fühlt«, hatte sie unerschrocken erklärt, »dann sollten wir sie ausbilden lassen und hinaussenden. Hier sind die ersten zehn Dollar.«

Dieser Betrag war nicht so klein, wie es zunächst aussehen mag; denn das Studiengeld betrug im ersten und teuersten Jahr nur 141,50 Dollar.

Das »Woman's Medical College« war das bahnbrechende Institut für die Ausbildung junger Ärztinnen im Land. Es war 1850 von einem Quäker gegründet worden. Anfangs hatte man es abgelehnt, ja sogar energisch bekämpft. Aber es setzte sich durch. Als Ida 1896 kam, war es ein anerkanntes Institut, das in vierjährigem Studium zum medizinischen Doktorgrad führte.

Aber obwohl in Verbindung mit dem College ein Frauenkrankenhaus und eine kleine Armenklinik in den Slums der Stadt eingerichtet worden waren, gab es noch nicht genug Möglichkeiten zur klinischen Ausbildung der Studentinnen. Es fehlte ihnen ein eigenes allgemeines Krankenhaus.

Trotz ihres Eifers fiel Ida das Studium nicht leicht. In Northfield war sie mit lateinischer und englischer Literatur gefüttert worden statt mit Chemie und Physiologie. Aber sie fand bald einen netten Kreis von Studentinnen, die dieselben Probleme hatten wie sie.

Im Jahre 1898 bekam das »Cornell Medical College« in New York eine Stiftung von anderthalb Millionen Dollar, mit dem Vorbehalt, daß die Frauen beim Studium mit den Männern gleichberechtigt sein sollten. Studentinnen mußten unter den gleichen Bedingungen zur medizinischen Ausbildung in einer großen Universität aufgenommen werden wie Studenten. Ida und ihre beste Freundin, Nell Bartholomew, sowie zwei andere Kommilitoninnen erkannten die großen Vorteile, die ihnen in New York geboten wurden, und beschlossen, in ihrem vierten und letzten Jahr nach Cornell überzusiedeln.

Daß Ida Philadelphia verlassen wollte, bereitete besonders Burchfield Milliken, einen Medizinstudenten aus Idas Bekanntenkreis, großen Kummer.

»Aber – wir haben uns doch kaum erst kennengelernt«, stammelte er, als Ida es ihm erzählte. »Ich hatte gehofft –«

»New York ist ja nicht weit!« Idas Fröhlichkeit war nicht ganz echt.

»Du kannst sicher manchmal hinkommen.«

Sie mochte Burchfield gern. Ihr gefiel seine feine, empfindsame Art, und sie bewunderte seine Virtuosität im Geigen- und Klavierspiel. Sie brachte ihm die gleiche Kameradschaft entgegen wie allen ihren Freunden, aber sie liebte ihn nicht mehr als ihre anderen Verehrer. Oder dachte sie das nur? In Augenblicken wie diesem, wo sie spürte, wic er um sie warb, war sie sich nicht ganz sicher.

Zwei Menschen waren überglücklich, als Ida nach New York zog: Myra Moffat und Katharine Van Nest, zwei unverheiratete ältere Damen, die schon lange mit der Familie Scudder befreundet waren. Sie luden sie ein, bei ihnen in ihrem luxuriösen Heim in der West 56th Street zu wohnen.

Katharine, die Sekretärin für Indien beim Frauen-Hilfswerk ihrer Denomination war, hatte Ida schon immer als ihre »kleine Schwester« angesehen, und Myra liebte das junge Mädchen abgöttisch.

Es war nicht leicht, zu den ersten Frauen zu gehören, die in Cornell Medizin studierten. Ida und ihre drei Kolleginnen aus Philadelphia, Nell, Sylvia und Margaret, sowie ein paar Studentinnen von anderen Colleges waren mancher Kritik und manchem Spott von seiten der Studenten ausgesetzt. Aber das war ihr geringster Kummer. Viel schlimmer war es, daß sie zum erstenmal seit ihrer medizinischen Laufbahn wirklich Angst hatte zu versagen. Die Konkurrenz war hier viel größer. Sie mußte nachholen, was sie in den vorhergehenden Jahren an klinischer Ausbildung versäumt hatte, und zugleich Schritt halten mit dem Pensum des Semesters.

Es machte ihr auch Sorge, daß sie bei ihrer klinischen Arbeit in den USA keine Gelegenheit hatte, sich auf dem Gebiet der Tropenkrankheiten zu spezialisieren. Aussatz, Malaria, Cholera, Pest, sogar weniger gefährliche Krankheiten wie Skabies und Amöbenruhr wurden kaum dem Namen nach in einem Kolleg oder einem Lehrbuch erwähnt. Aber gerade während dieser Monate wütete in Süd-Indien die virulente Form der Pest, der »Schwarze Tod«, und es wurden neue Behandlungsmethoden entwickelt, die den Kurs der medizinischen Geschichte grundlegend ändern sollten.

Vor einigen Jahren war ein Wissenschaftler namens Haffkine von Paris nach Bombay gegangen, um dort seine Versuche mit Cholera-Impfstoff fortzusetzen. Da war 1896 die Pest ausgebrochen, und er hatte sich sofort der vordringlicheren Aufgabe zugewendet, die Vorbeugungsmaßnahmen gegen die Pest zu verbessern. 1897 hatte es sich gezeigt, daß sich der Pestbazillus, der 1894 entdeckt worden war, gut zum Immunisieren von Tieren eignete, wenn er in eine Lymphe verwandelt wurde. Jetzt war es Haffkine gelungen, eine Lymphe zur Immunisierung von Menschen zu entwickeln. Da die Hindus keine Tiere töteten und daher gegen Serum aus tierischem Gewebe voreingenommen waren, hatte er sogar einen künstlichen Nährboden erfunden, zu dem er Ghee oder gereinigte Butter verwendete.

Ida hatte von ihrem Vater gehört, daß er und andre Missionsärzte es gewagt hatten, diesen neuen Impfstoff gegen die Pest anzuwenden. Nun konnte sie es nicht mehr erwarten, in das Land zurückzukehren, wo sie bei solcher Pionierarbeit mithelfen konnte, und entschloß sich, ihr internistisches Jahr nicht in Amerika abzuleisten, sondern nach Indien zu fahren, sobald ihr Studium abgeschlossen war. Denn wer hätte sie in Tropenkrankheiten fachmännischer unterweisen können als ihr Vater?

Aber manche ihrer klinischen Aufgaben in Cornell dienten doch als wertvolle Vorbereitung für ihre spätere Arbeit in Indien. Eine der angstrengendsten waren die zwei Wochen, die sie in einem Entbindungsheim in einer Vorstadt New Yorks zubrachte.

An einem Freitagmorgen meldete sie sich dort mit ihren drei Freundinnen, Nell, Sylvia und Magaret, zum Dienst an. Sie wurden sofort instruiert, was sie zu tun hatten. Jede bekam einen geburtshilflichen Koffer in die Hand gedrückt und einen Zettel mit den Adressen von sechs Frauen, die sie besuchen sollten. Ihr Weg führte sie in die schmutzigsten Elendsviertel der Stadt, zu Patientinnen, deren Krankheiten durch Armut und Nachlässigkeit hoffnungslos kompliziert waren.

Todmüde fiel Ida nach einem langen, anstrengenden Vormittag auf ihr Bett, wurde aber sofort wieder zu zwei weiteren Kranken gerufen. Es folgte eine mehrstündige Sprechstunde mit Untersuchungen auf Schwangerschaft, dann konnte sie endlich schlafengehen. Zu ihrer Erleichterung hatten ihre Freundinnen vor ihr Nachtdienst. Aber schon sehr bald tönte die Dienstglocke für Nell. Zehn Minuten später mußte Sylvia gehen, und kurz darauf wurde Margaret gerufen. Eine knappe Stunde später fuhr auch Ida schlaftrunken in ihre Kleider, ergriff den unhandlichen Koffer und machte sich auf den Weg zu einer Patientin, die in Wehen lag.

Während der zwei Wochen besuchte sie einundsiebzig Kranke und leitete von dreiundzwanzig Geburten, bei denen sie dabei war, selbst siebzehn. Als sie in ihre Wohnung zu Myra und Katharine zurückkam, war sie mehr mitgenommen vom Anblick all der Armut und des Elends als von der anstrengenden Arbeit. Das ärgerte sie. Wenn sie schon über die Zustände in den Slums von New York in Tränen zerfloß, was sollte dann in den Dörfern Indiens werden?

Wegen der klinischen Arbeit hatte Ida viele kostbare Vorlesungen versäumen müssen. So wurden die letzten Monate in Cornell fast zu einem verzweifelten Kampf. Aber obwohl das Examen wie ein Berg vor ihr stand, ließ sie sich die Freude an ihrem letzten Frühling in Amerika doch nicht ganz trüben. Als Burchfield Milliken am ersten Sonntag im Mai wieder einmal nach New York gekommen war, schob sie alle Sorgen beiseite, um ein paar Stunden der Erholung mit ihm zu erleben.

Am Morgen fuhren sie nach Bay Ridge und hörten Idas Bruder Charles in seiner kleinen Kirche zum erstenmal predigen. Sie aßen bei dem jungverheirateten Paar zu Mittag, machten alle zusammen am Nachmittag einen fröhlichen Spaziergang, und dann fuhren Ida und ihr Begleiter nach New York zurück. Als ihr Burchfield Milliken noch einen kleinen Bummel im Central Park vorschlug, war sie gern dazu bereit. Sie liebte diesen Park, besonders im Mai, wenn die Blätter noch ihr erstes, zartes Grün hatten und der Flieder anfing zu blühen. Während sie planlos dahinwanderten, erzählte Burchfield von dem Frühling in seiner Heimat Tuscarora Valley in Pennsylvanien, von dem Häuschen seiner Mutter, das auf einem Hügel unter schattigen Bäumen stand, von den Stürmen, die über das Tal dahinbrausten, und von den flammenden Sonnenuntergängen dort. Er sprach wie ein Dichter, und Ida hörte ihm begeistert zu. Plötzlich blieb er vor ihr stehen und gestand ihr in leidenschaftlichen Worten, daß er sie liebte und nicht mehr ohne sie leben könnte. Ida war bestürzt.

»Ich – ich glaube, wir sollten uns erst noch besser kennenlernen, ehe – wir uns entscheiden«, stammelte sie.

Er war verzweifelt. Wann sollten sie sich denn noch besser kennenlernen? Durch Briefe war das doch nicht gut möglich, und sie wollte ja schon im Herbst nach Indien fahren, während er noch ein Jahr Medizin studieren mußte.

»Ich wünschte fast, du beständest das Examen nicht«, sagte er bitter. »Dann müßtest du noch ein Jahr hierbleiben. Ich weiß, daß das nicht recht von mir ist, aber – –«

Glücklicherweise fiel Ida die Konferenz in Northfield ein, an der sie beide im Sommer teilnehmen wollten. Vielleicht hatten sie dort noch Gelegenheit, sich näher kennenzulernen.

Darauf ging er dankbar ein, obwohl er es nicht verstehen

konnte, daß man so viel Zeit dazu brauchte. Sie kannten sich doch nun schon anderthalb Jahre, und er wußte seit vielen Monaten, was er für sie empfand und immer empfinden würde.

Als Ida wieder zu Hause in ihrem Zimmer saß, versuchte sie noch zu arbeiten. Aber die Worte verschwammen ihr vor den Augen. Schließlich legte sie das Buch hin und griff nach Feder und Papier.

»Meine liebste Mutti«, schrieb sie. »Ich brauchte Dich jetzt so sehr; denn ich kann hier mit niemandem sprechen.«

Dann erzählte sie ihrer Mutter bis in alle Einzelheiten, was sie an diesem Tag erlebt hatte. Eine Woche später schrieb sie noch eine Nachschrift darunter, ehe sie den Brief endgültig abschickte. »Ich bin heute abend einfach erschüttert. Burchfield Milliken hat mir geschrieben. Er hat leider zu viel als selbstverständlich vorausgesetzt. Ich habe versucht, ihm klarzumachen, daß ich nicht das für ihn empfände, was er für mich empfindet. Aber aus seinem Brief ersehe ich, daß er es gar nicht verstanden hat. Ich mag ihn wirklich gern, Mutti, aber ich weiß nicht, ich weiß wirklich nicht, was für Gefühle ich für ihn habe. Was soll ich nur tun? Ich darf es doch nicht weitergehen lassen, wenn ich merke, daß ich noch nichts für ihn empfinde. Andrerseits möchte ich aber auch gern einmal heiraten, Mami, und Kinder haben, die mich so liebhaben wie ich Dich!«

Um ihre Ratlosigkeit noch zu vergrößern, schrieb ihr Charles am selben Tag, sie sollte sich nicht zu schnell gegen ihren neuen Verehrer entscheiden. Burchfield hätte ihm sehr gut gefallen, und er wünschte, daß seine geliebte Schwester dasselbe Glück finden möchte wie er und Millie.

Überhaupt schien sich in diesem Sommer alles verschworen zu haben, sie zu einer Entscheidung für Burchfield Milliken zu drängen: die Ungewißheit, ob sie ihr Examen bestehen würde, Walters Verlobung mit ihrer besten Freundin Nell und deren baldige Hochzeit und nicht zuletzt die arglose Frage einer feinen alten Dame, die sie beim Besuch einer Quäkerversammlung traf: »So, du willst nach Indien zurückfahren, mein Kind? Nimmst du dir denn auch einen Mann mit?«

»Nein«, erwiderte sie fast barsch.

Erschrocken stellte sie fest, daß außer Burchfield Milliken

keiner ihrer näheren Bekannten die Missionskonferenz in Northfield besuchte. Nell hatte zuviel mit ihrer Hochzeit zu tun, und Annie Hancock, die im Herbst mit Ida aufs Missionsfeld fahren wollte, wenn der Ausschuß finanziell in der Lage war, sie zu senden, mußte dafür ihre Vorbereitungen treffen. Aber Ida hätte sich keine Sorgen zu machen brauchen. Burchfield war ein reizender Gesellschafter, immer ritterlich, aber nie aufdringlich. Nur einmal, als sie den alten Weg durch die Bergschlucht hinaufgeklettert waren, brachte er sie einen Augenblick in Verlegenheit. Er pflückte eine gelbe Blume und gab sie ihr. Als sie sie unbekümmert ins Haar steckte, blieb er stehen und sah sie an. Sein Herz lag in seinem Blick.

»Du müßtest immer eine Blume im Haar tragen«, sagte er leise zu ihr. »Du siehst aus wie eine Königin, – wie meine Königin.«

Sie lachte und ging schnell weiter. Sie fürchtete, nun sei die schöne kameradschaftliche Stimmung zerstört. Aber als er sie wieder eingeholt hatte, sprach er ganz harmlos von dem Redner, dessen Vortrag sie am Abend hören wollten.

Ein paar Wochen später kam dann doch der Tag, wo Ida sich entscheiden mußte. Die jungen Scudders hatten einen Ausflug mit der Jacht organisiert, und zu den Gästen gehörte auch Burchfield Milliken. Es war ein fröhlicher Ausflug von mehreren Tagen, mit Wanderungen am Sund entlang, einem Besuch der Wettkämpfe in Larchmont, einer Segelfahrt durch Hell Gate und den East River hinauf. Am letzten Tag fuhren sie nach Gravesend Bay, wo die Jacht für dieses Jahr stillgelegt werden sollte. Während Millie mit einigen ihrer weiblichen Gäste in der Kombüse das Frühstück anrichtete, übernahm Ida das Steuer. Sie war bekümmert und ratlos, da sie immer wieder die unausgesprochene Frage in Burchfield Millikens Augen sah. Plötzlich hörte sie Schritte hinter sich und fühlte, wie sie jemand am Haar zog. Sie fuhr herum. Solche Neckereien gehörten zu den kleinen Angewohnheiten Burchfields, die sie ganz und gar nicht leiden konnte.

»Laß das!« blitzte sie ihn an. »Kannst du dir das nicht merken? Faß mich nicht an! Ich liebe diese Art Neckerei nicht!«

Er wurde blaß und fuhr zurück, als ob sie ihn geschlagen hätte. Ruhig sagte er dann, es täte ihm leid, und er würde sie nicht wieder belästigen. Ida versuchte es wieder gutzumachen. Sie bat Burchfield, nicht böse zu sein, daß sie so grob gewesen wäre. Sie hätte es wirklich nicht so gemeint. Aber sie wußten beide, daß sie es so gemeint hatte. Und von diesem Augenblick an war keine Frage mehr in seinen Augen.

In Gravesend verließen sie die Jacht und fuhren mit zu Charles und Millie, um dort zu übernachten. Nach dem Abendessen setzte sich Ida draußen auf die Veranda. Sie fühlte sich so elend, daß sie dem Weinen nahe war. Burchfield Milliken setzte sich in der Dämmerung zu ihr und fing an, ruhig von seinen Zukunftsplänen zu erzählen. Im Augenblick schiene es zwar, als stände eine hohe Mauer zwischen ihm und den hellen Träumen, die er gehabt hätte, aber irgendwie würde er schon darüber hinwegkommen. Seine Mutter würde ihm dabei helfen.

Ida schluchzte.

»Wie wird sie mich verachten!«

»Das würde ich niemals zugeben«, versuchte er sie zu beruhigen. Er hätte während der ganzen Zeit ihrer Bekanntschaft keinen Fehler an ihr gefunden, außer dem, daß sie — zu liebenswert war.

Am nächsten Morgen frühstückten sie miteinander wie gewöhnlich. Dann begleitete er sie zur Straßenbahn, mit der sie nach New York fahren mußte. Sie sprachen über alltägliche Dinge. Er half ihr in den Wagen und gab ihr zum Abschied die Hand. Sie hätten irgendwelche gute Bekannte sein können, die sich nach einem netten Ausflug Lebewohl sagten.

Als Ida sich noch einmal umwandte, sah sie Burchfield Milliken stehen und dem Wagen nachblicken.

Dr. Ida S. Scudder

Ida starrte auf den Brief mit der feinen, schrägen Handschrift ihrer Mutter. Zum erstenmal kam ihr zum Bewußtsein, daß die Zeit der Vorbereitung zu Ende war. Ihre Aufgabe hatte begonnen.

Sie öffnete den Brief.

»Mein liebes Kind«, schrieb Sophia Scudder, »ich wußte genau, daß Du das Examen bestehen würdest, war aber trotzdem überglücklich, als das Telegramm mit der guten Nachricht kam. Wie gern wäre ich bei der Promotion dabei gewesen! Vater und ich sind nun wieder in unserem Bungalow in

Vellore. Wir haben uns ein neues Pony, Robin, gekauft. Vater fährt aber meist mit dem Fahrrad auf die Stationen.

In unserer Nachbarschaft Arni ist die Cholera ausgebrochen, weil eine Frau die Kleider ihres kranken Kindes in einer Zisterne gewaschen hat, aus der die Schulkinder immer ihr Trinkwasser holen. Ich habe gleich aus Tamarinden und Chutney, einem scharfen indischen Gewürz, ein Vorbeugungsmittel gebraut. Hoffentlich bleibt Vellore von einer Epidemie verschont.

Vater läßt Dir sagen, Du möchtest eine Kutsche mitbringen, in einer Kiste verpackt. Sie soll hinten noch einen Bock haben, auf dem ein Diener sitzen kann.

Hast Du schon von dem schrecklichen Erlebnis gehört, das Louisa Hart gehabt hat? Sie wurde auf dem Weg nach einer fünfzehn Meilen entfernten Stadt von Räubern überfallen. Ihr Fahrer und der junge Brahmane, dessen kranke Frau sie besuchen wollte, machten den Räubern klar, wer sie war und was sie vorhatte. Da taten sie ihr nichts zuleide. Die beiden Männer zogen sie aber aus und beraubten sie. Dann ließen sie alle drei in Dunkelheit und Regen stehen. Erst bei Morgengrauen konnten sie weiterfahren. Louisa Hart behandelte die Patientin und kam im übrigen mit einem heftigen Schnupfen davon.

Ein andermal mußte sie eine Mohammedanerin in der Zenana ihres Hauses operieren. Das Zimmer war so dunkel, daß Louisa die Männer bitten mußte, aufs Dach zu steigen und die Ziegel abzudecken. – Über Deine Mitteilung, daß Annie Hancock wahrscheinlich mit Dir nach Indien kommen wird, haben wir uns sehr gefreut.«

Ida konnte die Zeit ihrer Abfahrt kaum mehr erwarten. Glücklicherweise gab es noch allerlei zu tun: Besuche zu machen, Kleider in Ordnung zu bringen und Instrumente einzukaufen. Mitte November wollte sie dann mit Annie und einem jungen Missionarsehepaar nach Indien abreisen.

Da fand sich unerwartet noch eine Arbeit für sie.

»Wir haben einen Brief von Dr. Louisa Hart bekommen«, sagte Dr. Cobb, der Sekretär ihres Missionsausschusses. »Sie meint, es müßte ein Frauenkrankenhaus in Vellore gebaut werden.«

»Ja, natürlich wäre das nötig!« rief Ida mit leuchtenden Augen. »Es gibt dort Tausende von Frauen, die schon darauf warten.«

Dr. Cobb sah sie einen Augenblick prüfend an.

»Und sie bittet Sie, das Geld dafür zu beschaffen«, sagte er dann kurz.

Ida schnappte nach Luft.

»Ich? Ich soll Geld für ein Krankenhaus beschaffen?«

»Ja, und der Ausschuß hat schon seine Erlaubnis dazu gegeben.«

Einen Augenblick drehte sich alles vor ihren Augen.

»Wieviel?« fragte sie matt.

»Na —«, der Sekretär zögerte einen Moment, »der Ausschuß dachte —«

»Fünfzigtausend?« fragte Ida.

Jetzt war er es, der nach Luft schnappte.

»Fünfzig —«

»Braucht man nicht soviel, wenn es ein gutes sein soll?«

Dr. Cobb, der seine Fassung wiedergewonnen hatte, sah sie belustigt an.

»Mein liebes Kind! Fünfzigtausend Dollar!« Er lachte vergnügt in sich hinein. »Der Ausschuß hat beschlossen, daß Sie um achttausend Dollar bitten dürfen. Er wird sich freuen, wenn Sie die Hälfte davon auf die Beine bringen können. Wenn Sie es versuchen wollen, wird Sie natürlich auch das Frauenhilfswerk unterstützen.«

Wenn sie es versuchen wollte!

Als Ida das Büro verließ, hatte sie schon den Kopf voller Pläne. Am selben Tage noch besprach sie die Sache mit Mitgliedern des Frauenhilfswerks, stellte eine Liste auf und besuchte auch schon einige Leute, die vermutlich Interesse an dem Bau haben würden.

Im Laufe der nächsten Woche verlor sie aber allmählich ihr erstes fröhliches Vertrauen, obwohl sie verbissen weiterarbeitete. Die Leute hörten ihr geduldig, sogar teilnehmend zu, aber nur wenige schienen sich klarzumachen, wie wichtig die Aufgabe war, für die sie sich einsetzte. Und diese wenigen hatten meist nicht viel Geld. Der Termin ihrer Abreise rückte immer näher, und noch hatte sie erst ein paar hundert Dollar beisammen.

»Mein armes, liebes Kind!« Myra Moffats rundes Gesicht sah richtig vergrämt aus. »Wenn ich doch noch irgend etwas tun könnte! Aber du weißt ja, wieviel Steuern ich für mein Haus aufbringen muß.«

Ida streichelte ihren Arm.

»Du und Katharine habt schon mehr als genug getan, meine liebe Myra!«

»Ich habe eine Idee«, sagte Katharine Van Nest plötzlich. »Unser Missionsbund von der Collegiate Church trifft sich am Montagvormittag, und unsre Vorsitzende, Miss Taber, wohnt nicht weit von hier. Wie wäre es, wenn du sie fragtest, ob du zu den Frauen sprechen dürftest?«

Ida machte sich sofort auf den Weg.

Sie traf Miss Taber, eine nette ältere Dame, in ihrer Wohnung und fragte, ob sie etwas Wichtiges mit ihr besprechen könnte. »Natürlich, meine Liebe!«

Miss Taber stellte sie einem alten Herrn vor, der in einem Sessel saß und las.

»Dies ist mein Schwager, Mr. Schell. Er wird uns gewiß einen Augenblick entschuldigen.«

Sie führte Ida in das angrenzende Bibliothekszimmer und zog den Vorhang hinter sich zu. Ida war fest entschlossen, bei dieser Frau Verständnis für ihre Aufgabe zu wecken. Warm und lebendig erzählte sie von jener Nacht, in der sie dreimal gerufen wurde und in der drei Frauen sterben mußten, weil keine Ärztin da war; von den Besuchen in den Zenanas, die die Mohammedaner- und Hindufrauen hoher Kasten nur in verhängten »Gosha«-Wagen verlassen durften; von der Operation, die Louisa Hart in einem dunklen, fensterlosen Zenanaraum hatte vornehmen müssen, weil es kein Krankenhaus gab, wo die Frauen isoliert behandelt werden konnten; von den schmutzigen Dorfhebammen, die mit ihren rohen Eingriffen Mutter und Kind in Lebensgefahr brachten.

Miss Taber hörte aufmerksam zu und gab ihrer Freude darüber Ausdruck, daß Ida am Montag in der Collegiate Church sprechen wollte. Sie konnte aber keine großen Hoffnungen machen. Die Frauen des Missionsbundes hätten schon viele Verpflichtungen übernommen. Immerhin ein paar hundert Dollar — —

Als Ida wieder durch das Wohnzimmer ging, sah der alte

Herr von seinem Buch auf und rief ihr freundlich zu: »Guten Abend, Doktor! Freue mich, Sie kennengelernt zu haben.«

Vielleicht ein paar hundert Dollar! Ida fiel eine alte indische Redensart ein: »Eine Unze Wasser, um den Durst eines Elefanten zu löschen.« Zu Hause schloß sie leise die Tür auf und schlich sich auf den Zehen nach oben, um Myra und Katharine ihre Enttäuschung nicht zu zeigen. Am nächsten Morgen beim Frühstück brachte das Zimmermädchen einen Brief für Ida. Sie las ihn, runzelte die Stirn und las ihn noch einmal.

»Von Miss Taber?« fragte Myra aufgeregt.

»Nein, von ihrem Schwager, Mr. Schell«, antwortete Ida. »Er möchte mich noch sprechen, ehe ich am Montag zur Missionsversammlung gehe.«

»Eine Spende!« rief das alte Fräulein glücklich. »Er wird bestimmt fünfhundert oder tausend Dollar spenden. Er ist sehr reich.«

»Und vorsichtig«, meinte Katharine nüchtern. »Seine Frau hat immer Geld für die Charité gegeben. Aber jetzt, wo sie nicht mehr lebt, werden wir wohl nicht mehr mit einer Spende rechnen können.«

»Man kann nicht wissen!« sagte Myra hartnäckig. »Wenn ich Ida wäre, würde ich auf jeden Fall mein blaues Kaschmirkleid anziehen.«

Ida lachte. Sie befolgte Katharines Rat und machte sich nicht allzu große Hoffnungen, und sie befolgte auch Myras Rat und zog ihr blaues Kaschmirkleid an.

Sie wurde wieder ins Wohnzimmer geführt, wo Mr. Schell diesmal mit Bleistift und Notizblock am Schreibtisch saß.

»Was Sie Miss Taber gestern erzählt haben, hat mich sehr interessiert«, begann er nach kurzer Begrüßung. »Ohne es zu wollen, habe ich zugehört und möchte gern noch etwas mehr über die Verhältnisse in Vellore wissen.«

Ida erzählte so kurz und sachlich wie möglich; denn sie merkte, daß sie es mit einem Geschäftsmann zu tun hatte, bei dem der Kopf das Herz regierte.

»Vellore ist eine kleine Stadt mit ungefähr 40000 Einwohnern. Es liegt 85 Meilen westlich von Madras an einer wichtigen Eisenbahnlinie und hat seit einigen Monaten einen neuen Bahnhof. Die Gebäude in Süd-Indien bestehen gewöhnlich aus Ziegelsteinen oder Zement. Die Arbeitskräfte sind billig.

Es gibt schon ein Regierungskrankenhaus in Vellore, aber –«, hier wurde Idas Stimme wieder warm und bewegt, »wir brauchen noch ein besonderes Frauenkrankenhaus, weil die Frauen strenggläubiger Hindus und Mohammedaner nicht von Ärzten behandelt werden dürfen.«

»Ja, ja!« Mr. Schell nickte ungeduldig. »Das haben Sie schon einmal gesagt. Aber wer soll denn das Krankenhaus leiten? Halten Sie sich schon für fähig dazu, wo Sie doch gerade erst Ihre Ausbildung beendet haben?«

Ida antwortete mit Würde auf diese Herausforderung. Nein, jetzt natürlich noch nicht! Aber ihr Vater wäre ein erfahrener, tüchtiger Arzt, der schon jahrelang in Indien arbeitete. Sie wollte ihr internistisches Jahr bei ihm ableisten. Bis das Krankenhaus fertig wäre, würde sie auch mit ihrer Ausbildung fertig sein. Und was ihre Fähigkeiten und Leistungen anbeträfe, könnte sich jeder Auskunft holen, wenn er es wünschte.

»Das habe ich schon getan«, erwiderte Mr. Schell ruhig. Plötzlich lächelte er ihr über den Schreibtisch hin freundlich zu, öffnete ein Scheckbuch, glättete die Blätter mit dem Daumen und begann, in kleiner, sauberer Handschrift einen Scheck auszufüllen.

Idas Herz schlug wie rasend.

»Ich habe mich entschlossen, zur Erinnerung an meine liebe Frau, Mary Taber Schell, etwas für Ihr Krankenhaus zu stiften. Sie hätte das, was Sie vorhaben, gutgeheißen. Sie bitten um achttausend Dollar. Ich möchte, daß es ein gutes Krankenhaus wird, des Andenkens an eine gute Frau würdig.«

Er riß den Scheck heraus und schob ihn Ida zu. Sie nahm ihn mit steifen Fingern.

Einen Augenblick verschwammen die Zahlen vor ihren Augen.

Der Scheck lautete über zehntausend Dollar.

Ida gab sich nicht damit zufrieden, daß sie nun ihr Krankenhaus hatte. Jetzt mußte sie alles aufbieten, um Annie Hancocks Arbeit auf dem Missionsfeld sicherzustellen.

Am Montagvormittag herrschte bei den Frauen des Missionsbundes große Freude über Mr. Schells unerwartete Spende. Aber als Ida ihre Ansprache hielt, beschränkte sie sich nicht darauf zu danken, sondern bat inständig um Geld für die Unterhaltung einer Evangelistin, die bereit war, in den Zenanas von Vellore zu arbeiten.

»Die Frauen dort brauchen uns nicht nur, wenn sie krank sind. Tausende von ihnen leben Jahr für Jahr innerhalb der hohen Mauern ihrer Höfe. Sie haben noch niemals etwas von Christus gehört, der ihrem Dasein Sinn und Inhalt geben könnte. Eine Bekannte von mir würde mit Freuden nach Indien gehen, um diesen Frauen die Frohe Botschaft zu bringen. Wenn Sie nur bereit wären . . .«

Während Ida sprach, bemerkte sie in der vordersten Reihe eine jüngere, schwarzgekleidete Dame, deren dunkle strahlende Augen sie nicht einen Augenblick losließen. Obwohl sie sonst ziemlich unbedeutend aussah, ertappte sich Ida immer wieder dabei, daß sie zu ihr hinblickte.

Nach Schluß ihrer Ansprache diskutierten die Frauen ihren Vorschlag, versprachen, sobald es finanziell möglich wäre, wieder darauf zurückzukommen, und schlossen die Sitzung. Gleich darauf kamen ein paar Damen auf sie zu, begrüßten und beglückwünschten sie und versprachen ihr weitere Unterstützung für die Zukunft. Dabei drückten sie ihr kleine Geldspenden in die Hand. Als sie sich von allen verabschiedet hatte, spürte sie eine schüchterne Berührung an ihrem Arm. Es war die kleine, schwarzgekleidete Dame.

»Ich heiße Gertrude Dodd«, sagte sie fast entschuldigend. »Meine beiden Schwestern und ich fänden es doch jammerschade, wenn Ihre Bekannte ihre schöne Aufgabe nicht übernehmen könnte, weil sich diese Damen nicht entschließen können, ein Opfer zu bringen. Aber wir brauchen sie nicht! Wir drei werden dafür sorgen, daß die Kosten aufgebracht werden. Schreiben Sie Ihrer Bekannten, daß sie mit Ihnen nach Indien fahren kann.«

Ida sah die kleine Gestalt einen Augenblick sprachlos an. Dann zog sie sie an sich.

»Ich — ich kann Ihnen gar nicht sagen — Wie soll ich Ihnen nur danken?« brachte sie mühsam hervor.

Miss Dodd rückte ihren bescheidenen schwarzen Hut zurecht. »Das haben Sie schon getan«, sagte sie.

Mr. Schell war noch nicht ganz zufrieden. Das Krankenhaus, das den Namen seiner Frau tragen sollte, mußte nicht nur gut gebaut, sondern auch gut ausgestattet sein. So holte er Ida am nächsten Tag ab und fuhr mit ihr in seiner zweispännigen Kutsche ins Geschäftszentrum der Stadt, wo sie gemeinsam die Instrumente und Einrichtungsgegenstände kauften, die seine Gabe erst vollständig machten.

Sie wurden sofort verpackt und zum Pier geschickt. Dort blieben sie, zusammen mit der riesigen Kiste, die den Wagen enthielt, bis zur Abfahrt des Schiffes am 22. November stehen.

Als Ida und Annie Hancock in Vellore eintrafen, war gerade der erste Tag in einem neuen Jahr und einem neuen Jahrhundert angebrochen. Die Kanone in der alten Festung donnerte ihnen den Willkommensgruß entgegen. Auf der Missionsstation zogen die beiden jungen Mädchen ihre eleganten, wollenen Kostüme aus und packten sie in gutschließende Koffer, um sie gegen Motten und weiße Ameisen zu schützen.

»Herrlich«, rief Annie, als sie in leichten Waschkleidern im warmen Sonnenschein standen. »Stell dir vor, nicht einmal eine Wolljacke im Januar!«

»Wart nur erst den April ab!« erwiderte Ida. »Dann verwandeln sich unsre Halsrüschen in Dampfkompressen. Aber ich bin so froh, daß du nicht enttäuscht bist, Annie!«

»Ich fühle mich überall glücklich, wo ich gebraucht werde«, antwortete Annie. »Besonders wenn du dabei bist.«

Sie begleitete noch am selben Tag die Evangelistin Mary Isaac Henry auf ihren Besuchen in die Zenanas, und ehe eine Woche vergangen war, fühlte sie sich unter dem Rohrbaldachin einer Jutka ebenso zu Hause wie in einem Ponywagen. Sie hatte schon auf dem Schiff etwas Tamil gelernt und ging bald ganz allein in die Hindu- und Moslemfamilien, die dem Christentum freundlich gegenüberstanden, und in die Frauenabteilung des Stadtgefängnisses. So begann sie ihre Arbeit in Vellore mit viel Liebe und Hingabe.

Dr. John fühlte sich nicht wohl. Ida sah voller Sorge, wie gebeugt seine Gestalt, wie abgemagert sein Gesicht war. Schmerzende Beulen waren die neuesten Symptome seiner Krankheit, über deren Diagnose sie mit Dr. Lew ängstlich grübelte. War es möglich, daß Impfung mit Dr. Haffkines Pest-Vakzin schuld an der Infektion war?

»Es hat nichts zu bedeuten«, sagte Dr. John. Wenn er morgens aufstand, biß er die Zähne zusammen, um nicht aufschreien zu müssen vor Schmerzen. Aber er arbeitete wie immer schon vor Sonnenaufgang ein paar Stunden in seinem Studierzimmer und ging pünktlich um acht Uhr in die Praxis, wo eine große Schar Patienten auf ihn warteten, die behandelt, beraten und getröstet sein wollten. Auch wenn Ida half, dauerte die Sprechstunde oft bis zum Nachmittag. Nach einer Pause von ein bis zwei Sunden stieg er dann auf sein Fahrrad, um die übrigen Aufgaben des Tages zu erledigen: Patienten oder Gemeindemitglieder zu besuchen, in den Missionsschulen nach dem Rechten zu sehen, sich mit Dorfpastoren zu besprechen und christliche Schriften in den Basaren zu verteilen.

Ida hätte ihm gern die Morgensprechstunde abgenommen, aber zu ihrem größten Ärger wollten sich die Patienten nicht von ihr behandeln lassen. »Nicht Missy! Doktor!« hörte sie immer wieder.

»Aber ich bin doch auch ein Doktor. Warum wollen sie mich nicht haben, Vater?«

»Das dauert seine Zeit«, tröstete Dr. John. »Sei nicht traurig, du wirst bald genug zu tun haben. Und du wolltest ja vor allem den Frauen helfen!«

»Was für Frauen?« fragte Ida gereizt. »Wie soll ich denn an sie herankommen? An ihre Türen klopfen? Meine Arzneien vor ihnen ausbreiten wie ein Amulettverkäufer auf dem Basar?«

Eines Tages kam ihre große Chance.

»Doktor Ammal, meine alte Mutter ist krank. Könnten Sie kommen?« Ob sie konnte!

Während der Stalljunge das Pony anschirrte, überprüfte sie mit fliegenden Händen den Inhalt ihrer nagelneuen Instrumententasche. Es war alles in Ordnung.

Sie kutschierte selbst. Neben ihr saß der Sohn der kranken Frau und auf dem Rücksitz Idas Diener. Noch nie waren ihr die zwei Meilen zwischen der Missionsstation und dem Zentrum der Stadt so lang vorgekommen.

Das Haus lag in einer engen Straße zwischen dem Basar

und Fort Hill. Als sie in diese Straße einbiegen wollte, protestierte ihr Begleiter, der ein Hindu war, heftig. In einem Gemisch von Tamil und Englisch machte er ihr klar, daß ihr Diener aus niedriger Kaste wäre und diese Straße daher nicht betreten dürfte. Ida wollte schon eine ärgerliche Antwort geben, da fiel ihr ein, was auf dem Spiele stand, und sie fügte sich.

Sie folgte dem Hindu in die enge Straße, an deren beiden Seiten eine Reihe netter Häuser stand. Sie betraten eins davon durch ein schweres, geschnitztes Tor, gingen durch einen kleinen Hof mit vielen Türen, die in schmale, dunkle Zimmer führten, und gelangten schließlich in einen großen, offenen Hof, der von einer überdachten Veranda umgeben war.

Als die Frauen und Kinder des Hauses sie erblickten, huschten sie auf bloßen Füßen davon und ließen Spielsachen, halbgesiebten Reis, Mahlstein und Walze mit zerquetschten Gewürzen liegen. Nur eine Frau war zurückgeblieben. Sie kauerte furchtsam hinter einer Säule, einen Zipfel ihres Saris über das Gesicht gezogen. Der Mann gab ihr einen kurzen Befehl, und sie kroch hervor, die Hände, Handfläche an Handfläche gelegt, zu scheuem Willkommensgruß erhoben.

Ida folgte ihr über die Veranda in ein dunkles, stickiges Zimmer, erschüttert über die Unwissenheit und den Aberglauben dieser Menschen, die meinten, Licht und Luft müßten soweit wie möglich von den Kranken ferngehalten werden.

Aus einer Ecke des Zimmers hörte sie ein Stöhnen und kniete gleich darauf neben einer dunklen Gestalt, die auf einer Matte lag. Sie tastete nach ihrer Hand, und als sie den Puls nur wie ein schwaches Flattern an ihren Fingerspitzen spürte, stöhnte sie selbst auf: Die Frau lag im Sterben. Sie fühlte sich in eine Falle gelockt. Der Mann, der sie geholt hatte, mußte gewußt haben, wie es um seine Mutter stand. Hatte er sie darum gerufen, daß sie sich lächerlich machen sollte? Die Hinduärzte, Priester und Amulettverkäufer hätten nichts lieber gesehen! Wenn die Frau starb, wußten es fast alle Leute in Vellore noch vor Einbruch der Nacht, daß die amerikanische Ärztin versagt hatte.

Ihr erster Gedanke war, das Haus sofort zu verlassen. Dann konnte sie wenigstens sagen, sie hätte nichts mit dem Fall zu tun gehabt.

Sie war schon an der Tür des kleinen Zimmers, als sie zur Besinnung kam. Wie? Sie wollte weglaufen und eine alte Frau allein im Dunkeln liegen und sterben lassen? Was war sie denn für ein Arzt?

Sie sagte dem Mann, daß seine Mutter im Sterben läge. Weder sie noch ein andrer Arzt könnten hier noch helfen. Aber sie wollte ihr ihre letzten Stunden erleichtern, wenn seine Frau sie dabei unterstützen würde.

In dem Gesicht des Mannes war tiefer Schmerz zu lesen. Er hatte sie wirklich nur gerufen, weil er seine Mutter liebhatte. Ja, er wollte alles tun, was die Doktor Ammal wünschte. Er wollte den Frauen Bescheid sagen.

Zur größten Verwunderung der drei Schwiegertöchter wurde die alte Frau aus dem dunklen Zimmer herausgetragen und auf die Veranda gelegt. In einer Kuja, einem irdenen Krug, wurde Wasser gebracht und – unerhört bei einem Kranken! – zwischen die ausgedörrten Lippen geträufelt. Ida wusch den ausgemergelten Körper mit ihrem Taschentuch, das sie in einer Schüssel auswand.

Die alte Frau öffnete die Augen und verfolgte jede ihrer Bewegungen. Allmählich verschwand der Ausdruck der Angst aus ihnen. Auch die anderen Frauen wurden zutraulicher. Eine von ihnen berührte neugierig das golden glänzende Haar der Ärztin. Die Kinder, die schüchtern hinter den Säulen hervorgelugt hatten, krochen näher heran. Sie wagten es sogar, das weiße Handgelenk anzufassen, das aus ihrem langen Ärmel hervorsah. Sie lächelte den Kleinen, deren einzige Bekleidung kostbare silberne Ketten und Fußringe waren, freundlich zu. Die Stunden vergingen. Ida tat, was sie konnte, um der alten Frau den Todeskampf zu erleichtern. Neben der Matte zusammengekauert, fühlte sie allmählich ihre Glieder taub werden. Schließlich hielt sie es nicht länger aus und stand taumelnd auf. Da fühlte sie plötzlich einen Ruck an ihrem Kleid, daß sie fast das Gleichgewicht verlor. Als sie niederblickte, sah sie, wie die Sterbende sich mit fast übermenschlicher Kraft hochrichtete, sich auf die Seite drehte und Zoll für Zoll die Matte entlangkroch.

»Oh nein! – Illai!« rief Ida erschrocken.

Aber ehe sie die Frau daran hindern konnte, hatte diese ihr

die Füße geküßt. Die Anstrengung war zu groß gewesen. Das Ende kam fast augenblicklich.

Ida drückte der Toten sanft die Augen zu. Sie wünschte, sie hätte die Möglichkeit gehabt, ihr etwas zu sagen von der Hoffnung auf ein ewiges Leben und von dem, dessen unendliche Liebe auch für sie da war.

Den drei anderen Frauen war sie nun keine Fremde mehr. Sie drängten ihr nach, als sie das Zimmer verließ, und baten sie, doch bald einmal wiederzukommen. Aber als sie die schmale Straße entlangging, hörte sie schon die ersten schrillen Klagelaute und die düsteren Trommelwirbel. Die Nachricht von ihrem »Versagen« lief ihr voraus.

Glücklicherweise bekam Ida bald eine Gelegenheit, ihre Tüchtigkeit zu beweisen. Ihr Vater befand sich auf seiner Rundfahrt durch die Dörfer, als ein Mann kam, der ihn dringend um seinen Besuch bitten wollte. Zögernd erlaubte er Ida, in sein Haus zu kommen. Sein Vater hatte so starke Ödeme, daß seine Augen ganz zugeschwollen waren. Wieder stand sie Todesängste aus. Sie wünschte, ihr Vater wäre da und könnte ihr helfen, die Diagnose zu stellen. Ödeme konnten so viele Ursachen haben, in Indien vielleicht noch andre als im Westen. Da kam ihr ihr gesunder Menschenverstand zu Hilfe. Ihre erste Aufgabe war es, dem Kranken sein Leiden zu erleichtern. Sie legte beide Daumen auf die geschwollenen Augenlider und begann, sie zu drücken und zu massieren, zuerst sanft, dann immer fester, um die Ödeme zurückzudrängen. Nach wenigen Augenblicken konnte der Patient die Augen öffnen.

Sein Sohn starrte ihn ungläubig an, dann lief er hinaus, um den anderen Familienmitgliedern zu erzählen, was geschehen war.

»Ayoh! Ein Wunder! Die Doktor Ammal hat ein Wunder getan! Sie hat die Augen geöffnet, die geschlossen waren. Sie ist eine Zauberin!«

Ida ging wie betäubt nach Hause. Was war wohl schlimmer, im Rufe eines Zauberers zu stehen oder im Verdacht, versagt zu haben?

Ihres Vaters Gesundheitszustand besserte sich nicht. Als es im Februar immer heißer wurde, nahmen seine Kräfte zusehends ab. Die Familie beschloß daher, früher als sonst nach Kodaikanal, dem Sommerurlaubsort in den Palani Hills, zu fahren, wo die Mitglieder der Südindischen Missionsgesellschaft die zwei heißesten Monate des Jahres verbrachten. Da Dr. John auch Missions-Schatzmeister war, nahm er sich seine Bücher mit, um dort einen Teil der schriftlichen Arbeiten zu erledigen.

Trotz der Sorge um ihren Vater hatte Ida große Freude an der Reise. Abends um zehn Uhr stiegen sie in den überfüllten Madras-Ceylon-Zug, wo sie ein winziges Abteil mit zwei indischen Familien und ihrem sämtlichen Gepäck teilen mußten. Sie kamen am nächsten Vormittag um zehn Uhr in Kodai-Road an. Von da aus fuhren sie in zweirädrigen Ochsenkarren, den Transits, bis zum Fuße des Gebirges. Den letzten Teil der Reise legten die Frauen in den mit Dächern und Vorhängen versehenen Palankins, den sogenannten Dhoolies, zurück, während die Männer entweder auf Pferden hinaufritten oder von Kulis in Sesseln getragen wurden. Zum erstenmal in seinem Leben mußte Dr. John diesen Weg in einem Tragsessel statt zu Pferde machen. Das war ihm schrecklich.

Auch Ida hielt es nicht lange in ihrem Palankin aus. Ihr taten die vier Träger leid. Außerdem machte ihr das Bergsteigen großen Spaß.

Während die Kulis den steilen Hang hinaufkletterten, sangen sie im Rhythmus ihrer Schritte.

»Ah hungaykum!« riefen die vorderen.

»Ah ho!« antworteten die, die hinten gingen.

»Sie ist nicht schwer, patterum (gebt acht!)«, sangen Mr. Johns Träger.

»Tragt sie vorsichtig, gebt acht!
Die nette kleine Lady, gebt acht!
Hier ist eine Brücke, gebt acht!
Tragt sie behutsam, gebt acht!
Tragt sie bedächtig, gebt acht!
Singt dabei fröhlich, gebt acht!«

Manchmal war der Text der improvisierten Zeilen nicht so höflich.

»Oh, was für ein schwerer Sack! Ho, ho!« sangen Dr. Johns Träger, die dachten, er verstände kein Tamil.

»Sicher ist er ein Elefant. Ho, ho!
Er ist eine schwere Last. Ho, ho!
Laßt seinen Sessel fallen. Ho, ho!
Setzt ihn in den Schlamm. Ho, ho!
Überlaßt ihn seinem Schicksal. Ho, ho!
Nein, dann wird er zürnen. Ho, ho!
Oh weh, er wird uns schlagen. Ho, ho!
So laßt uns weiter rennen. Ho, ho!
Weitersteigen, weiterklettern. Ho, ho!«

Auf halbem Weg nach oben hielten sie an, um sich auszuruhen, ehe sie den noch steileren Zickzackpfad nach Shembaganur hochstiegen.

»So, ich bin also schwer wie ein Elefant«, rief Dr. John seinen Kulis in echtem Dorftamil grollend zu. »Ihr möchtet mich am liebsten in den Schlamm setzen!«

Zuerst sahen sie ihn ängstlich an, dann, als sie das Zwinkern seiner Augen bemerkten, lachten sie verlegen.

Während sie höher und höher stiegen, wurde die Luft herrlich kühl, und die Vegetation veränderte sich. Statt tropischer Palmen und Dschungelgewächse blühten hier oben Waldveilchen und purpurne Orchideen. Etwa dreihundert Meter höher schlug ihnen der Wohlgeruch von Rosen und Eukalyptusblüten entgegen. Jetzt war es so kühl geworden, daß sie ihre Wolljacken anziehen mußten.

»Ah – san thosham, Glück!« jubelten die Kulis, die sich auf ihr Trinkgeld freuten.

»Ah – ha ho!« kam die Antwort.

Ida meinte, Kodai mit seinem blauen See und seinen hohen, grünen Wäldern ringsum sei gewiß dem Himmel so nahe wie kein anderer Ort der Erde; und es grenzte auch fast ans Wunderbare, wie schnell sich ihr Vater erholte. Die schmerzenden Beulen heilten, und als die Sommersaison der Kolonie ihren Höhepunkt erreicht hatte, war er fast wieder der alte.

Nun war Idas Glück vollkommen. Cushing, das große Missionshaus, hatte sich inzwischen mit Feriengästen gefüllt. Es wurden Ausflüge in die »Pillar Rocks« und zur »Silver Cascade« gemacht. Mit ihren Brüdern Harry und Walter unternahm Ida weite Ritte, spielte Tennis und machte herrliche Abendspaziergänge mit ihrem Vater auf dem »Coaker's

Walk«, dem schmalen Pfad, der in einer Höhe von 2100 Metern um den steilen Bergabhang herumführte.

Eines Tages im Mai fuhr Dr. John mit seinem Rad gegen einen Stein und stürzte zu Boden. Ida, die es gesehen hatte, lief hin, um ihm aufzuhelfen, aber er konnte sich nicht erheben.

»Schade, Spaß verdorben –« murmelte er mit einem schwachen Versuch zu lächeln.

Ein paar junge Männer der Ferienkolonie stellten rasch eine Bahre her, trugen den Verunglückten in den Bungalow und legten ihn in dem Vorderzimmer mit dem hohen Bogenfenster auf sein Bett. Dort untersuchte ihn Dr. Lew zusammen mit einem anderen Chirurgen, der auch gerade seinen Sommerurlaub in Kodaikanal verbrachte. Als er ihm vorsichtig den Rock ausgezogen und das Hemd aufgeknöpft hatte, erschrak er furchtbar. Ida, die näher herangetreten war, schrie entsetzt auf. Dr. John öffnete die Augen.

»Achseldrüsen –« murmelte er heiser. »Habe ich schon längere Zeit. Fing mit diesen Unterarmbeulen an. Dachte, Schwellung würde zurückgehen. Wurde aber – zuletzt – immer schlimmer.«

»Warum – warum hast du uns nichts davon gesagt?« fragte Ida unglücklich.

Aber sie wußte die Antwort schon: Er hatte nie an sich selbst gedacht.

»Tut mir leid für dich, Kind«, brachte er mühsam hervor. Der Blutandrang in der Kehle erschwerte ihm das Sprechen. »Wo du gerade erst angefangen hast – mache dir noch mehr Kummer – aber wahrscheinlich nichts Schlimmes –«

Die Ärzte legten ihn so bequem wie möglich und berieten sich schnell.

»Wir müssen operieren«, sagte Dr. Lew kurz.

Ida erschrak.

»Wo? Wie? Wir sind doch meilenweit vom nächsten Krankenhaus entfernt. Bis nach Madura –«

»Wir operieren hier!« erwiderte ihr Vetter fest. »Und so bald wie möglich! Das ist seine einzige Chance.«

In fünf Tagen konnten aus dem Tal die notwendigen Instrumente herbeigeschafft werden. Andere Ärzte brauchten sie nicht zu bemühen. Die beiden tüchtigsten Chirurgen von Indien waren ja bereits da. Inzwischen arbeitete Dr. John, der sich von seinem Unfall soweit erholt hatte, noch fleißiger als bisher an seinen Abrechnungen. Zu den Mahlzeiten kam er ins gemeinsame Speisezimmer und nahm am gesellschaftlichen Leben teil, als wäre nichts passiert. Keiner merkte ihm an, ob er Schmerzen oder Angst hatte. Er war ebenso tapfer wie sein Vater, der ein Krebsgeschwür an seinem Fuß eigenhändig herausgeschnitten hatte.

Für Ida waren die fünf Tage Wartezeit fast unerträglich. Während sie nach außen hin eine ruhige Sicherheit zeigte, ihrer Mutter Trost und Mut zusprach und mit ihrem Vater scherzte, war in ihr oft eine solche panische Angst, daß sie am liebsten fortgelaufen wäre oder sich weinend in die Arme ihrer Eltern geworfen hätte.

Die Ärzte richteten einen improvisierten Operationstisch auf der vorderen Veranda her und wählten den Vormittag, um so viel Licht wie möglich zu haben. Ida, Nell und Walter sterilisierten die Instrumente teils auf dem Holzkochherd der Bungalowküche, teils auf einem kleinen Ölofen auf der Veranda. Von seinem Kollegen assistiert, nahm Dr. Lew die Operation vor. Ida stand neben ihm und führte seine Befehle aus wie ein Automat. Sie nahm das Instrument, das er brauchte, mit einer Pinzette aus dem Wasser, legte es auf eine sterile Serviette, reichte es ihm zu, nahm es ihm wieder ab, legte es in eine Schale . . .

Das war doch nicht Wirklichkeit! Das war doch nur ein schwerer Traum, aus dem sie gleich wieder erwachen mußte!

Aber es war kein Traum.

Die Operation kam zu spät. Die bösartige Veränderung des Gewebes war schon zu weit fortgeschritten. Es war unmöglich, alles zu entfernen, da der Patient zu rasch verfiel. Schnell wurde der Einschnitt wieder verschlossen.

»Es ist zu Ende«, sagte Dr. Lew finster.

Idas Vater kam noch einmal zu sich, hatte aber so furchtbare Schmerzen, daß er nur murmeln konnte: »Oh, Herr, laß das Licht ausgehen!« Dann verlor er wieder das Bewußtsein. Sie trugen ihn auf sein Bett. Seine Frau, seine Söhne und seine Tochter wachten bei ihm. Einen Tag später betteten sie ihn auf dem alten Friedhof von Kodaikanal hochoben in den Bergen zur letzten Ruhe.

»Sein größter Fehler — wenn man es so nennen darf — war der, daß er sich selbst gering schätzte«, schrieb Dr. John Wyckoff, einer seiner großen Kollegen im Missionswerk.

Mit bangem Herzen und einem Gefühl äußerster Unzulänglichkeit sah Ida der Zukunft entgegen. Wie konnte sie überhaupt ihre medizinische Tätigkeit ohne ihren Vater fortsetzen? Sein Tod war für sie ein doppelter Verlust. Sie hatte nicht nur ihren Vater verloren, sondern auch ihren einzigen Berater und Helfer. Dr. Lew wohnte zwölf Meilen entfernt in Ranipet, Nell und Walter waren auf einem noch entlegeneren Missionsfeld, und Louisa Hart konnte erst zu ihr nach Vellore kommen, wenn das neue Krankenhaus gebaut war. So wußte Ida nicht, wie sie mit den schrecklichen ärztlichen Problemen fertigwerden sollte, denen sie überall begegnete.

Tagelang konnte sie sich zu nichts entschließen. Ihre Mutter war weise genug, sie nicht zu drängen, und wartete ab.

Da ging Ida eines Tages in das zwölf Quadratmeter große Zimmer neben der unteren Veranda, öffnete ein Fenster und fing an, die Möbel umzustellen.

»Mein Sprechzimmer«, sagte sie kurz.

»Ist es auch nicht zu klein, Kind?« fragte ihre Mutter freundlich. »Wo sollen sich denn die Patienten hinsetzen?«

»Du kannst mein Zimmer haben«, bot ihr Annie an, die gern auf dem Fußboden der Veranda geschlafen hätte, wenn sie Ida damit hätte helfen können.

»Das Zimmer ist groß genug«, versicherte Ida. »Die Patienten können auf der Veranda warten, und dort aus dem Fenster kann ich Arzneimittel hinausreichen. Außerdem ist es ja nur für ein paar Monate, wo ich hier allein bin« — ihre Stimme schwankte — »nur, bis das Krankenhaus fertig ist.«

Noch am gleichen Tag schickte sie einen Diener in die Stadt, der die Nachricht verbreiten sollte, daß die Kranken wieder zum Missionsbungalow kommen könnten.

Zuerst war das kleine Zimmer wirklich groß genug. Kein Patient kam. Ida öffnete jeden Morgen um acht Uhr den Rolladen des Fensters, legte ein sauberes Tuch auf den Tisch, breitete die Instrumente, die sie wahrscheinlich am nötigsten brauchte, darauf aus — und wartete. Wo waren die vielen

Menschen, die sonst um diese Tageszeit hier standen? In den zwei Monaten, in denen sie mit ihrem Vater zusammen gearbeitet hatte, waren Dutzende von Patienten von ihr mitbehandel worden. Hatte denn keiner von ihnen Vertrauen zu ihr gefaßt?

Sie rief die Kutscherfamilie und den Stallburschen.

»Was ist denn nur los? Wissen die Leute nicht, daß ich hier bin?«

Sie nickten ernsthaft. »Sie wissen es, Missy.«

»Aber warum —?«

Ihr Schweigen war Antwort genug. Außerdem, warum wunderte sie sich überhaupt? Wenn weibliche Ärzte sogar in den USA noch gebrandmarkt waren, in einem Land, wo Männer und Frauen für gleichwertig galten, was konnte man dann in Indien erwarten?

Da, eines Morgens, rollte eine mit leuchtenden Farben bemalte Jutka den Fahrweg herab. Die Mähne des Ponys war mit Ringelblumen durchflochten. Der Kutscher sprang vom Bock, warf einem Hausboy die Zügel zu und hob den Vorhang des Gosha-Wagens. Ida, die mit verhaltenem Atem am Fenster stand, sah eine Frau aussteigen. Sie trug einen orangefarbenen, seidenen Sari und sehr viel Schmuck. Ihre Augen waren verbunden.

Ida eilte ihr entgegen. Im stillen betete sie: »Bitte, Herr, laß sie eine Krankheit haben, die ich behandeln kann, nicht etwa einen Star, der operiert werden muß.«

»Salaam, Ammal«, sagte sie freundlich. »Ich bin Ärztin. Sie wollen zu mir?« Dank ihres täglichen Unterrichts bei dem Munshi, ihrem Sprachlehrer, sprach Ida schon ganz gut tamil. »Kommen Sie, ich führe Sie ins Sprechzimmer!«

Die Frau hatte eine gefährliche Bindehautentzündung. Ida untersuchte sie genau und behandelte dann das Auge mit einer Silbernitratlösung. Danach machte sie noch eine Borwasserspülung.

»Sie müssen morgen wiederkommen«, sagte sie ernst. »Sie müssen viele Tage kommen oder mich zu sich kommen lassen. Sonst kann ich Ihnen nicht versprechen, daß Ihr Auge erhalten bleibt. Haben Sie mich verstanden?«

Die Frau war bereit, wiederzukommen. Aber Ida hatte den ganzen Tag über Angst, daß sie es sich anders überlegen könnte. Sie machte sich Vorwürfe, weil sie sie nicht nach ihrer Wohnung gefragt hatte.

Am nächsten Morgen stand sie schon bei Tagesgrauen auf. Um acht Uhr lief sie in ihrem Sprechzimmer hin und her, und um neun Uhr wartete sie trotz der sengenden Hitze unten am Tor.

Die Frau kam. Sie kam gewissenhaft Tag für Tag, bis die Gefahr für das Auge vorüber war. Beim dritten Besuch brachte sie eine andere Frau mit einer einfachen Augenentzündung mit, die leicht zu heilen war. Nach etwa vierzehn Tagen kauerten die Patienten in kleinen Gruppen auf der Veranda, wenn Ida morgens die Sprechzimmertür öffnete. Gegen Ende des Sommers kamen Frauen sowie Männer mit allen Arten von Leiden: Abszessen, entzündeten Augen, Skabies, Spulwurm, Knochenbrüchen, tiefen Schnittwunden, Verbrennungen und anderen Erkrankungen, die nicht so leicht zu heilen waren. Bald führte sie auch kleine Operationen aus, öffnete Abszesse, renkte Brüche ein und entfernte kleinere Geschwülste. Eines Tages war eine Mutter mit einem Baby in der Sprechstunde, das ein riesengroßes Geschwür am Bein hatte. Die junge Frau hatte solche Angst, daß sie nicht zu überreden war, das Kind während des Eingriffs zu halten. Da rief Ida Salomi, die Frau des indischen Kochs, die ihr schon ein paar Mal geholfen hatte. Salomi kam freudestrahlend aus der Küche. Sie zeigte Ida ihre blitzsauberen Hände. »Sehen, Missy? Mit Seife geschrubbt! Salomi weiß das jetzt.«

Sie hielt den kleinen Körper mit ruhiger Sicherheit fest. Als der Abszeß verbunden war, drückte sie das Kind an sich, ehe sie es seiner Mutter wiedergab.

Ein Jammer, daß sie keine eigenen Kinder hat, dachte Ida.

Während sie noch mit der jungen Frau sprach, die lauter geschrien hatte als ihr Baby, unterhielt sich Salomi mit den Patienten, die in einer langen Reihe vor dem Fenster standen und auf Arznei warteten. »Parvati möchte noch etwas Medizin für die entzündeten Augen ihres Kindes«, rief sie Ida zu. »Soll ich ihr hiervon etwas geben?«

Als Ida sich umdrehte, sah sie, wie Salomi nach der großen Flasche mit Borlösung griff.

»Ja!« sagte Ida. »Aber woher weißt du denn, daß das die richtige ist?«

»Ich weiß es«, antwortete Salomi. »Ich habe Missy beobachtet.«

Plötzlich kam Ida ein Gedanke.

»Wie wäre es, Salomi, wenn du deine Arbeit in der Küche aufgäbest und hier mit mir zusammen arbeitetest?«

»Mit Missy hier arbeiten? Immer?«

Die dunklen Augen strahlten.

Ida fand in Salomi Benjamin eine geschickte Schülerin. Sie konnte von Hause aus Tamil lesen und schreiben und ein gutes Englisch sprechen. Da sie großes Interesse an der Arbeit und eine angeborene Intelligenz besaß, lernte sie alles Nötige sehr schnell. Bald konnte sie Wunden säubern und Verbände wechseln, entzündete Augen spülen und Salben gegen Ringelflechte und Skabies auflegen.

Es dauerte nicht lange, da mußte Ida das neben dem Sprechzimmer liegende Gästezimmer dazu benutzen, Patienten aufzunehmen, die einige Tage Pflege brauchten. Ein Bett nach dem andern wurde in den kleinen Raum gestellt. Ida ging morgens um acht in die Sprechstunde und hatte dort oft bis zum späten Nachmittag oder noch länger mit den Patienten zu tun. Dann mußte sie noch Besuche in der Stadt machen. Je mehr sie bekannt wurde, um so mehr wuchsen auch ihre Aufgaben, denn sie war die einzige Ärztin in einem übervölkerten Gebiet, in dem es eine halbe Million indische Frauen gab. Im Jahre 1901 machte sie allein in einem Monat einhundertsiebenundsiebzig Besuche in Hindu- und Mohammedanerfamilien.

Viele Krankheiten, die sie zu behandeln hatte, kannte sie von ihrem Studium her. Die Tuberkulose, die stets da weitverbreitet ist, wo Unterernährung, Übervölkerung und Mangel an sanitären Einrichtungen herrschen, nahm in Indien immer mehr überhand. Angeblich starb in jeder Minute ein Mensch daran. Da es keine Sanatorien gab und die Fälle unbemerkt blieben, bis sie ein fortgeschrittenes Stadium erreicht hatten, konnte man nur wenig dagegen unternehmen. Es gab auch sehr viele Krebserkrankungen, besonders Mundkrebs. Er war oft eine Folge des Genusses von »pan«, einer Mischung von Tabak, Gewürzen, Zitrone und Betelnuß. Diese beliebte Leckerei, die beständig gekaut und manchmal tage-, ja wochenlang in der Backentasche aufgehoben wurde, war ein

Reizmittel, das oft zu bösartigen Entzündungen führte. Eine immer drohende Gefahr war der Typhus. Geschlechstkrankheiten kamen ebenfalls sehr häufig vor.

Doch in diesem Land der Extreme konnten sogar ganz gewöhnliche Leiden außergewöhnliche Formen annehmen. Einfache Unterschenkelgeschwüre wurden oft zu schwierigen chirurgischen Problemen. Infolge der chronischen Unterernährung und der mangelhaften Hygiene war die Widerstandsfähigkeit der Haut nur gering. Seife war in fast allen Dorfhäusern ein ungeahnter Luxus. Verletzungen wurden zunächst nicht beachtet, und die nachfolgende Infektion konnte zu einem chronischen Geschwür werden, das das ganze Bein vom Knie bis zum Knöchel überzog. Einige »tropische Geschwüre«, die die Folge einer Infektion durch verschiedene Bakterien waren, erwiesen sich als ebenso hartnäckig und schmerzhaft und konnten nur durch Ausschneiden der erkrankten Stellen geheilt werden.

Auch an sich bekannte Augenkrankheiten traten in solcher Schwere und Vielfältigkeit auf, daß sie fast wie neue Krankheiten aussahen. In Indien hatte der graue Star wenig mit dem Lebensalter des Patienten zu tun. Wohl auf Grund von Diätfehlern trat die allmähliche Trübung der Augenlinse sowohl bei jungen als auch bei alten Menschen auf. Nach vorsichtiger Schätzung waren in Indien eine halbe Million Menschen blind durch grauen Star.

Aber es gab auch noch andere Ursachen für den hohen Prozentsatz an Blinden dort. Immer wieder begegnete Ida einer äußerst ansteckenden Bindehautentzündung, die durch direkte Berührung oder durch Fliegen, die sogenannten Augenfliegen, übertragen wurde. Diese lästigen Insekten traten besonders im Juni, wenn die ersten Regen fielen, in Mengen auf. Sie setzten sich an den Augenlidern fest und bewirkten, daß manchmal alle Kinder eines Dorfes entzündete Augen hatten. Oft wurde ein chronisches Leiden daraus, bei dem schließlich die Sehkraft zerstört wurde.

Weitverbreitet war auch das Trachom, eine ebenfalls infektiöse Bindehautentzündung, die, da es noch keine Sulfonamide gab, häufig zur Erblindung führte. Auch schwere Unterernährung konnte Blindheit verursachen. Der Mangel an gewissen Nahrungsmittelelementen führte zur Erweichung des Auges.

Es bildeten sich kleine, silbrige Schuppen über dem Weißen des Auges, das seinen Glanz verlor und sich zersetzte. Schließlich fiel der ganze Augapfel ein.

Ida kam jetzt auch zum ersten Mal mit ausgesprochenen Tropenkrankheiten in Berührung, zum Beispiel mit Aussatz, von dem eine halbe Million Menschen in Indien befallen waren. Manche streiften durch die Straßen und Gassen und lungerten auf den Bahnhöfen umher, wo sie mit ihren Bettelschalen von einem Abteilfenster zum andern liefen. Manche versuchten die verräterischen Zeichen der Krankheit, weiße Flecken auf der Haut oder geschwollene Stellen, vor der Öffentlichkeit zu verbergen. Nur eine geringe Zahl Aussätziger lebte abgesondert in den wenigen Lepraheimen, die über das Land verstreut lagen. Es konnte nicht viel für diese Kranken getan werden. Man behandelte und verband ihre schwärenden Füße, amputierte befallene Finger und Zehen und verabreichte Arzneien für die Nebenkrankheiten, die das Leiden oft begleiteten.

Die Cholera konnte man wirksamer bekämpfen, da man jetzt wußte, daß der Cholerabazillus durch Verunreinigung von Wasser und Nahrungsmitteln oder durch mit Jauche gedüngtes Gemüse übertragen wurde. Der Impfstoff, der 1893 von Haffkine entwickelt worden war und als Vorbeugungsmittel verwendet wurde, hatte die Empfänglichkeit auf acht zu eins reduziert. Aber er hatte keinen therapeutischen Wert, und sobald sich die furchtbaren Symptome zeigten, gab es noch keine sicher wirkenden Heilmaßnahmen. Und wenn man bedachte, wie groß die Ansteckungsmöglichkeiten bei den religiösen Festen und Wallfahrten waren und mit welchen Schwierigkeiten die Ärzte bei Massenimpfungen zu kämpfen hatten, dann zweifelte man daran, daß die Seuche in nächster Zeit völlig auszurotten war.

Glücklicherweise waren einige tropische Krankheiten leichter zu behandeln. Die Malaria, an der mindestens fünfzig Millionen der Bevölkerung litten, konnte gewöhnlich durch Chinin, die Amöbenruhr durch Ipecacuana und Kalomel gebessert werden. Die Skabies, eine der weitverbreiteten Haut-Infektionskrankheiten, reagierte verhältnismäßig gut auf eine dreitägige Anwendung von Schwefelsalbe.

Aber all diese Maßnahmen waren nur Linderungsmittel.

Die grundlegenden Ursachen eines allgemein schlechten Gesundheitszustandes der Bevölkerung waren dadurch nicht behoben. Wie sehr man sich auch abmühte, die durchschnittliche Lebenserwartung lag in Indien immer noch unter siebenundzwanzig Jahren, und eins von vier Kindern, die geboren wurden, überlebte nicht das erste Lebensjahr.

Häufig war die Krankheit nicht der mächtigste Feind, gegen den Ida zu kämpfen hatte. Aberglauben und Kurpfuscherei forderten unerbittlich ihren Tribut. An bestimmten Festtagen durfte der Kranke keinerlei Medizin einnehmen. Häufig kam es vor, daß der Patient, den sie besuchen wollte, von seinen Angehörigen an einen anderen Platz geschleppt worden war, um dem bösen Geist zu entfliehen, der in ihrem Hause spukte. Diese Wanderschaft von Haus zu Haus wurde oft endlos fortgesetzt, manchmal so lange, bis der Patient starb.

In einer Familie fand sie ein Mädchen, das sich eine merkwürdige Behandlung gefallen lassen mußte. Jeden Tag tötete man eine Taube und ließ das Blut auf den Kopf der Kranken tropfen. Ein andermal hatte Ida bei einem Kind gerade eine eitrige Wunde gereinigt, als die Mutter sie wieder mit heiliger Asche bestreute. Das septische Fieber, das sich daraufhin einstellte, kostete dem Kind fast das Leben.

Andrerseits gab es aber auch viele gute einheimische Heilmittel, die weit älter waren als die aus dem Westen. In den Veden, den uralten heiligen Schriften der Inder, fand man Aufzeichnungen des Arztes Charaka über Diät, Drogen, Gegengifte und andre Arzneien, die von dem hohen Stand der damaligen Medizin zeugten. Charaka und der Chirurg Susruta lebten ungefähr um das Jahr 1000 v. Chr. Sie waren schon völlig vertraut mit Instrumenten wie Skalpells, Lanzetten, Sägen, Scheren und Nadeln. Sie amputierten Glieder, führten Unterleibsoperationen aus, reduzierten Brüche und reparierten sogar abgerissene Ohrläppchen durch Hautübertragung. Als Anästhesierungsmittel verwendeten sie medizinische Weine und legten bei den Operationen großen Wert auf Sauberkeit.

Mit dem Beginn des Buddhismus, um 600 v. Chr., hörten alle Operationen und Sektionen auf, da das Töten von Tieren verboten wurde. Trotzdem kam eine neue Blütezeit für die Medizin. Es wurden freie Krankenhäuser, staatliche Apotheken und medizinische Hochschulen eingerichtet, Pestepidemien durch Vertilgung von Insekten und Nagetieren eingedämmt und medizinische Heilkräuter in großem Ausmaß angebaut. Obwohl die Mohammedaner, die später nach Indien vordrangen, die Hindumedizin aufs schärfste ablehnten, waren doch noch viele von den guten, alten Heilmitteln im Gebrauch. Ida empfahl sie sooft wie möglich: den milchigen Saft des Pagodabaumes, gemischt mit Sandelöl und Kampfer, als Mittel gegen Hautjucken; Tamarindenblätter als heißen Breiumschlag bei Geschwüren; den Saft von Pongamwurzeln auf Wunden und zum Reinigen der Zähne. Sie konnte aber in Zorn und Verzweiflung geraten, wenn die Leute Maßnahmen anwandten, die auf reinem Aberglauben beruhten.

An einem Sommertag, als das Thermometer 44 Grad im Schatten zeigte, hatte sich Ida gerade erschöpft auf den Fußboden gelegt, um sich von dem großen Fächer an der Decke Luft zuwedeln zu lassen, als Salomi den Kopf zur Tür hereinsteckte.

»Draußen ist ein Herr«, sagte sie leise. »Er läßt sich nicht abweisen.«

»O nein«, stöhnte Ida. »Sag ihm, ich könnte nicht —« Sie durfte bestimmt einmal ablehnen, nachdem sie den ganzen Vormittag Sprechstunde abgehalten und dann noch ein halbes Dutzend Besuche gemacht hatte. Aber — »Nein, sag ihm, ich komme.«

Sie erhob sich taumelnd vor Müdigkeit und zog ein frischgestärktes, bis zu den Knöcheln reichendes weißes Kleid mit langen Ärmeln an. Es war durchgeschwitzt, ehe sie die Tür erreichte.

Auf der Veranda stand ein Hindu aus hoher Kaste.

»Doktor Ammal, ich brauche Ihre Hilfe«, sagte er ehrerbietig. »Meine junge Frau liegt in Wehen. Wollen Sie kommen?«

»O ja!« erwiderte Ida, froh, daß sie ihn nicht weggeschickt hatte.

Im Innenhof seines geräumigen Hauses wurde sie von seiner Großmutter begrüßt. Ihr Mut sank. Diese alte Frau in ihrer weißen Witwenkleidung, mit dem rasierten Kopf, dem kleinen Lederbeutel mit Betel und den gefärbten Zähnen sah aus, als stammte sie aus dem dreizehnten Jahrhundert.

»Kommen Sie, Ammal!« sagte sie höflich, aber nicht besonders freundlich. Ida folgte ihr durch den Hof, ein Innenzimmer, einen kleineren Hof und dann in das fensterlose, schmutzige Hinterzimmer, wo die Frauen ihre Kinder zur Welt bringen mußten, da die Geburt für etwas Unreines angesehen wurde. In dem kleinen, engen Raum herrschte eine fast unerträgliche Hitze. Ida ging schnell auf die Kranke zu, die auf einer Matte lag, und kniete bei ihr nieder.

»Ammal!« rief sie leise.

Keine Antwort. Idas Herz stockte. War ihre Patientin schon tot? Würden die Begräbnistrommeln wieder schlagen, ehe sie auch nur versuchen konnte, es zu verhindern?

Während ihre Finger nach dem Puls tasteten, faßte die junge Frau plötzlich nach ihrer Hand und führte sie an ihre heißen Lippen. Sanft drückte Ida die Lippen beiseite und sah eine dick geschwollene Zunge. Sie war entsetzt: Ihre Patientin starb buchstäblich vor Durst.

Kopfschüttelnd sprang sie auf. Am liebsten hätte sie mit den Füßen gestampft und dieser abergläubischen Gesellschaft, die einem kranken Menschen Wasser verweigerte, die Meinung gesagt. Aber sie bezwang sich. »Meine Arznei wirkt nicht ohne Wasser«, sagte sie zu der alten Frau, die an der Tür stehengeblieben war. »Tunni — Wasser!«

Sie mußte das Wort mehrmals wiederholen, ehe die Alte endlich zustimmend den Kopf bewegte und hinausging. Sie war offenbar bereit, dem Aberglauben zu trotzen.

Als sie zurückkam, brachte sie Ida einen Messingbecher mit, der einen Fingerhut voll Flüssigkeit enthielt.

»Illai — nein! Mehr, viel mehr!« sagte Ida geduldig.

Die Frau verschwand wieder. Diesmal war etwa ein Lot Wasser (16 g) im Becher, den sie Ida reichte.

»Mehr!« bat diese. »Ich muß viel, viel mehr Wasser haben. Verstanden?« Die Alte rührte sich nicht. Ida wußte, daß sie keinen Tropfen mehr von ihr bekommen würde.

Ohne ein Wort zu verlieren, ging sie aus dem Zimmer und lief durch die beiden Höfe in dem Raum vorn im Hause, wo der Gatte der jungen Frau mit mehreren Männern der Familie zusammensaß.

»Doktor Ammal, ist meine Frau — das Kind —?«

»Ihre Frau liegt im Sterben, weil die Frauen in ihrem Hause sich fürchten, ihr einen Schluck Wasser zu geben«, sagte Ida erregt.

Mit blitzenden Augen sah sie die Männer an, die erstaunt aufhorchten, als sie sich jetzt in ihrer Muttersprache an sie wandte.

»Habt ihr Männer auch Angst? Und vor was? Vor einem alten Aberglauben? Nein, ihr seid doch gebildete Männer! Dann habt ihr also Angst vor euren Frauen!« Sie blickte den jungen Ehemann ernst an. »Was wollen Sie: einen toten Aberglauben oder eine tote Frau?«

Einen Augenblick herrschte betroffenes Schweigen. Ida bebte innerlich. Hatte sie zuviel gewagt?

»Was sollen wir tun?« fragte der junge Mann ruhig.

»Sagen Sie ihnen — sagen Sie, sie sollen mir soviel Wasser geben, wie ich brauche!« bat sie.

Sie erhielt es, und das Leben der jungen Frau und ihres Kindes wurde gerettet. Glücklicherweise war es ein Junge. Wäre es ein Mädchen gewesen, dann hätte man dieses Unglück bestimmt der Verletzung alter Bräuche zugeschrieben.

Ida fuhr in der Abendkühle nach Hause. Es war ihr, als hätte sie einen großen Sieg errungen.

Nach scheinbar endlosen Monaten waren die Pläne für das neue Krankenhaus fertig, und am 7. September 1901 wurde trotz eines heftigen Regengusses mit großem Pomp und Gepränge der Grundstein gelegt. Dieser Regentag war der letzte der Jahreszeit. Die nun einsetzende Trockenheit brachte eine Hungersnot mit sich, die sich über ein Gebiet von mindestens 200000 Quadratmeilen ausbreitete. Auch die Brunnen der Missionsstation trockneten beinahe aus.

Jeden Morgen war die Reihe der Patienten vor dem Sprechzimmerfenster ein bißchen länger, waren die Gesichter knochiger, die an sich schon mageren Körper dürrer und abgezehrter. Mancher Kranke, der sich vor Schwäche auf den Boden gehockt hatte, fand nicht mehr die Kraft, bis zum Fenster zu kriechen. Auf der Station wurden wieder Mahlzeiten für die Bedürftigen ausgegeben, die meist aus Haferbrei bestanden. Mit blutendem Herzen sah Ida die Schreckensbilder aus ihrer Kindheit wieder Wirklichkeit werden. Aber glücklicherweise blieb ihr nicht viel Zeit zum Grübeln. Bis das neue

Krankenhaus fertig war, mußte sie eine andere Möglichkeit finden, um die ärmsten und elendesten der Patienten unterzubringen. So richtete sie auf dem Missionsgrundstück ein kleines Gebäude aus Lehmziegeln ein, wo Platz war für sechs weitere Betten. Sie beschrieb ihren fernen Freunden einen solchen Arbeitstag.

»Es ist noch dunkel, aber der Lärm knarrender Wagenräder, der mich geweckt hat, verrät mir, daß es bald Tag ist und ich bereit sein muß. Ich ziehe mich an und bin kaum fertig, als mir mein chota, Kaffee und Toast, gebracht wird. Während ich frühstücke, erhellen die ersten Strahlen der Sonne den Himmel. Der Morgen verspricht wunderbar schön zu werden. Nach Westen zu ist der Himmel tiefrosa gefärbt, im Osten sieht er aus wie flüssiges Gold. Ich fühle, wie mir neue Kraft zuströmt, und ich danke Gott für seine wunderbare Schöpfung.

Meine indische Helferin Salomi wartet schon auf der Treppe, und wir fahren nun zuerst zur Stadt. Unterwegs treffen wir Frauen, die beladen sind mit kupfernen und irdenen Gefäßen, kleine Mädchen, die Lasten tragen, die viel zu schwer für sie sind. Rinder und Schafe werden in großen Herden zu den Weideflächen getrieben. Zu Hunderten schwirren die Krähen umher und suchen sich ihr Frühstück. Auf dem Getreidebasar picken unzählige Tauben die herumliegenden Körner auf. Die Straßen wimmeln von Bettlern und kleinen Kindern, die vor Kälte weinen; denn um diese Jahreszeit ist es um sechs Uhr morgens oft noch unangenehm kalt. Hier hat sich eine kleine Gruppe einen Haufen Kehricht angezündet und drängt sich um das Feuer, dort bäckt eine Frau opams, Kuchen aus Reismehl.

Die Basare sind ausgefegt und geöffnet, die Waren zum Verkauf nach draußen getragen. Wir kommen an einer Moschee vorbei, in der gerade der Morgengottesdienst beginnt. Dann haben wir unsern Bestimmungsort erreicht, ein geräumiges, aber düsteres Haus, in das das Licht nur durch eine schmale, vergitterte Öffnung im Dach hereinfallen kann. Die Räume, in denen die Frauen wohnen, sind dunkel, die der Männer liegen im oberen Stockwerk, wo es kühler und heller ist.

Meine Patientin hier ist ein reizendes junges Mädchen, das seit zwei Jahren an einem Abszeß zwischen den Schultern leidet, der von einer Rückenmarkstuberkulose herrührt. Immer folgen mir eine ganze Anzahl Hausbewohner bis an das Bett der Kranken, machen kritische Bemerkungen und stellen Fragen. Sobald ich die Behandlung beendet habe, warten schon fünf oder sechs Frauen, denen ich den Puls fühlen und sofort sagen soll, was ihnen fehlt. In Indien müssen die Beschwerden einer Frau immer von ihrer linken Hand diagnostiziert werden, die eines Mannes von seiner rechten.

Von diesem Hause aus fahren wir einen Teil des Wegs auf der Basarstraße zurück und biegen dann in eine Gasse ein. Wir müssen zu Fuß weitergehen. Dunkle Frauenköpfe erscheinen in den Türeingängen. Auf irgendeine Weise ist es bekanntgeworden, daß die Doktor Ammal kommt. Wir sind in ein mohammedanisches Haus bestellt, und meine Patientin, Mutter zweier Kinder, ist sehr dankbar und froh über meinen Besuch.

Nun noch in drei andere Häuser in einem entgegengesetzten Teil der Stadt, dann müssen wir schleunigst heim; denn die Sprechstunde beginnt um acht Uhr. Ich lege die Zügel in Salomis Hand und benutze die Gelegenheit, um meine medizinischen Zeitschriften zu lesen. Zu Hause angekommen, gehe ich zuerst in mein kleines Krankenzimmer, um zu sehen, ob alles wohlauf ist. Eine Menge Patienten warten schon, und bald bin ich mitten im Trubel der Sprechstunde, trage Namen ein, stelle Diagnosen und behandle dann mit Salomis Hilfe einen nach dem andern. Das ist schwere Arbeit, und ich brauchte dringend eine ausgebildete Helferin dazu.

Zuerst kommt eine nette alte Frau, der ich einen Finger amputieren mußte. Ich hätte beinahe die ganze Hand abgenommen, weil die Sache so verzweifelt aussah. Aber ihr Sohn flehte mich an, es doch erst einmal so zu versuchen, und ich bin sehr froh und dankbar, daß es gelungen ist. Dann kommt ein Baby dran mit einer schweren Verbrennung. Danach ein Mann, der einen Dorn verschluckt hatte. Ein eingeborener Arzt hatte ihn entfernt, aber die Kehle des Mannes war, als er das erste Mal zu mir kam, so verschwollen, daß er nicht einmal einen Tropfen Wasser hinunterschlucken konnte und vier Tage lang nichts zu sich genommen hatte. Jetzt kann er

Eiweiß und ein bißchen Milch trinken. Seine Dankbarkeit ist rührend. Aber es gefällt mir nicht, daß er sich jedesmal vor meine Füße wirft, die Spitzen meiner Schuhe mit seinen Fingern berührt und sie dann küßt. Ich habe es aber jetzt gelernt, ihm aus dem Wege zu gehen.

Augenentzündungen, Ohrenleiden und Fieber gibt es immer in Hülle und Fülle. Jeden Tag kommen neue und interessante Fälle. Der eine Raum, der mir zur Verfügung steht, ist überfüllt, und es ist oft schwer, nicht die Geduld zu verlieren. Immer wieder muß ich meine Anweisungen wiederholen, wann und wie die Arzneien einzunehmen sind.

Nun kommt eine arme Frau aus dem Dorf mit ihrem einzigen Kind, das eine furchtbare, unheilbare Krankheit hat. Sie sagt, sie hätte gehört, ich könnte ihren kleinen Jungen heilen. Sie setzt ihn einer anderen Frau auf den Schoß, verneigt sich vor mir und nennt mich zuerst ihre ›Mutter‹, dann ihren ›Gott‹. Oh, es ist bitter, ihr sagen zu müssen, daß es keine Hilfe mehr für ihr Kind gibt.

Als nächstes wird ein kleines Mädchen hereingeführt, das völlig erblindet ist, weil seine entzündeten Augen nicht behandelt wurden. Die Mutter möchte sich fast zerreißen, als sie von mir hören muß, daß sie zu spät gekommen ist.

Es ist fast ein Uhr, als ich so weit bin, daß ich essen gehen kann. Alle sind schon vom Mittagstisch aufgestanden, aber Annie Hancock setzt sich noch einmal zu mir und hört mir zu, wie ich von meinen Patienten erzähle. Nach dem Essen gehe ich zurück ins Sprechzimmer, um ein paar mikroskopische Untersuchungen zu machen, und stelle fest, daß eine junge Frau, deren Mann noch auf das Ergebnis einer solchen Untersuchung wartet, Tuberkulose hat. Ich muß ihm sagen, daß sie nicht mehr lange leben wird. Seine Antwort schneidet mir ins Herz: ›Oh, sie darf mir nicht sterben! Wir haben doch vier kleine Kinder!‹ Ich gehe wieder in das helle, luftige Krankenzimmer, wo drei Patientinnen liegen. Nachdem ich sie behandelt habe, ruhe ich mich ein wenig aus. Am Nachmittag werde ich zu einer Kranken in die Stadt bestellt und fahre diesmal in ein anderes Viertel, wo die Gassen so eng sind, daß ich ein großes Stück laufen muß. Ich finde ein junges Mädchen mit einem schweren Fall von Tuberkulose. Es liegt im Sterben. Da es einen Blutsturz bekam, ließen mich seine

Angehörigen als ›letzten Versuch‹ rufen. Warum hatten sie nicht schon eher Vertrauen? Immer wieder will der Zorn über die furchtbaren Vorurteile und den heidnischen Aberglauben in mir hochsteigen, und ich muß Gott bitten, mir immer wieder Geduld zu schenken.

Ich komme gerade früh genug nach Hause, um mich vor dem Abendbrot umziehen zu können; denn heute ist Erntedankfest, das ein paar Bekannte mit uns zusammen feiern wollen. Wir erzählen uns von der fernen Heimat und wünschen uns, unsre Lieben dort bald einmal wiederzusehen. Ob wir auch danken? O ja! Besonders ich selbst danke Gott von Herzen dafür, daß er mich nach Indien geführt hat, damit ich unter diesen Frauen, die ich liebe, arbeiten kann.

P. S. Zwei Wochen sind vergangen, seit ich diesen Brief geschrieben habe. Bei dem Kind mit der furchtbaren Verbrennung macht die Heilung gute Fortschritte. Als ich dann der Mutter eine Hautübertragung vorschlug, kam sie nicht wieder, sondern ging zu einem einheimischen Arzt. Die Frau mit der Tuberkulose ist gestorben, und den alten Mann mit der schlimmen Kehle heilte ich so gut, daß er eine gewaltige Menge Reis aß und dann so viel Wasser trank, daß er tot umfiel.«

Der Brief von Burchfield Milliken kam im April 1902. Sie öffnete ihn erfreut, wie sie in den vergangenen Monaten alle seine guten, kameradschaftlichen Briefe geöffnet hatte.

»Meine sehr liebe Freundin«, schrieb er. »Heute muß ich Dir eine schlechte Nachricht mitteilen. Aber ich hoffe, sie beunruhigt Dich nicht allzusehr. Du hast schon Aufregung genug mit all Deinen kranken Freunden in Indien. Aber da Du immer mein bester Kamerad gewesen bist, muß ich sie Dir doch schreiben.«

Hastig überflog Ida die nächsten Seiten des Briefes. Burchfield Milliken hatte durch eine verschleppte Grippe eine Lungentuberkulose bekommen und fürchtete, nicht mehr lange zu leben.

Ohne lange zu überlegen, setzte sich Ida hin und antwortete ihm. Als sie ihren Brief dann noch einmal durchlas, merkte sie, daß sie ihm eigentlich nicht viel gesagt hatte; ein paar Worte des Trostes und der Aufmunterung, aber wenig von dem, was sie wirklich empfand. Aber — was empfand sie denn? Natürlich Mitleid und große Sorge wie für jeden ihrer guten Bekannten; wie sie es täglich ein Dutzendmal für Menschen in ähnlicher Lage empfand, die Heilung bei ihr suchten. Weiter nichts? Sie wußte es nicht.

Hastig steckte sie den Brief in einen Umschlag, klebte ihn zu und gab ihn einem Diener zur Beförderung.

Wochen vergingen, Wochen so voll Hitze, Plackerei und Sorgen, daß sie wenig zum Nachdenken kam. Sie meldete sich zur Tamil-Prüfung, die von jedem Missionar verlangt wurde, und sie bestand sie. Sie bekam sogar ein Lob von Onkel Jared, der zum Prüfungsausschuß gehörte. Er schrieb: »Ich gratuliere Dir von ganzem Herzen zu dem ausgezeichneten Ergebnis. Du mußt wirklich tüchtig studiert haben, daß Du in den wenigen Monaten so viel gelernt hast.«

Und dann kam im Juli noch ein andrer Brief. Ida starrte auf den Umschlag mit der fremden Marke und der vertrauten Handschrift. Es war ihr, als sei Burchfield Milliken von den Toten auferstanden. Sie riß den Brief auf. »Meine liebste Freundin!« las sie. »Ich lebe noch, und ich danke Dir für Deinen Brief, den ich am 27. Mai erhielt. Ich habe mich, glaube ich, wieder etwas erholt. Aber es ist gut, daß Du mich jetzt nicht sehen – oder hören kannst. Ich habe einen harten, widerwärtigen Husten, der Dir vielleicht Sorge machen würde. Trotzdem habe ich den Mut noch nicht verloren, und Du sollst ihn auch nicht verlieren, wenn Du überhaupt Zeit hast, an mich zu denken. Meine Gedanken sind immer bei Dir, und ich wünsche Dir alles, was Du Dir wünschst.«

Alles, was du dir wünschst . . . Und was war das? Liebe zu einem guten Mann, der sie liebte und brauchte? Ein neues Krankenhaus, in dem sie die Menschen heilen konnte, damit sie dann Hungers starben? Tage wie diese, so voll Arbeit und Rückschläge, daß sie abends kaum noch die Energie hatte, den Schweiß wegzubaden und ins Bett zu kriechen?

Es war vielleicht gut, daß sie zu sehr beschäftigt war, um eine Antwort zu suchen.

Zwei Jahre waren vergangen, seit sie die Praxis in dem zwölf Quadratmeter großen Zimmer begonnen hatte. Und sie hatte über fünftausend Patienten behandelt.

Sie sind herzlich eingeladen
zur
Eröffnung
des
Mary-Taber-Schell-Krankenhauses
am Dienstag, dem 16. September, nachmittags um 4 Uhr.
Herr und Frau Vaughn haben freundlicherweise ihr Erscheinen zugesagt und werden das Gebäude eröffnen.
Vellore, N. Arcot District I. S. Scudder, M. D.

Es war eine großartige und eindrucksvolle Feier, daß sich noch fünfzig Jahre später Einwohner von Vellore an die kleinsten Kleinigkeiten erinnerten.

Zu Hunderten strömten die Menschen in ihren leuchtenden Saris und Turbanen durch das Tor des neuen Krankenhauses. Laut und lebhaft bewunderten sie das moderne rote Ziegelgebäude, den geräumigen Innenhof und den kunstvoll angelegten Garten, die weißen Eisenbetten und den blitzenden Operationssaal mit dem Glastisch, den Sterilisatoren und den fahrbaren Bahren. Von den Krankenhaustüren bis zu dem mit einer Flagge bedeckten Tisch unter dem festlichen Baldachin waren Bänder gespannt, die nach der Festrede von der Frau des obersten Bezirksbeamten gelöst wurden. Ida trug ein gesticktes, reichgekräuseltes Kleid mit einer langen Schleppe und einen riesengroßen Hut mit einem ganzen Blumengarten darauf. Mehrere indische Beamte waren zu Ehren des festlichen Ereignisses erschienen: der Diwan Bahadur Subramaniam, der Administrator des Hohen Gerichtshofes von Madras, und Mr. V. Subramanian Bantalu, der Bezirksrichter. Die Mohammedanische Gemeinschaft von Vellore hatte als Vertreter den Khan Bahadur Mohammed Habbibullah Sahib geschickt, der in seinem Festgewand sehr imponierend aussah.

»Die mohammedanischen Gosha-Frauen werden von diesem Krankenhaus außerordentlichen Nutzen haben«, sagte er in sehr gutem Englisch. Leider konnte er aber kein S am Anfang eines Wortes aussprechen. »Dr. Escudder ist wirklich eine Wohltäterin unsres geliebten Vellore.«

Der Triumphtag ging vorüber, und zurück blieben eine Unzahl verwelkter Girlanden, ein Garten voll zertrampelter Blumen und – ein funkelnagelneues Frauenkrankenhaus. Es hatte nach der Straße zu eine lange, vorgebaute Säulenhalle. Das Hauptgebäude war ein Rechteck von roten Ziegelsteinen, das von schattigen Veranden umgeben war. Die vierzig Betten, die in dem Bauplan vorgesehen waren, waren in zwei großen Stationen untergebracht, von denen die eine für arme Patienten gedacht war, die kostenlos aufgenommen wurden, die andere für Kasten-Angehörige, die etwas bezahlen konnten. Zwei kleinere Zimmer standen für reichere Patienten bereit.

Dicht neben dem Krankenhausgebäude befand sich ein geräumiger, zweistöckiger Bungalow, in dem Ida mit ihrer Mutter wohnte. Annie Hancock war vorerst in dem alten Missionsbungalow geblieben, der eine Meile entfernt lag. Am 17. September, einen Tag nach der Eröffnung, hielt Ida die erste Sprechstunde in dem kleinen Konsultationszimmer an der Vorderseite des neuen Gebäudes, und am 22. September bekam sie die ersten stationären Patienten.

Mit gemischten Gefühlen betrachteten sie die weißen Eisenbetten. Gewöhnt, auf Matten auf dem Fußboden zu schlafen, hatten sie Angst vor den gefährlichen hohen Gestellen, und mehr als einmal fand Ida eine Patientin, in ihr Bettuch gewickelt, unter dem Bett statt im Bett liegen. Aber bald kamen die Patientinnen in solchen Mengen, daß der Platz unter den Betten sowieso mitbenutzt werden mußte.

Zu Idas größtem Kummer hatte sie in der ersten Zeit die Verantwortung für das neue Krankenhaus ganz allein zu tragen. Dr. Louisa Hart, die von Ranipet aus zu ihr kommen wollte, war plötzlich erkrankt und hatte nach Amerika fahren müssen. Viele Monate lang war Salomi Idas einzige Helferin.

Wenige Tage nach Louisa Harts Abreise war Mrs. Scudder gerade dabei, auf der hinteren Veranda des Bungalows den Dienstboten den Reis für die Morgenmahlzeit zuzuteilen, als Ida aufgeregt vom Krankenhaus herübergelaufen kam.

»Ich kann nicht«, keuchte sie. »Mutter, ich – ich kann es nicht!«

»Was kannst du nicht, Kind?« fragte Mrs. Scudder ruhig und fuhr fort, den Reis in einen runden Korb zu messen.

»Ich müßte operieren«, sagte Ida verzweifelt. »Es ist ein Tumor, ein bösartiger Tumor im Unterleib.«

»Fünf«, zählte Mrs. Scudder, tauchte ihr Maß in den großen

irdenen Topf und strich es dann mit den Fingern glatt. »Na, und warum nicht? Wenn die Frau operiert werden muß, ist sie doch hier am richtigen Platz?!«

»Aber — Mutter, du verstehst mich nicht. Es ist eine größere Operation.«

»Na und?« Die alte Frau sah sie ernst an.

»Ich habe, seit ich auf der Hochschule war, keine solche Operation gemacht. Und dort nur ein paarmal mit anderen Ärzten zusammen. Stell dir doch vor, ich machte etwas verkehrt und — und sie stirbt!«

»Und stell dir vor, sie stirbt, weil keine Ärztin da war, die den Mut hatte, sie zu operieren!« erwiderte Mrs. Scudder. »Wäre das nicht schlimmer?«

»Ja«, antwortete Ida.

Im Operationsraum zündete sie die Kerosinlampe unter dem glänzenden neuen Sterilisationsapparat an. Mit ruhiger Überlegung stellte sie die Instrumente zusammen, Wattetupfer, Desinfektionsmittel, Chloroform. Sie schob den Operationstisch ein paar Zentimeter weiter zum Fenster, um das Tageslicht voll ausnutzen zu können. Dann ging sie ins Krankenzimmer und bereitete die Patientin vor.

Sie führte die Hysterektomie (Herausnahme der Gebärmutter) mit einer Helferin aus, die erst zweimal chloroformiert hatte und kaum ein Instrument vom andern unterscheiden konnte. Aber die Operation gelang. Sonst hätte sie es wohl nie wieder gewagt, ein Skalpell in die Hand zu nehmen.

Ehe das Jahr um war, hatte Ida einundzwanzig größere Operationen ausgeführt, alle mit glücklichem Ausgang; dazu 428 kleinere. Während des Jahres 1902 behandelte sie im ganzen 12 359 Patienten.

Aber es kam auch immer wieder einmal vor, daß sie jahrhundertealten Vorurteilen machtlos gegenüberstand.

Eines Tages wurde eine junge Frau von ihrem Mann und ein paar anderen Familienmitgliedern von weither zu ihr gebracht. Eine sofortige Operation hätte sie möglicherweise retten können. Die Kranke bat Ida flehentlich, die Operation doch vorzunehmen, aber ihr Mann und ihre Angehörigen erlaubten es nicht.

»O, Ammal, retten Sie mich! Retten Sie mich«, bettelte das arme Geschöpf mit tränenüberströmtem Gesicht. »Ich habe fünf kleine Kinder zu Hause. Können Sie mir nicht helfen?« Aber ihre Familie blieb unerbittlich.

Ohnmächtig mußte Ida zusehen, wie der rumpelnde Ochsenkarren die unglückliche junge Frau durch das Krankenhaustor in ihren sicheren Tod hinaustrug.

Doch es gab auch Augenblicke der Freude und Genugtuung.

Eines Tages kam ein kleiner Junge splitternackt in die Sprechstunde und klagte, daß er einen Stein im Ohr hätte. Es war ein großer Stein, den ihm ein Spielkamerad tief in den Gehörgang hineingestoßen hatte.

»Es tut aber weh, wenn ich ihn heraushole«, sagte Ida und streichelte seine knochige kleine Schulter. »Aber du bist ein kräftiger Junge. Du wirst tapfer sein.«

Er war es. Seine großen Augen fest auf ihr Gesicht geheftet, ertrug er den schmerzhaften Eingriff, ohne mit der Wimper zu zucken.

Am nächsten Tag war der kleine Junge wieder da und hatte ein andres Kind mitgebracht.

»Hier ist noch ein Junge mit einem Stein im Ohr«, sagte er.

Der neue Patient, ein winziges Kerlchen, zitterte am ganzen Körper. Aber während die Operation vorgenommen wurde, stand sein Freund dicht neben ihm und sagte immerzu: »Hab keine Angst! Sie ist ganz vorsichtig! Hab keine Angst! Sie ist ganz vorsichtig!«

Nachdem der Stein entfernt war, baten die beiden kleinen Kerle im Adamskostüm die Helferin um die Almosenbüchse, taten beide einen Pie (ungefähr einen halben Pfennig) hinein und rannten davon.

Groß war auch die Angst einer Frau aus einem entfernten Dorf, deren Bein durch einen Abszeß unförmig angeschwollen war. Sobald sich Ida oder Salomi ihr näherten, floh sie schreiend in eine Ecke. Schließlich gelang es den beiden, sie auf den Operationstisch zu legen, sie zu chloroformieren und den Abszeß zu öffnen. Die Freude der Kranken war grenzenlos. Einige Tage später kam eine mohammedanische Frau mit einem fast ebensogroßen Abszeß und wurde zu ihr ins Zimmer gelegt. Auch sie zitterte vor Furcht.

»Hab keine Angst«, sagte die erste Patientin beruhigend zu ihr. »Die Doktor Ammal ist unsre Mutter. Sie tut ihren Kindern nichts zuleide.«

Die Hungersnot war vorüber. Regen, wie er seit zehn Jahren nicht mehr gefallen war, segnete im Herbst des Jahres 1902 das Land. Aber die Freude war nur von kurzer Dauer. Im Januar 1903 brach die Pest aus. Mit noch nie dagewesener Heftigkeit raste sie über Süd-Indien hin. Der Krankheitsverlauf war immer der gleiche: Menschen, die eben noch vollständig gesund zu sein schienen, begannen plötzlich zu taumeln und zu schwanken. Ihre Sprache wurde undeutlich, ihre Drüsen schwollen an. Ein bis zwei Tage später trat hohes Fieber ein und völlige Entkräftung, die fast immer zum Tode führte.

Mit Hilfe des neuen Impfstoffs versuchten die Regierung und ihre ärztlichen Hilfstruppen die Epidemie zu bekämpfen.

Aber ihre Bemühungen verursachten nur neue Panik. In Arni, Ranipet, Tindivanam und Vellore flohen die Leute aus ihren Häusern. Sie fürchteten sich vor den Ärzten und Gesundheitspflegern mit ihren fremdartigen Impfungen mehr als vor der Pest, die ihnen trotz ihrer Schrecken vertrauter war. Sie kannten sie als eine Heimsuchung Mari Ammans, der Inkarnation der Göttin Kali, die man, wenigstens nach außen hin, ehrerbietig entgegennehmen mußte und die nur dadurch abgewendet werden konnte, daß man mit Gebet und Opfergaben zu ihren Schreinen strömte. Von den Impfungen dagegen ging das Gerücht, sie würden von der Regierung als Vorwand gebraucht, um das indische Volk zu vernichten; und die Ärzte würden dafür bezahlt.

Über Nacht leerte sich das Krankenhaus, und die Zahl der Patienten, die in die Sprechstunde kamen, schrumpfte auf ein Minimum zusammen. Aus Angst, geimpft zu werden, mieden Bettler und Händler das Tor, als wäre es der Eingang zu einer Kobrahöhle.

Aber Ida hatte deshalb nicht weniger zu tun. Mit einer jungen Missionarin zusammen arbeitete sie Tag und Nacht, ging in die Häuser der Stadt und führte Impfungen und sanitäre Maßnahmen durch. Es war eine nervenzerrüttende, undankbare Aufgabe. Die Leute weigerten sich oft nicht nur, sich impfen zu lassen, sondern auch ihre verseuchten Wohnungen aufzugeben und in die Baracken zu gehen, die außerhalb der Stadt für sie errichtet worden waren. Eines Tages traten Ida und ihre Mitarbeiterin in das Haus des Gemeindevorstehers, eines gebildeten Inders, der sie unermüdlich unterstützt hatte, und fanden es verlassen.

»Fort!« rief Idas Begleiterin bestürzt aus.

»Aber wohin? Warum?« kam es verzweifelt aus Idas Munde. »Er hat doch als erster darauf bestanden, daß alle geimpft werden sollten.«

»Alle außer seiner eigenen Familie«, erwiderte ihre Kollegin bitter. »Und jetzt, wo die Pest da ist, hat er sie mit Sack und Pack aus Vellore weggeschafft.«

Tag für Tag liefen sie durch eine vom Tod gezeichnete Stadt. Die Straßen waren leer. Nur hin und wieder begegneten sie ein paar Menschen, die ihnen finstere Blicke zuwarfen. Ganz selten fanden sie einmal jemanden, der den Mut hatte, sich impfen zu lassen oder sie zur Behandlung eines Angehörigen in sein Haus zu rufen. In einer Familie fanden sie die Mutter tot und den Vater sterbend auf dem Boden liegen. Die beiden Söhne hatten schon hohes Fieber. Ida holte die Pestbeamten, die hohe Gummistiefel trugen, um sich gegen den Stich von Flöhen zu schützen, die häufig Bazillenträger waren. Sie brachten die Tote fort, transportierten die noch Lebenden in ein Isolierlager, räumten alle Einrichtungsgegenstände aus dem Haus und verbrannten sie. Dann deckten sie das Dach ab und bespritzten die Wände mittels einer tragbaren Pumpe mit einer desinfizierenden Flüssigkeit.

Ida fürchtete sich nicht vor der Pest, auch nicht, als zwei tote, von Pestflöhen infizierte Ratten auf dem Missionsgelände gefunden wurden. Fast mechanisch ging sie ihren Pflichten nach, begleitet von den eintönigen Rhythmen der rasselnden Begräbnistrommeln, die die Dämonen verjagen sollten.

Drei Wochen lang wütete die Pest in Vellore. Täglich starben durchschnittlich siebzehn Menschen. Im April hatte der Schwarze Tod auf andre Teile Indiens übergegriffen, wo er mit unverminderter Gewalt seine Opfer forderte. Als die Seuche im Anfang des nächsten Jahres langsam erlosch, waren mehr als eine Million Menschen durch sie umgekommen.

Ida schrieb Burchfield Milliken nichts von der furchtbaren Epidemie. Er hatte genug an seiner eigenen Krankheit zu tragen. Im März kam ein Brief von ihm, in dem er fragte, warum sie so lange nicht geschrieben hätte. Er war jetzt in Neu-

Mexiko, wo er wieder gesund zu werden hoffte. Er wohnte in einem Zelt in den Bergen. Zuerst hatte er selbst für sich gesorgt. Dann kam wieder ein Rückfall, und nun machte eine Indianerfrau bei ihm sauber und kochte für ihn. Er hatte sich ein Pony gekauft und ritt manchmal stundenlang durch die Einöde. Er sorgte sich sehr um sie. Sie sollte nicht zu hart arbeiten und auch nicht vergessen, Urlaub zu nehmen und in die Berge zu fahren.

Ida machte sich Vorwürfe, daß sie ihn so vernachlässigt hatte, und schrieb ihm einen ausführlichen Brief, in dem sie ihm nur lauter Frohes aus ihrem Leben berichtete. Sie erzählte ihm von ihrem kleinen Hund Gyp und seinen Streichen, von dem neuen Schwimmbassin auf der Missionsstation, von den Tenniswettspielen, die sie mitgemacht und gewonnen hatte, von ihrer schönen Arbeit und den neuen Helferinnen, die sie jetzt bekommen hatte.

Mrs. Gnanammal, die Pharmazie studiert hatte, war eine Witwe von etwa fünfunddreißig Jahren, deren Angehörige schon in der dritten Generation Christen waren. Als gewandte, vielseitig gebildete Frau von großer Willenskraft verwaltete sie nicht nur die kleine Apotheke an der Vorderseite des Krankenhauses, sondern machte sich auch sonst noch nützlich, wo sie gerade gebraucht wurde: als Hebamme, Oberin und Bibelfrau. Sie wurde Idas treue Freundin und zuverlässige Mitarbeiterin in den nächsten fünfzig Jahren.

Zu Idas engstem Stab gehörten außerdem eine gut ausgebildete Schwester mit Namen Gnanasundram, die sich rasch anzupassen verstand, die halbblinde Evangelistin Mary Isaac Henry, einige tüchtige junge Mädchen, denen sie einfache Krankenpflege beibrachte, und ihre Mutter, die ihr eine ständige Beraterin und Helferin war.

Seit Eröffnung des Krankenhauses waren die beiden heißen Monate des Jahres 1903 die arbeitsreichsten für Ida. Eigentlich hätte sie auf Urlaub in die Berge fahren müssen. Aber das war völlig unmöglich. Die Stationen waren mehr als je besetzt, und auch die Zahl der Sprechstundenpatienten war gewachsen. An manchen Tagen behandelte Ida über 150 Kranke, ehe sie zur Visite ins Krankenhaus ging. Dann hatte sie noch zu operieren und Hausbesuche zu machen.

Inzwischen war auch Annie Hancock in den neuen Bungalow übergesiedelt, und die beiden Freundinnen gönnten sich täglich mehrere Male ein kurzes Bad in dem neuen Schwimmbassin. Das war Idas einzige Erholung während der glühenden Sommerhitze.

Die Tagesstunden reichten oft gar nicht aus für alle Arbeit, die bewältigt werden mußte. Wenn am andern Morgen Operationen angesetzt waren, mußten die ganze Nacht hindurch Tücher sterilisiert werden. Obwohl ihre Helferinnen sehr zuverlässig waren, stand Ida ein paarmal des Nachts auf, um nachzusehen, ob die Kerosinöfen aufgefüllt waren und die Sterilisation richtig durchgeführt wurde.

Viele Patienten wollten von ihr selbst verbunden werden, weil sie glaubten, die Doktor Ammal hätte eine »gute Hand«. Sie brachten es fertig, eine Stunde und länger auf sie zu warten, und Ida war es dann nicht möglich, sie zu enttäuschen.

Nach einem kurzen Urlaub im August hatte sie ein erschütterndes Erlebnis. Es war am 21. September 1903, als sie eine reiche junge Mohammedanerin von einem gesunden, aber sehr zarten kleinen Mädchen entband. Tag und Nacht bemühte sie sich um das Kind, bis es außer Gefahr war. Wie gewöhnlich, hatten Familienangehörige, in diesem Falle die Mutter und die Schwester, die Patientin ins Krankenhaus begleitet und waren dort geblieben, um für sie besonders zu kochen und sie zu pflegen. Alle außer der Mutter des Babys betrachteten das kleine Geschöpf mit offenbarem Mißfallen, nicht nur weil es ein Mädchen war, sondern weil es an einem Unglückstag das Licht der Welt erblickt hatte. Ida hatte das wohl bemerkt, glaubte aber, daß das Kind mit der Zeit ihre Herzen gewinnen würde. Einige Tage nach seiner Geburt saß sie, von Patienten umgeben, in ihrem Sprechzimmer, als es ihr plötzlich war, als riefe ihr jemand zu: »Du mußt jetzt sofort nach dem Baby sehen!«

»Was für ein Unsinn!« sagte ihr ihr gesunder Menschenverstand. »Wenn etwas nicht in Ordnung wäre, würde mich bestimmt eine von den Schwestern rufen.« Aber sie konnte nicht anders, sie mußte gehen. An den verdutzten Patienten vorbei lief sie aus dem Sprechzimmer, den Gang hinunter und die Veranda entlang, die zum Krankensaal führte, wo die zahlenden Patientinnen lagen. Als sie die Tür öffnete, kam sie sich richtig närrisch vor. Sie sah, wie Salomi, die gerade die Runde machte, sich fürsorglich über eins der Betten beugte. Alles war in bester Ordnung. Dann blickte sie nach dem Wandschirm hinten in der Ecke, der das Bett der jungen mohammedanischen Mutter verbarg. Alles war ruhig dahinter. Zu ruhig! Wie wild rannte Ida plötzlich durch den Saal.

»Nein, nein!« schrie sie.

Die beiden Gestalten heftig beiseite schiebend, griff sie nach dem Kissen, das die eine von ihnen fest auf das Bett gepreßt hielt, und schleuderte es auf den Boden. Das Baby war schon blau im Gesicht. Noch ein paar Sekunden, und es wäre erstickt gewesen. Verzweifelt mühte sich Ida um das Kind, bis es endlich anfing, kräftig zu schreien. Das kleine Bündel im Arm, starrte sie die beiden älteren Frauen wütend an.

»Ihr – ihr Mörder!« machte sie ihrem Zorn in ihrer Muttersprache Luft. »Oh, ich könnte euch . . .!«

Sie schluchzte. »Wie – wie konnten Sie!« fuhr sie auf Tamil fort. »So ein süßes, kleines Geschöpf!«

Die Schwester der jungen Frau sah sie böse an.

»Chi!« rief sie angewidert. »Besser tot! Es ist an einem Unglückstag geboren. Allah will, daß es stirbt.«

»Nein«, protestiert Ida wild. »Das dürfen Sie nicht sagen!«

»Sie möchten nicht, daß es stirbt?« fragte die Großmutter lauernd. »Nalla thu! Es ist gut! Nehmen Sie es!«

Ida schnappte nach Luft.

»Ich? Aber – Sie meinen doch nicht –«

»Sie haben das Baby gern?« fragte nun auch die Schwester. »Sie möchten nicht, daß es stirbt? Nalla thu! Es gehört Ihnen!«

»Bitte!« flehte die junge Mutter. »Bitte, nehmen Sie es, Doktor Ammal!« Idas Lippen preßten sich zusammen.

»Gut!« sagte sie kurz. »Ich behalte es.«

Das Kind im Arm, lief sie zu ihrer Mutter in den Bungalow. Mit ein paar erklärenden Worten legte sie das kleine Bündel auf ihren Schoß. »Da, es gehört dir!«

Plötzlich verließ sie der Mut.

»Was – was machen wir nun damit?«

Sophia Scudder betrachtete das unerwartete Geschenk mit Gelassenheit. In ihrem Leben hatte es manche Überraschungen gegeben, und sie war ihnen immer mit Ruhe und Besonnenheit begegnet.

»Was machen wir damit?« wiederholte sie und wiegte das Bündel sanft in ihren Armen. »Wir füttern es erst einmal und geben ihm einen Namen. Weißt du schon, wie du es nennen willst?«

»Nein — kaum!« lachte Ida amüsiert und erleichtert zugleich. »Das ist deine Aufgabe, glaube ich. Du hast den meisten christlichen Babys im Umkreis von fünfzig Meilen den Namen gegeben.«

Mrs. Scudder überlegte.

»Hmm! Ihre eigne Mutter darf sie nicht behalten. Dann ist das Krankenhaus gewissermaßen ihre Mutter. — Wir werden sie Mary Taber nennen.«

Die kleine Mary Taber gedieh prächtig. Oft trug Ida sie auf der Hüfte umher wie eine indische Mutter und sagte stolz: »Yanudiaya pillai. Das ist mein Kind.«

Einmal hatte sie jemand so photographiert und, einer plötzlichen Eingebung folgend, hatte sie das Bild mit einigen andern an Burchfield Milliken geschickt.

Ende des Jahres 1904 kam sein letzter Brief. Ida wollte gerade in den Operationssaal gehen, als eine Dienerin ihn brachte. Sie starrte entgeistert auf die vertrauten Schriftzüge. Vor Wochen hatte sie ein Telegramm bekommen, in dem ihr Burchfield Millikens Tod mitgeteilt wurde. Aber hier waren Worte, die noch von seiner Hand geschrieben waren.

Sie öffnete den Brief nicht. Sie ließ ihn in die Tasche ihres weißen Kittels gleiten und trat in den Operationssaal, wo Salomi und zwei Schwestern auf sie warteten. Mit der gewohnten Konzentration führte sie eine lange und schwierige Operation durch und ging dann sofort in ihr Sprechzimmer. Sie kam später als gewöhnlich. Nachmittags waren nie so viel Patienten da, weil sie acht Anna für die Behandlung bezahlen mußten, während am Vormittag nur drei Pie erhoben wurden.

Ida fiel eine junge Frau auf, die verhärmt und verängstigt aussah. Als sie ins Sprechzimmer gerufen wurde, kniete sie neben Idas Stuhl nieder und wickelte eine zerlumpte Decke auf, in der ein etwa einjähriges Kind lag. Es hatte einen so großen Abszeß an seinem mageren Beinchen, daß Ida entsetzt zurückprallte.

»O wie schrecklich! Warum — warum haben Sie es mir

nicht früher gebracht? Es muß doch schon seit Tagen furchtbare Schmerzen gehabt haben.«

»Ja, — aber ich konnte es nicht bringen«, sagte die Frau gequält. »Ich — habe es nicht gewagt.«

»Und warum nicht?« fragte Ida fast zornig, um nicht in Tränen auszubrechen.

»Weil sie alle gesagt haben, niemand dürfte es berühren. Es — es wäre das Bild meines Gottes, das auf seinem Bein wüchse . . .«

Ohne noch ein Wort zu verlieren, nahm Ida das Kind mit in den Operationsraum, um den Abszeß zu öffnen. Als sie die Lanzette einführte, fand sie bestätigt, was sie gefürchtet hatte: Der Knochen war schon so weit angefressen, daß das Kind nicht mehr zu retten war. Der Gott hatte wirklich sein Bild auf das Bein des kleinen Jungen gezeichnet. Es war der Götze der Unwissenheit, und sein Bild war der Tod.

Gegen fünf Uhr war Ida mit der Sprechstunde fertig, und noch hatte sie keine Zeit für den Brief. Erst mußte noch die Visite im Krankenhaus gemacht werden.

Eine alte Frau mit grauem Star lag auf dem Fußboden unterm Bett. Die Schwester war ärgerlich darüber.

»Laß sie«, sagte Ida lächelnd. »Wenn ich mein ganzes Leben lang auf dem Boden geschlafen hätte, hätte ich wahrscheinlich ebenso große Angst wie sie, wenn ich auf ein hohes Gestell gelegt würde.«

Sie blieb stehen, um Jeevamonie zu gratulieren, die nach einer dreiwöchigen Milchdiät gerade ihre erste Mahlzeit Reis mit Curry bekommen hatte. Ihr kleines rundes Gesicht mit den großen braunen Augen strahlte.

Im nächsten Bett lag ein armseliges kleines Geschöpf von vier Jahren, das an einem angeborenen Herzschaden litt. Ida blieb stehen, um seine mageren Beinchen zu massieren. Freundlich fragte sie, wie es ihm ginge. Mit einem schwachen Lächeln hob das Kind sein dünnes Händchen an den Kopf.

»Thalai novoo«, kam die gewohnte Antwort. »Kopfschmerzen.«

Es war kurz nach sechs Uhr. Jetzt hatte sie vielleicht eine Stunde Zeit für den Brief in ihrer Tasche. Aber — nein, man brauchte mehr als eine Stunde für eine letzte Zwiesprache mit einem teuren Freund.

Als sie nach der Abendandacht den letzten Besuch im Krankenhaus gemacht hatte, ging sie in ihr Zimmer hinauf, zündete die Lampe an und nahm den Brief aus der Tasche. Dann holte sie ein Päckchen mit andren Briefen Burchfield Millikens aus einem verschlossenen Kästchen und las als ersten einen, der vor mehr als einem Jahr geschrieben war.

»8. Juni 1903. Meine liebste Bonny! Ich habe mich sehr über Deine drei Briefe gefreut. Während ich Tag für Tag hinter der Karawane herritt, störte mich niemand in meinen Gedanken, die ständig um Dich kreisten. Einer davon ist der, daß ich Bonny liebe und immer lieben werde. Aber alles außer meinem Herzen sagt mir, daß Bonny für mich unerreichbar ist, obwohl sie mir Dinge geschrieben hat, über die ich vor vier Jahren unfaßbar glücklich gewesen wäre. Wenn ich aber damals nicht Liebe wecken konnte, als ich noch gesund war, was hätte ich dann jetzt zu hoffen?

Bonny hat sich unbewußt ein Bild eines Idealmannes gemacht. Und als sie in ihrem Brief schrieb: ›Mein Herz fühlt sich in Liebe zu Dir hingezogen‹, schrieb sie das an diesen Idealmann. Aber wenn Bonny jetzt zu mir käme und mich sähe, würde sie schrecklich enttäuscht sein, weil ich von dem Ideal so weit entfernt bin.

Meine Bonny hat von mir geträumt! War es ein schöner Traum? In Gedanken habe ich Bonny viele Male in meinen Armen gehabt, aber in Wirklichkeit nie. In Gedanken habe ich sie auch geküßt, in Wirklichkeit nie . . . Sie fragt, ob ich mich an unsre Kletterpartie in der Bergschlucht erinnere, an unsern Nachmittag am Bach bei den Farnen, an unsern Heimweg, unsern letzten Tag zusammen auf der Jacht, an unsern letzten gemeinsamen Abend . . . Ich habe hier im Westen gesehen, wie den Rindern Malzeichen eingebrannt wurden. Nun – Bonny hat mir auch ihr Malzeichen eingebrannt, und alle die kleinen Erlebnisse sind mit hineingeprägt. Sogar das grausame Erlebnis am Steuerrad der Jacht, das längst vergeben ist, ist dabei. Und wie andre Brandmale wird es das ganze Leben lang bleiben.«

Ida legte den Brief beiseite und öffnete den nächsten:

Im Juli 1903 wohnt Burchfield Milliken in einem Hotel in New Mexiko. Er fühlt sich etwas kräftiger, nimmt aber immer noch ab.

Im Oktober hat er einen Brief von Bonny bekommen, in dem ein Veilchen liegt. Als er es in die Hand nimmt, ist ihm, als erzählte es ihm seine Botschaft: »Sage ihm, daß ich ihn liebhabe wie eine Schwester.« Im Januar hat sich eine Besserung eingestellt, die drei Monate lang angehalten hat.

Nur zwei Briefe lagen nun noch von dem Stoß da.

»1. März 1904. Bonny wird also leichtsinnig und trägt ausgeschnittene Kleider! Ich glaube, ich würde sie nicht gern in Schwarz sehen. Zu ihrem goldenen Haar, der hellen Haut und den blauen Augen würde Schwarz sicher nicht passen.

Die Bilder, die Du mir geschickt hast, sind die besten, die ich je von Dir gesehen habe. In Deinen Augen ist ein Ausdruck, den ich in den Jahren unsres Beisammenseins nie darin gesehen habe. Sind die kleinen braunen Babys daran schuld? Wenn ja, möge Gott sie dafür segnen! Hätte ich diesen Ausdruck nur einmal gesehen, als wir zusammen waren, dann hätten Dich selbst die Mächte der Hölle mir nicht entreißen können.

Ich hatte wieder die Grippe. Auch wenn ich mich erholen sollte, weiß ich nicht, was aus mir werden soll. In diesem Zustand kann ich nicht mein Examen machen und als Arzt praktizieren. Ich könnte eine Inianersquaw heiraten, die von der Regierung eine Rente bekommt.

Gestern abend bin ich ganz allein spazierengegangen, nachdem ich Deinen Brief gelesen habe. Meine Gedanken eilten drei Jahre voraus, und ich traf Bonny, als sie nach Amerika zurückkam. Werde ich sie überhaupt treffen, wenn sie zum Urlaub herüberkommt? Ich ging dem aufgehenden Vollmond entgegen. Ob du wohl gestern abend zu demselben alten Mond hinaufgeblickt hast? Leb wohl, Bonny! Möge Dich Gott davor bewahren, daß Du dich über Dinge grämst, über die Du Dich nicht grämen solltest.«

Zögernd nahm Ida den letzten Brief zur Hand.

»Ich habe Dich auf der Landkarte gesucht und bin überrascht, wie weit südlich Du bist. Es muß sehr heiß dort sein. Nimm dieses Jahr richtig Ferien, weil Du im vergangenen so wenig Urlaub hattest . . . Seit dem letzten Grippeanfall habe ich mich noch nicht wieder so recht wohlgefühlt. Hier ist niemand, der mich untersuchen könnte. Sage Dr. Hart, sie sollte bei Dir bleiben und Dir helfen.«

Nun war nur noch der uneröffnete Brief übrig, der neben der Schale mit der leuchtendroten Hibiskusblüte lag. Sie riß ihn auf.

Er war Ende August 1904 geschrieben. Burchfield war eben untersucht worden. Sein Befinden hatte sich sehr verschlechtert. Er war es müde, immer krank zu sein, und sein Lebenswille schien nachgelassen zu haben.

»Ich hoffe, daß Du in diesem Augenblick Urlaub hast und von Vellore fort bist. Wie wünschte ich, Dich hier in einem Zelt bei mir haben zu können! Dann könnten wir über die Prärie reiten und abends miteinander im Mondschein stehen ... Aber ach, was für vergebliche Träumereien!

Nimm Dir auch einmal Zeit, von Deiner Arbeit wegzublicken auf Gott und die Ewigkeit! Im Lichte der Unendlichkeit werden Dir die alltäglichen Dinge klein und unwichtig werden.

... Nun gute Nacht, kleines Mädchen! Gott segne Dich und erhalte Dich stark und mutig, weitherzig und treu! In Liebe, Burchfield.«

Jetzt weinte Ida zum ersten Mal, seit sie das Telegramm bekommen hatte.

In den beiden nächsten Jahren wuchs das Schell-Krankenhaus ständig. Als Dr. Louisa Hart mit ihrer Schwester Lillian, einer ausgebildeten Krankenschwester, aus Amerika zurückkam, wurden beide sofort angestellt. Aber was war eine Ärztin mehr, wo fünf reichlich zu tun gehabt hätten? Die Frauen kamen von Dörfern bis zu 50 Meilen im Umkreis. 1906 gab es 152 Anstaltspatienten, 189 Operationen und 36 Entbindungen mehr als im vorhergehenden Jahr. Bis zum Herbst waren schon 800 Patienten stationär und fast 30000 ambulant behandelt worden.

Das Krankenhaus hat jetzt elf Pflegerinnen und zwei Apothekerinnen. Zu den indischen jungen Frauen, die Ida selbst ausgebildet hatte, waren von Zeit zu Zeit ein paar gelernte Schwestern aus anderen Krankenhäusern dazugekommen. Einige von ihnen hatten sich aber als so unfähig erwiesen, daß sie wieder fortgeschickt werden mußten. Lillian Hart, die neben ihren aufreibenden Pflichten als Oberschwester unerfahrene indische Mädchen für den verantwortungsvollen Beruf einer Krankenschwester ausbildete, hatte dabei mit großen Schwierigkeiten zu kämpfen. Die jungen Inderinnen waren meist ohne jeden Begriff für Gesundheitspflege aufgewachsen. War Lillian gerade dabei, eine sterile Dusche vorzubereiten, dann steckte plötzlich eine von ihnen die Hand ins Wasser, um zu prüfen, ob es warm genug wäre. Da die Mädchen es gewohnt waren, bei fast allen Verrichtungen nur die rechte Hand zu benutzen, brauchten sie Monate, um im Operationsraum mit beiden Händen zufassen zu lernen.

Auch für Ida gab es täglich viele schwierige Probleme zu bewältigen, besonders in der Vormittagssprechstunde, wo sie oft bis zu 150 Patienten zu behandeln hatte. Wenn sie, möglichst pünktlich um sieben Uhr morgens, in ihr Sprechzimmer vorn im Krankenhaus eilte, hatte sie immer ihre Not, ungesehen hineinzukommen. Patienten liefen ihr nach, zogen sie am Kleid und sprachen alle auf einmal. Sie kümmerten sich auch oft nicht darum, daß sie Nummern bekommen hatten. Während Ida noch Nr. 73 behandelte, brachten es Nr. 82 und 95 fertig, an der Helferin vorbei ins Sprechzimmer zu stürmen, begleitet von vier oder fünf Familienmitgliedern.

Wenn ein Gosha-Wagen angefahren kam, dessen mohammedanische Insassen sich weigerten, ihr Sprechzimmer zu betreten, mußte sie hinausgehen, am Wagen warten, bis die männlichen Verwandten jeden Mann innerhalb Sichtweite weggejagt hatten, mußte ihren Kopf hinter den Vorhang stekken und versuchen, eine oder mehrere Frauen zu untersuchen und zu behandeln, die in dem winzigen, dunklen Raum hockten. Zu einer bestimmten Zeit am Morgen kam eine große Anzahl solcher mohammedanischer Patientinnen auf einmal, und wenn Ida fünfzig von ihnen behandelt hatte, waren ihre Nerven zum Zerreißen gespannt.

Aber all diese kleinen Ärgernisse waren unbedeutend gegenüber den tief eingewurzelten sozialen Problemen, denen sie täglich begegnete: der Kinderheirat und -mutterschaft, den furchtbaren Methoden ungeschulter Hebammen und dem Devadasi-System der Tempel-Prostitution, die erst viele Jahre später von fanatischen Hindu-Reformatoren wie Dr. Muthu Lakshmi Reddy angeprangert wurden.

Erschütternd war der Fall Lakshmis, eines fünfzehnjährigen Mädchens, das schon in ihrer Kindheit von ihren frommen Eltern zur Tempeltänzerin bestimmt worden war und nun mit einer furchtbaren Ansteckung ins Krankenhaus gebracht wurde. Das junge Mädchen hatte so etwas Liebreizendes und Anziehendes, daß Ärztinnen und Schwestern es gleich liebgewannen. Erfaßt von der Frohen Botschaft, daß Christus aus Liebe zu ihr gestorben war, nahm sie ihn im Glauben an. Ida befragte sich bei Rechtsanwälten in Madras, ob sie Lakshmi behalten dürfte. Aber sie konnten ihr keine befriedigende Auskunft geben, da das junge Mädchen noch minderjährig war. Als Ida eines Morgens mit Lakshmi im Krankenhaus Visite machte, sah sie, wie das Mädchen erschrak.

»O Doktor!« flüsterte sie. »Da ist sie, die Frau aus dem Tempel! Sie will mich sicher mitnehmen. Bitte, bitte, lassen Sie es nicht zu!«

Die Aufseherin der Tempeltänzerinnen war eine Frau mit hartem, finstrem Gesicht. Sie war in der Tat gekommen, um Lakshmi zurückzuholen. Ida konnte ihr bieten, was sie wollte, sie blieb unerbittlich. Lakshmi gehörte nach dem Gesetz dem Tempel, bis sie volljährig war. Es war einer der traurigsten Tage in Idas Leben, als sie von ihr Abschied nehmen mußte.

Monate vergingen, und Ida versuchte vergeblich, wieder etwas von dem jungen Mädchen zu erfahren. Eines Tages kam eine Frau aus der Tempelstadt, in der Lakshmi wohnte, ins Krankenhaus. Sie kannte das Mädchen. Während eines Festgottesdienstes im Tempel war Lakshmi zu ihr gekommen und hatte sie gebeten, Ida zu sagen, sie sei Christin geblieben und könnte dieses schändliche Leben nicht mehr ertragen. Sie ließe ihnen allen Lebewohl sagen und hoffte, sie einstmals in Gottes Haus wiederzusehen.

In der gleichen Nacht hatte sie sich in einen Brunnen geworfen.

Fast ebenso tragisch waren ein paar Erlebnisse, die Ida mit jungen Frauen und Müttern machte. Die indische Frau hatte sich dem Willen der männlichen Familienmitglieder völlig zu unterwerfen. So verlangte es der Hinduismus in seinem alten Gesetzbuch Manus und in den nachfolgenden Gesetzen, den Puranas. Ihr Mann war ihr Gott, und ihre Erlösung in einem künftigen Leben hing von der Erfüllung ihrer Pflichten als Frau ab. Von früher Kindheit an kannte sie die Geschichten Sitas und Savitris, vorbildlicher Frauen, die ihre heilige Freude in gänzlicher Unterwerfung unter den Willen ihrer Göttergatten gefunden hatten. Sie durfte keine andren Wünsche oder Gedanken haben als die ihres Gatten. Es war ihr nicht einmal erlaubt, seinen Namen zu tragen. Ihr einziger Daseinszweck bestand darin, ihm Söhne zu gebären, die die notwendigen rituellen Handlungen durchführen konnten, um seine Erlösung im zukünftigen Leben zu sichern. Bekam sie keine Söhne, so war das Grund genug, sie beiseitezuschieben. Wenn sie aber Söhne zur Welt brachte, dann war sie deren Wünschen ebenso sklavisch unterworfen wie denen ihres Mannes und verwöhnte sie oft über alle Maßen. Sie durfte nicht wieder heiraten, wenn ihr Mann starb, sondern wurde gewöhnlich der Herrschaft ihrer Schwiegermutter unterstellt. Nur wenn sie nach dem Tode älterer weiblicher Familienmitglieder Herrin der Frauengemächer des gemeinschaftlichen Haushalts wurde, kam sie endlich zur Geltung und herrschte dann oft ebenso unbarmherzig, wie sie einst selbst beherrscht worden war.

Es war ganz natürlich, daß in einer solchen Gesellschaftsordnung eine zeitige Heirat als religiöse Verpflichtung angesehen wurde. Ehe Gandhi die Kinderheirat und ihre schlimmen Begleiterscheinungen öffentlich verurteilte, und ehe 1930 das als *Sarda Akt* bekannte Gesetz gegen die Kinderheirat in Kraft trat, wurden nahezu die Hälfte der Hindumädchen und über ein Drittel der mohammedanischen Mädchen unter fünfzehn Jahren verheiratet, viele in frühester Kindheit. Denn wie die meisten östlichen Religionen, einschließlich des Judentums, betonte auch der Islam, wie wichtig es für eine Frau wäre, Söhne zu gebären. Und in einem Land, wo die Lebenserwartung unter siebenundzwanzig Jahren lag, schien die Heirat vor dem fünfzehnten Lebensjahr durchaus nicht unvernünftig zu sein. Obwohl viele dieser Kinderheiraten nur Verlobungen waren, galten sie doch als ebenso bindend wie die Hochzeitszeremonie selbst. Und wenn der männliche Partner starb — manchmal ein Junge, oft ein reifer oder auch schon älterer Mann —, dann wurde seine kindliche Braut in den erniedrigenden Stand einer Witwe versetzt. Wenn auch auf eine frühe Verheiratung nicht immer die Vollziehung des Eheaktes folgte, geschah dies doch im allgemeinen, sobald die geschlechtliche Reife erreicht war.

Ida setzte alles daran, die Leiden solch einer kindlichen Mutter zu erleichtern oder ihr Leben zu retten, wenn ihr Gelegenheit dazu gegeben wurde. Oft wurde sie jedoch erst gerufen, wenn die unwissende Hebamme etwas verkehrt gemacht hatte und die Patientin nicht mehr zu retten war.

Einige der Techniken, die diese Hebammen anwandten, waren einfach unglaublich. Eine junge Frau, die schon fünf oder sechs Tage Wehen hatte, bekam ein Brett auf den Unterleib gelegt, und zwei Hebammen wippten je an einem Ende damit auf und nieder, um die Entbindung zu beschleunigen. Eine andere Frau wollte gerade ihr Kind auf normalem Wege zur Welt bringen, als Indiens »dunkle Stunde« anbrach. »Kinder, die in der dunklen Stunde geboren werden, werden unglücklich«, meinten die Hebammen. »Wir müssen es irgendwie verhindern.« Sie knüpften Seile um die Fußgelenke der Gebärenden und banden ihre Füße eine Stunde lang an einem Balken hoch. Das Kind kam weder in der dunklen Stunde noch zu einer andren Zeit zur Welt. Mutter und Kind starben.

Doch all diese Methoden wurden nicht aus Grausamkeit, sondern aus Unwissenheit angewandt. Aus Unwissenheit und Aberglauben wurden die werdenden Mütter ins dunkelste, erbärmlichste Zimmer gelegt und bekamen bis drei Tage nach der Geburt keinen Tropfen Wasser zu trinken. Ihr Baby wurde in schmutzige Lumpen gewickelt und die Nabelschnur weggebrannt, indem sie in ein in Öl getauchtes Blatt eingerollt und am Docht einer Lehmlampe entzündet wurde. Wie wichtig gerade bei Geburten die Hygiene war, hatten allerdings die westlichen Völker auch erst neuerdings entdeckt, und bis zu den Entdeckungen Pasteurs, etwa zu der Zeit, als Idas Vater seine Arbeit als Arzt in Indien begonnen hatte, hatte niemand etwas von Bazillen gehört.

Eines Tages, es war im Oktober 1906, entlud sich bei Ida die Spannung, die sich durch all diese Probleme in ihr angesammelt hatte.

Der Tag hatte fröhlich begonnen. Sie war wie gewöhnlich um fünf Uhr früh aufgestanden und, gefolgt von ihrem Hund Gyp, in den Garten gegangen, um ihre Rosentöpfe zu gießen

Mary Taber, die jetzt ein drolliges kleines Ding von drei Jahren war, lief mit ihrer winzigen Gießkanne hinter ihr her. Es war die Stunde, die Ida am meisten liebte. Die Sonne war noch nicht aufgegangen, und die Luft war so kühl wie ein Frühling in New England. Ida fühlte sich so energiegeladen, daß sie sich unbedingt austoben mußte. Sie lief mit Mary Taber und Gyp um die Wette bis zum Tor am Ende der Missionsstation. Dann jagte sie mit ihnen hinter einem Wasserhuhn her und entdeckte dabei einen Wiedehopf, der mit hochaufgerichtetem Federschopf aus einer Kaktushecke hervorstolziert kam und sich ruhig bewundern ließ.

Nach der Morgenandacht nahm Ida das Kind mit ins Krankenhaus. Sie kamen an dem Pony vorbei, das am Asokabaum angebunden war. Es hatte einen Sack mit Kleie umhängen, wieherte aber aufgeregt nach der Banane, die ihm Mary Taber jeden Morgen brachte. Ida streichelte es, setzte das kleine Mädchen auf seinen Rücken und rief dabei fröhlich: »Dolly, das ist Mary! Du weißt doch, Mary Taber!«

Dann brachte sie die Kleine zu Mrs. Gnanammal ins Apothekerstübchen, wo sie oft vormittags saß und Papiere schnitt, die »Gnanamanti« zum Einwickeln ihrer Pulver benutzen sollte.

Ida besuchte im Krankenhaus zuerst die Patientin, bei der sie in der vergangenen Nacht mehrere Stunden zugebracht hatte.

»Sie lebt noch, ist aber sehr schwach«, berichtete die diensthabende Schwester.

Die Kranke war eine zarte junge Frau, die vor drei Tagen entbunden hatte und mit hohem Fieber eingeliefert worden war. Sie wohnte nur einen Steinwurf weit vom Krankenhaus entfernt, aber ihre Angehörigen waren lieber zur Dorfhebamme gelaufen. Als dann das Fieber einsetzte, hatten sie es mit der Angst zu tun bekommen.

Ida hatte alles, was in ihrer Macht stand, getan, um das Leben der jungen Mutter zu retten. In der vergangenen Nacht war auch wider Erwarten eine leichte Besserung eingetreten. Aber jetzt sah Ida, daß keine Hoffnung mehr war.

»Salaam, kleine Mutter!« sagte sie sanft und berührte leise die fiebrige Stirn.

Die junge Frau griff nach ihrer Hand.

»Lassen Sie mich bitte hier sterben«, sagte sie schwach. »Schicken Sie mich nicht nach Hause, bitte!«

Ida drückte beruhigend die heiße Hand.

»Ich möchte Sie gern – bei mir haben, wenn ich sterbe«, fuhr die Kranke flehend fort. »Ehe das Kleine ankam, hatte ich – solche Angst –, wünschte, daß sie mich – hierher brächten. – Sie wollten es nicht. Nun möchte ich, – daß Sie – bleiben bis zum Ende. Versprechen –«

»Ich verspreche«, sagte Ida weich.

Ihr Herz blutete. Es wäre so leicht gewesen, sie zu retten.

Nachdem sie die Visite durch die Krankensäle und Privatzimmer gemacht hatte, kam sie später als gewöhnlich in die Sprechstunde. Aber gegen zwölf war sie dort fertig, da während der Regenzeit nicht mehr so viele Patienten kamen. Sie wollte gerade zum Frühstück gehen, das gewöhnlich gegen Mittag eingenommen wurde, da wurde sie eilig ins Entbindungszimmer gerufen. Beim Anblick der kleinen Patientin, eines zwölf- bis dreizehnjährigen Brahmanenmädchens, stieg eine heiße Empörung in ihr auf. Drei Stunden lang mühte sie sich um den gemarterten jungen Körper. Schließlich konnte sie das Leben der jungen Mutter retten, nicht aber das ihres Kindes.

Ohne das Frühstück anzurühren, das ihr ihre Mutter herübergeschickt hatte, ging sie zur Nachmittagssprechstunde in ihr Behandlungszimmer. Auf der Veranda davor stand eine Gruppe von Brahmaninnen. Sie hatten sich etwas von den übrigen Patienten entfernt, um sich nicht durch niedrige Kasten zu verunreinigen. Einer plötzlichen Eingebung folgend, ging Ida auf sie zu.

»Schwestern, bitte, hört mich einmal an!« rief sie erregt und erzählte von den furchtbaren Qualen der zwölfjährigen Mutter.

»Das sind eure Töchter!« schloß sie mit verzweifeltem Ernst. »Seht ihr nicht, was ihnen für Unrecht zugefügt wird? Wie könnt ihr sie so leiden lassen?«

Sie schwieg, erschrocken über ihre eigne Kühnheit. Aber die Frauen waren nicht ärgerlich oder beleidigt. Sie nickten zustimmend. »Amma«, ja, es war unrecht. »Pavum«, ein Jammer! Aber was sollte man tun? Die Gesetze ihrer Kaste verlangten Kinderheirat, und waren diese Gesetze nicht unerschütterlich wie die Felsen um Vellore? So war es immer gewesen, und so mußte es ihrer Meinung nach auch bleiben.

In diesem Augenblick kam Salomi die Veranda entlang gelaufen.

»Die Mutter mit dem schlimmen Fieber!« rief sie atemlos.

Ida setzte sich zu der Sterbenden, wie sie es versprochen hatte, und hielt ihre Hand, bis alles vorüber war.

Als sie dann das Bett der Toten verließ, war nicht mehr Zorn oder Auflehnung in ihrem Herzen, sondern nur eine feste Entschlossenheit. Sie hatte geglaubt, es wäre genug, wenn sie in ein paar Häusern Besuche machte, ein Frauenkrankenhaus gründete und einige Schwestern dafür ausbildete. Aber das war nicht genug! Sie mußte den Frauen Indiens helfen, sich selbst zu helfen. Sie mußte eine Schwesternschule gründen, junge indische Mädchen und Frauen ausbilden, damit sie dann in die Dörfer gehen und den Menschen dort zeigen konnten, wie man besser und gesünder lebt. Sie selbst hatte in diesem Jahr zwei längere Dorffahrten gemacht. Wenn sie von ihrem Urlaub zurückkam, mußte sie Dutzende, Hunderte solcher Fahrten machen. Unmöglich, sagte ihr gesunder Menschenverstand. Eine Schwesternschule? Dazu gehörten geeignete Räumlichkeiten, eine hauptamtliche Lehrerin, viel Geld und eine intensive Reklame; denn in Indien sah man die Krankenpflege als einen erniedrigenden Beruf an. Fahrten auf die Dörfer? Dazu fehlte ein Auto, mindestens noch ein Arzt und – Zeit. Sie konnte es einfach nicht machen.

Aber es ging nicht darum, ob sie konnte oder nicht. Sie mußte!

Wie der Urlaub aller Missionsarbeiter, war das Jahr, das Ida jetzt in Amerika verbrachte, nicht als reiner Erholungsurlaub gedacht. Es wurde erwartet, daß sie viel umherreiste und Vorträge hielt, den Menschen von ihrer Arbeit erzählte und ihr Interesse und ihren Opfersinn weckte. Im übrigen nahm sie jede freie Minute wahr, um ihr ärztliches Wissen und Können zu erweitern, indem sie Krankenhäuser besuchte, an Vorlesungen teilnahm und einige der vielen Nachexamenskurse mitmachte, die in New York geboten wurden.

Aber sie nahm sich auch einen kurzen Urlaub für einen Besuch bei ihrem Bruder Lew und seiner Frau Cora auf der Nebraskafarm, wo sich in diesem Sommer des Jahres 1907 die Familie für einen Monat versammelte. Charles und Millie waren von ihrem Pastorat im Osten des Landes und Johns Frau mit ihren beiden kleinen Töchtern aus Kalifornien gekommen. Auch Harry und Margret mit ihren vier Kindern verbrachten ihre Ferien dort. Es mußten Zelte aufgestellt werden, um alle unterzubringen. Ida fühlte sich in ihre Kindheit zurückversetzt. In ihren übermütigen Nichten und Neffen sah sie sich und ihre fünf Brüder auf den Feldern umhertoben und über die Prärie reiten. Es war sogar wieder eine kleine Ida Scudder da, Ida Bella, die Tochter ihres Bruders Lew. Ida hatte diese reizende, siebenjährige Blondine lieb wie ihr eigenes Kind, und Ida B, wie die Kleine zum Unterschied genannt wurde, verehrte ihre Tante Ida glühend.

Auf die kurzen Ferien folgte wieder eine aufregende Zeit, wo Ida einen Vortrag nach dem andern hielt, in Klubs und zu Interviews eingeladen wurde. Am Mittwoch, dem 12. Februar, begann sie dann mit einem medizinischen Kurs in einem New Yorker Krankenhaus.

Während dieser Zeit wohnte sie bei Gertrude Dodd, die vor Jahren Annie Hancocks Reise nach Indien finanziert hatte. Seit dieser Zeit hatten Ida und Gertrude regelmäßig miteinander korrespondiert und waren trotz der räumlichen Entfernung gute Freundinnen geworden. Wer sie jetzt zusammen sah, konnte merken, wie sich die zwölf Jahre ältere Gertrude in der jugendlichen Schönheit Ida Scudders sonnte. Sie hatte aber Ida zweierlei voraus: Sie besaß ein ganz besonderes Geschick, Geld zu verwalten, was sie seit vielen Jahren als Schatzmeisterin der New York City Mission und des Frauen-Missionsausschusses ihrer Denomination bewiesen hatte, und ein großes Vermögen; denn sie war die Tochter eines reichen New Yorker Unternehmers. »Wenn ich nur einmal dein Werk in Indien sehen könnte!« sagte Gertrude eines Tages zu Ida

»Na, warum denn nicht?« Impulsiv wie immer, griff Ida diesen Gedanken auf. »Warum kannst du denn nicht mit uns nach Indien fahren, du und Katharine? Ihr könnt es euch doch leisten! Und in euren Stellungen habt ihr es doch beide nötig, zu sehen, was die Mission ringsum in der Welt tut.«

Bei Gertrude hatte nur noch dieser kleine Anstoß gefehlt. Ehe der Tag zu Ende war, hatte sie den Vorschlag an ihre

Freundin Katharine Van Nest weitergegeben und sich beim Reisebüro eine Menge Prospekte über interessante Städte in Europa besorgt, die sie Ida gern zeigen wollte. Und zur Feier des Tages holte sie noch zwei Karten für das Konzert Fritz Kreislers, eines Geigers, von dem viel gesprochen wurde.

Gertrude Dodd war nicht die einzige, die von Ida bezaubert war. Überall, wo sie auf ihren Vortragsreisen hinkam, in großen Städten im Osten des Landes, in Northfield, in Kanada, waren die Menschen fasziniert von ihrer Schönheit, ihrer frischen, lebendigen Art zu erzählen und ihrem tiefen Ernst. Und sie waren bewegt von dem, was sie auf dem fernen Missionsfeld erlebte.

Wenn sie dann am Schluß ihrer Vorträge von ihren beiden Plänen erzählte: eine Schwesternschule zu gründen und auf den Dörfern regelmäßige Sprechstunden einzurichten, dann waren ihre Zuhörer meist gern bereit, etwas dafür zu geben. Es kam genügend Geld für eine kleine Schwesternschule zusammen. In New York lernte Ida Delia Houghton kennen, die vom Missionsausschuß dazu bestimmt war, das Amt der ersten Lehrerin an der Schwesternschule und zugleich das der Oberschwester des Krankenhauses zu übernehmen. In ihrer ganzen Erscheinung machte sie den Eindruck eines zuverlässigen, sympathischen Menschen, und Ida freute sich schon auf die Zusammenarbeit mit ihr.

»Es ist mir selbst unfaßbar«, schrieb eine Frau, die Ida in der Kapelle ihrer Gemeinschaft hatte sprechen hören, »daß ich solch ein tiefes Interesse für einen Menschen spüre, den ich nur einmal gesehen habe.« Sie fühlte sich so sehr zu Ida hingezogen, daß sie tausend Dollar für die Anschaffung eines Autos stiftete.

Im November 1908 fuhren Mrs. Scudder, Ida, Annie, Gertrude Dodd, Katharine Van Nest und Delia Houghton mit der S. S. Cedric nach Indien. Gertrude lernte eifrig Tamil auf dem Schiff und machte ihren Traum wahr, Ida ihr geliebtes Europa zu zeigen. Sie besuchten London, Paris, Luzern, Mailand, Venedig, Florenz, Rom und Neapel.

Aber Ida sah all die Schönheiten und Sehenswürdigkeiten dieser Städte nur mit einer geheimen Ungeduld im Herzen. Immer wieder überraschte sie sich dabei, daß ihre Gedanken nach Vellore flogen.

Sobald sie wieder dort war, fing sie an, ihre Pläne in die Tat umzusetzen. Die offizielle Eröffnung der Schwesternschule konnte zwar erst Ende des Jahres stattfinden, aber Ida schrieb schon Briefe an zahlreiche Missionsschulen in Süd-Indien und meldete sich bei einigen von ihnen zum Besuch an, um Schülerinnen für den Schwesternberuf zu werben. Das schien schwieriger zu sein, als sie erwartet hatte. Die meisten gebildeten jungen Mädchen heirateten entweder jung oder wählten den Lehrerberuf, den sie für würdiger hielten.

»Meine Tochter ist dreimal sitzengeblieben«, schrieb der Vater einer Bewerberin an Ida. »Sie wird gewiß eine gute Schwester werden.«

Aber es kamen auch andere Bewerbungen. Zwei feine Mädels von methodistischen Schulen, eine von einem Institut der bischöflichen Kirche und zwei Anglo-Inderinnen wurden angenommen. Sie bildeten, zusammen mit den schon im Krankenhaus arbeitenden indischen Mädchen, die erste Klasse der neuen Schwesternschule.

Idas zweiter Plan, regelmäßige Fahrten in die Dörfer der Umgebung zu machen, ließ sich erst verwirklichen, wenn sie ihr Auto hatte. Während ihrer Abwesenheit hatte aber Louisa Hart zwei neue ärztliche Außenstationen eingerichtet, die sie nun wöchentlich einmal besuchen wollte: eine in Gudiyattam, dreiundzwanzig Meilen entfernt, die andre in Punganur, wo ihr Bruder Harry als Missionar arbeitete. Gudiyattam war eine Großstadt, die von Tausenden von Hindus und Mohammedanern wimmelte, und im vergangenen Monat war dort eine kleine neue Kirche eingeweiht worden, an deren Rückseite sich ein winziges Behandlungszimmer befand.

An einem Mittwochmorgen brach Ida mit hochgespannten Erwartungen zu ihrer ersten Fahrt dorthin auf. Früh um fünf Uhr fuhr sie mit dem Ponywagen nach der Bahnstation Katpadi und saß gegen halb sieben Uhr im Zug. Sie hatte eine Unmenge Gepäck: einen Reisekoffer, eine Schachtel mit Arzneien und Verbandstoffen, eine Rolle, die ihr Bettzeug enthielt, einen Korb mit Essen und einen Wasserkrug.

Wie in Vellore war auch in Gudiyattam der Bahnhof mehrere Meilen von der Stadt entfernt, und sie mußte sich eine Jutka mieten, um zu der neuen Kirche zu fahren. In dem kleinen Sprechzimmer behandelte sie 56 Patienten, von denen viele hoffnungslos an Krebs erkrankt waren. Einige Frauen waren so verängstigt, daß sie in sich zusammenkrochen, wenn sie sich ihnen näherte. Andre kamen vertrauensvoll auf sie zu und knieten sich neben ihren Stuhl.

Nach einem hastigen Frühstück setzte sie sich wieder in die Jutka und fuhr bei drückender Hitze den Gebirgspaß hinauf nach Palmaner, wo Onkel Jared stationiert war. Dort wollte sie auf ihrer anstrengenden Reise nach Punganur übernachten. Sie konnte in dem engen Raum unter dem gewölbten Rohrdach kaum aufrecht sitzen, da sie mit ihrem ganzen Gepäck darin eingekeilt war. Bald taten ihr die Schultern und die Schienbeine weh, und einmal wurde sie so heftig herumgeschleudert, daß sie mit der Nase hart gegen ihren Arzneikasten stieß. Als der Weg immer steiler wurde, wurde auch der Staub immer dichter, so daß sie fast nichts mehr sehen konnte und beinahe erstickte. Das arme, geplagte Pony tat ihr so leid, das sie ausstieg und das steilste Stück zu Fuß lief. Als sie endlich in Palmaner ankam, war sie erschrocken, wie alt und schwach Onkel Jared geworden war. Da fiel ihr ein, daß es ja schon fast 55 Jahre her war, seit er und Tante Julia ihre Arbeit in Indien begonnen hatten. Dixie war immer noch seine pflichtgetreue Helferin. Ihr Traum, selbständig in den Dörfern zu arbeiten, hatte sich noch nicht erfüllt.

Ida schlief lange und tief in der herrlichen Kühle des Hochlands. Am nächsten Tag fuhr sie weiter nach dem zwanzig Meilen entfernten Punganur. Die Reise dorthin war fast bequem zu nennen.

Eine indische Schwester, die von Ida selbst ausgebildet worden war, hatte die Leitung der kleinen Praxis, und Ida freute sich über ihre Tüchtigkeit. Als sie die Patienten behandelt hatte, kam ihr Bruder Harry und nahm sie mit in sein gemütliches Heim. Am andern Tag wurde sie in den Palast des Radschas gerufen, um eine Frau des königlichen Hauses zu behandeln. Nach einem kleinen Eingriff fühlte sich die Patientin etwas besser, aber bald verschlechterte sich ihr Zustand wieder. Da noch eine schwache Aussicht bestand, das Leben der Frau durch eine radikalere Operation zu retten, entschloß sich Ida, diese Operation auszuführen. Aber die Patientin starb noch am selben Nachmittag. Traurig und enttäuscht verließ Ida das Haus, wo nun die Klageweiber den Leichnam zur Verbrennung vorbereiteten. Glücklicherweise schienen sie sie nicht für den Tod der Frau verantwortlich zu machen. Es war ihr Karma, ihr Schicksal.

Als Ida in ihrer Jutka Punganur verließ, sah sie einen seltsamen Auflauf. Hunderte von Menschen und wenigstens tausend Schafe und Ziegen standen um einen kleinen Schrein an der Straße. Interessiert ließ sie halten, stieg aus und drängte sich zwischen die Menschen. Sie fragte einen alten Mann, was hier los sei. Er war sehr gesprächig und erzählte ihr, daß die Tiere hierhergebracht worden wären, um der Pocken-Göttin geopfert zu werden. Jede Familie mußte wenigstens eins bringen, das vor dem Bild der Göttin mit einem einzigen Messerschnitt enthauptet wurde. Sein Kopf wurde vor den Schrein geworfen, und je nachdem, wohin die Nase gerichtet war, bedeutete das Glück oder Unglück.

Ida tat das Herz weh, als sie zur Jutka zurückging.

Wieder verbrachte sie eine Nacht in Palmaner, dann fuhr sie den Bergpaß hinunter nach Gudiyattam. Es war, als käme sie in einen glühenden Backofen. Glücklicherweise war sie diesmal schneller mit der Sprechstunde fertig, da Gertrude Dodd von Vellore mit dem Zuge gekommen war, um ihr zu helfen. Die nächste Nacht schlief sie wieder in ihrem eignen Bett, aber in ihren Träumen schwankte und rollte sie immer noch hin und her, und alle Glieder taten ihr weh. Kein Wunder! Sie war in wenigen Tagen über hundert Meilen in einer Jutka gereist.

Als Dr. Louisa Hart im März in Urlaub gegangen war, hatte Ida so viel zu tun, daß sie kaum noch Zeit für ein paar kurze Eintragungen in ihr Tagebuch fand.

»27. März. Ein neues Pferd gekauft, Lassie, für 275 Dollar. Man kann gut mit ihm fahren. Hatte sieben Operationen, vier davon mit Narkose. Darmkrebs. Entfernung eines Auges.

9. April. Ach, war das heute ein Tag! Lauter Kummer und Enttäuschungen! Bei einigen Operierten eiterten die Wunden, ein Zeichen, daß nicht gut sterilisiert wurde. Die bisher größte Sprechstunde: 166 Patienten. Zu einem schwierigen Fall in die Stadt gerufen. Kiefervereiterung nach Zahnextraktion. Der Mann lag im Sterben.

10. April. Zangengeburt um ein Uhr nachts. Fuhr nach Gudiyattam. Nur zwei Stunden Schlaf, sehr müde heute.

17. April. Stand um drei Uhr dreißig auf. Fuhr mit Gertrude nach Gudiyattam. Hatte 83 Patienten. Fuhr mit Lassie zum Bahnhof, brachte eine kranke Frau in der Jutka mit.

30. Juli. Fuhr nach Punganur und operierte dort. Machte Jagd auf Wanzen im Krankenhaus.

15. September. Sagte Gertrude und Katharine Lebewohl. Annie und ich fuhren mit ihnen nach Villipuram. Es brach mir fast das Herz, als ich meine beste Freundin, Gertrude, wegfahren sah. Ich glaube, ich habe mich noch nie so verlassen gefühlt.«

»23. September 1909. HEUTE KAM DAS NEUE AUTO!«

Kein Wunder, daß sie das in großen Buchstaben schrieb. Es war eins der großen Ereignisse des Jahrzehnts, das in Vellore ungeheures Aufsehen erregte.

Als es ausgepackt war, starrte Ida ratlos auf das Durcheinander. Sie ließ sofort einen Mechaniker aus Madras kommen, der das Auto montierte. Er machte ihr die betrübliche Mitteilung, daß es nur einen Zylinder hatte. Was das bedeutete, begriff Ida erst, als sie ihre erste Fahrt machte. Der kleine französische Wagen hatte ein Schiebedach, zwei Vorder- und zwei Rücksitze und Drahtspeichenräder. Die Achse des Steuerrades war direkt durch das Fußbrett hindurchgeführt, und die Vibration des Motors war so heftig, daß die Hände des Fahrers manchmal wie im Schüttelfrost bebten.

An einem wunderschönen Oktobertag fuhr Ida zum ersten Mal in ein Dorf der näheren Umgebung. Um in dem kleinen Wagen genügend Arzneimittel mitnehmen zu können, wurden Pulver jeder Art in Taschen gepackt und zu beiden Seiten der Windschutzscheibe aufgehängt. Fläschchen mit Jod und andren Medikamenten lagen wohlverwahrt in länglichen Schachteln. Einen Staubmantel über dem Arztkittel, den Tropenhelm mit einem Schleier festgebunden, saß Ida vorn neben dem Fahrer, Salomi mit einer Evangelistin hinten. Vergnügt fuhren sie los, und fröhlich knatterte der kleine Wagen durch die Stadt, unaufhörlich tutend, so daß Fahrräder, Schiebkarren, Kühe, Schafe und Fußgänger wild durcheinanderjagten, um ihm Platz zu machen. Und das war gut! Denn Hussain, der Fahrer, wußte nicht viel besser Bescheid mit dem Auto als die Frau an seiner Seite.

Als sie in die Landstraße einbogen, die zum Dorf führte,

kamen ihnen ein paar Kulis entgegen. Starr vor Schreck blieben sie einen Augenblick stehen und stürzten dann über die Felder davon.

»Der Teufel kommt! Der Teufel kommt!« schrien sie.

Ida ließ den Wagen halten, lief ihnen nach und versuchte, ihnen die Sache zu erklären. Doch es war vergeblich. So ging sie lieber zu Fuß ins Dorf, um ihre Patienten dort zu behandeln. Aber nach ein paar weiteren Fahrten hatten sich die Dorfbewohner so an das Auto gewöhnt, daß ihre Kinder auf das Verdeck, auf die Räder, die Sitze und die Kühlerhaube kletterten und Ida von Glück sagen konnte, daß sie den Wagen nicht Stück für Stück zerlegten.

Eines Tages lief ein Junge mit der Hupe davon.

»Chi!« rief Ida ärgerlich. »Nun müssen wir uns eine neue besorgen, Hussain.«

»Aber wir brauchen doch gar keine Hupe«, erwiderte der Fahrer treuherzig. »Wir machen so viel Lärm, daß uns jeder kommen hört.«

Auf der Fahrt nach Gudiyattam versagte der Peugeot zum ersten Mal. Sie wollten gerade die Eisenbahnüberführung bei Katpadi hinauffahren, da schnaufte er ein paarmal und blieb plötzlich stehen. Glücklicherweise waren genug Leute da, die zu Hilfe eilen konnten. Ochsenkutscher ließen ihre Wagen stehen, Bauern setzten ihre Traglasten nieder, und Fußgänger liefen schmunzelnd herbei und schoben das Auto über die Brücke.

Die Nachricht lief durch alle Ortschaften, daß eine Ärztin und eine andre Frau mit einem Wagen ohne Zugtier jeden Mittwoch durch die Dörfer fuhren, um Arzneien zu bringen, den Kranken zu helfen und von einem Gott zu erzählen, der sie alle liebte. Die Leute bekamen gesagt, sie sollten sich an der Straße aufstellen und eine Flasche mitbringen, wenn sie Medizin brauchten.

So bot sich denn Ida und ihren Begleitern in den nächsten Wochen ein Anblick, der zum Lachen und Weinen zugleich war: Längs der Straße standen lange Reihen von Menschen mit den sonderbarsten Gefäßen, Kokosnußschalen, Blumenvasen, Zinnlampen, Flaschen und Tintenfässern. Immer wieder mußte das Auto anhalten.

Die Aufzeichnungen in Idas Tagebuch klangen zuerst stolz

und glücklich, dann ängstlich und zum Schluß fast verzweifelt.

3. November 1909. Um sieben Uhr nach Gudiyattam gefahren. Der Wagen lief herrlich und war schwerbeladen. Wir waren sehr fleißig. Hielten in mehreren Dörfern an. Ich fuhr heimwärts selbst.

10. November. Viele Leute holten sich Medizin, als wir durch die Dörfer kamen. Ein paar Männer brachten einen Kranken auf einem Feldbett. Spät nach Hause gekommen. 153 Patienten.

24. November. So ein vollbesetzter Tag! 122 Patienten in Gudiyattam und 108 unterwegs. Ich hätte noch mehr behandeln können, wenn ich Zeit gehabt hätte. Die furchtbare Not hat mich sehr traurig gemacht.

1. Dezember. 269 Patienten. Abends um 8 Uhr 30 nach Hause gekommen.

8. Dezember. 305 Fälle, und ich hätte noch viel mehr behandeln können. Kamen spät nach Gudiyattam und hatten dort nur 86 Patienten.

Es mußte etwas geschehen, um den Leuten auf den Dörfern durchgreifender zu helfen. Ida beschloß, jeden Mittwoch auf der Fahrt nach Gudiyattam in der Nähe bestimmter Dörfer unter einem großen, schattigen Baum Sprechstunden abzuhalten. Das sprach sich sehr schnell herum, und bald warteten dort bis zu fünfzig Menschen auf sie. Andere ließen ihre Arbeit liegen und kamen quer über die Felder gerannt, wenn sie das Knattern des Motors oder die Hupe hörten, die sie sich wieder angeschafft hatte. Die Leute kamen mit allen Arten von Leiden: Darmkrankheiten, Blindheit, Skabies, Lähmungen, Abszessen, Knochenbrüchen, Elefantias, Aussatz, Tumoren. Zum Teil waren die Patienten naiv wie die Kinder. Als Ida einmal einem Mann Watte für sein Ohr gab, fragte er sie, ob er sie essen sollte.

»Wozu waschen Sie denn jetzt Ihre Hände? Sie werden doch wieder schmutzig«, meinte eine Inderin treuherzig, als Ida ihre Hände bürstete, um eine junge Frau von einem Kind zu entbinden.

In einigen Dörfern hatten die Leute immer noch Angst vor dem Auto und seinen Insassen. Sie versammelten sich zwar neugierig, wenn Ida angefahren kam, weigerten sich aber hartnäckig, sich untersuchen oder gar behandeln zu lassen. Als Ida eines Mittwochs unter einem großen Feigenbaum solch eines Dorfes anhielt, bemerkte sie eine besonders große Anzahl Kinder mit einer eitrigen Augenentzündung, die sehr häufig zur Erblindung führte. Mit Hilfe einer bunten Ansichtskarte gelang es ihr, einen kleinen Kerl dazu zu bewegen, daß er sich Arznei in jedes Auge tropfen ließ. Kaum war sie damit fertig, als der Dorfvorsteher mit drohend erhobenen Armen auf sie zugerannt kam. Ein Strom von Schimpfworten ergoß sich über sie. Verärgert setzte sie sich hinter das Steuer und fuhr zum nächsten Halteplatz.

Als sie am Abend auf dem Heimweg wieder durch das Dorf kamen, standen eine Menge Gestalten unter dem Feigenbaum. Winzige Lichter schimmerten wie Leuchtkäfer durch die Dunkelheit. Ein Mann hatte sich auf die Straße gestellt und winkte wie toll mit den Armen. Es war wieder der bösartige Dorfvorsteher.

»Yenna? Was ist los?« fragte Ida müde.

Der Mann verbeugte sich so tief, daß sein Turban die Erde berührte. Er hatte gute Nachricht für die Doktor Ammal. Bei dem Kind, das sie am Morgen behandelt hätte, wäre eine solche Besserung eingetreten, daß die anderen augenkranken Dorfkinder auch etwas von der Zaubermedizin haben wollten.

Alle Müdigkeit war vergessen. Ida stellte die dreißig Kinder in einer Reihe auf und behandelte sie. In der nächsten Woche wartete eine große Schar unter dem Feigenbaum. Sogar der Dorfvorsteher hatte eine leere Flasche mitgebracht, um sich Arznei geben zu lassen.

Schwerer hatte es Ida mit den Einwohnern des Dorfes Lathery, das eins der größten und ärmsten an der Straße nach Gudiyattam war. Woche für Woche hielt sie mit dem Wagen außerhalb des Ortes und versuchte, sich mit den Frauen anzufreunden, fand aber nur verschlossene Gesichter. Stolz auf ihre hohe Kaste, wollten sie sich nicht herablassen, Hilfe von einer »Unreinen« anzunehmen. Aber es kam ein Tag, an dem Ida zu ihrer großen Freude eine Schar Männer auf sich zukommen sah, als sie wie gewöhnlich bei Lathery haltmachte. Ihre Freude verwandelte sich allerdings bald in Bestürzung. Sie brachten einen kranken Ochsen.

Ida sah entsetzt in die heißen, bösartigen Augen des Tieres, dessen Eigentümer sie flehend anblickte. Für einen Dorfbewohner war ein Ochse manchmal wichtiger als ein menschliches Wesen. Sein Leben oder Tod konnte Leben oder Tod nicht nur eines einzelnen Menschen, sondern einer ganzen Familie bedeuten. Ida durfte den Mann nicht im Stich lassen.

»Amma«, sagte sie grimmig. »Ich werde tun, was ich kann.«

Aber der Ochse hatte andre Gedanken. Jedes Mal, wenn sie sich ihm näherte, stampfte er und stieß wie wild um sich. Schließlich warfen ihn ein paar Bauern zu Boden, und alle miteinander setzten sich bereitwillig auf ihn, während Ida einen gefährlichen Tumor aus seinem Ohr entfernte. Als sie dann ihre Instrumente wieder einpackte und fortfuhr, starrte das Dorf teils bewundernd, teils mißtrauisch hinter ihr her. Niemals hatte sie so heiß gebetet wie hier, daß die Operation von Erfolg gekrönt sein möchte.

In der nächsten Woche näherte sie sich Lathery mit heimlichem Bangen. Eine große Menschenmenge wartete schon unter dem Feigenbaum. Als der Peugeot mit einem plötzlichen Ruck zum Stehen kam und sie das Lächeln auf allen Gesichtern sah, seufzte sie erleichtert auf. Der »Patient« war vollständig geheilt! Von da an stand das Dorf Lathery für ihre Dienste offen.

Um die Mitte des Jahres 1910 war die »Wanderpraxis« von einem Experiment zu einer festen Einrichtung geworden. Morgens gegen sechs Uhr pflegte Ida wegzufahren, das Auto so vollgepfropft mit Schachteln mit Medikamenten und anderen ärztlichen Bedarfsartikeln, daß kaum genug Platz war für den Fahrer, sie und ihre beiden Helferinnen. Nach sechs Meilen wurde zum ersten Mal haltgemacht. Hier warteten meist fünfzig bis sechzig Patienten. Eine Helferin schrieb zunächst Namen und Nummer des Kranken auf ein Blankorezept und in ein Protokollbuch und nahm von ihm, falls er bezahlen konnte, einen kleinen Betrag in Empfang. Dann stellte Ida die Diagnose, füllte das Rezept aus und behandelte ihn. Inzwischen verteilte die andere Helferin Arzneien und gab Anweisungen dazu. Denen, die Pulver bekommen hatten, wurde gezeigt, wie sie die Päckchen öffnen mußten, damit sie sie nicht ganz hinunterschluckten. Auch der Fahrer wurde mit in die Arbeit eingespannt. Er mußte aufpassen, daß die Patienten in Reih und Glied stehenblieben, mußte Augentropfen einträufeln und Widerspenstige festhalten, wenn Geschwüre aufgeschnitten und verbunden wurden.

Zu jener Zeit besuchte Ida jeden Mittwoch vormittag fünf Dörfer auf dem Weg nach Gudiyattam, hielt mittags dort Sprechstunde und machte auf dem Heimweg noch fünfmal halt in den übrigen Dörfern. Eines Nachmittags wurde sie von einem Hindu, der an der Straße stand und winkte, in ein Mangowäldchen geführt, wo neben einem Ochsenwagen eine Frau in Wehen lag. Sie war von der Dorfhebamme so zugerichtet worden, daß die Schwellung keine normale Geburt mehr zuließ. Es war zu spät, um sie noch ins Krankenhaus zu bringen. Ida befahl dem Mann, die Ochsen abzuschirren und die Deichsel vorn anzuheben und festzuhalten, so daß sie den Wagen in einen Operationstisch verwandeln konnte, auf den die Frau hinaufgehoben wurde. Auf der Straße rief sie ein paar Frauen zusammen, die sie bat, ihre Saris so auszubreiten, daß sie einen Vorhang bildeten. Während ihr die Schwester die Instrumente zureichte und der Fahrer auf einem kleinen Ölofen das Wasser am Kochen hielt, arbeitete Ida schweigend, verbissen. Das Kind wurde zwar tot geborgen, aber das Leben der jungen Frau konnte wenigstens gerettet werden.

An einem andern Mittwoch im Mai fuhr Ida in der Dämmerung nach Hause. Das Thermometer zeigte noch 41 Grad. Ihr schmerzender Kopf schwankte hin und her mit dem kleinen Auto, das im Zickzack zwischen den langen Reihen von Ochsenkarren dahinfuhr.

»Nein, nein!« stöhnte sie laut, als sie einen Mann übers Feld auf das Auto zulaufen sah. Natürlich hielten sie trotzdem an. Selbst Hussain, der faul und nicht besonders intelligent war, wußte, daß ihr Protest nicht ernst gemeint war.

Der Mann trug eine Hand in der Schlinge. Sie war furchtbar entzündet und der Arm bis zur Schulter angeschwollen. Seine Augen glänzten fiebrig. Ida blieb keine Wahl. Wenn die Hand erhalten bleiben sollte, mußte sie sofort operieren.

Obwohl die Nacht schnell hereinbrach, stellte sie den kleinen Operationstisch am Straßenrand auf. Ihre einzige Helferin hatte sie an diesem Tag in Gudiyattam gelassen. So konnte ihr nur der Fahrer helfen. Nachdem sie ihm genau erklärt hatte, wie er mit dem Chloroform umzugehen hätte, desinfizierte sie die Instrumente und operierte die Hand beim Licht einer Laterne. Als sie den Verband angelegt hatte, schwankte der Mann durch die Felder in sein Dorf zurück. Würde sie ihn jemals wiedersehen?

Wider Erwarten heilte die Hand wunderbar, und der Mann schenkte dem Krankenhaus aus Dankbarkeit einen großen Sack Reis.

Ein besonders ergreifendes Erlebnis hatte Ida in ihrer Wanderpraxis mit einem Kind, dessen Augen so fest zusammengeklebt waren, daß sie wohl seit Wochen nicht mehr offen gewesen sein konnten. Es litt an einer äußerst ansteckenden Konjunktivitis, die in jenen Teilen Indiens sehr häufig vorkam. Als Ida schließlich die Lider mit Gewalt hochzog, fand sie — leere Augenhöhlen.

»Oh, warum sind Sie nicht früher zu mir gekommen?« fragte sie die Mutter der kleinen Blinden.

Die Augen der Frau waren stumpf vor Müdigkeit.

»Wir haben sie zu einer Wallfahrt in den Tempel mitgenommen«, antwortete sie leise und gequält. »Wir flehten die Göttin an, ihre Augen zu heilen. Der Priester sagte zu uns: ›Geht nach Hause und laßt den Goldschmied Augen aus Silber machen. Bringt sie hierher und opfert sie der Göttin. Vielleicht erhört sie dann euer Gebet!‹ Es war eine lange Reise, aber wir taten, wie er befohlen hatte. Es kostete viel Geld, alles, was wir besaßen. Wir opferten der Göttin die Augen aus Silber. Aber — die Augen unsres Kindes wurden nicht besser. Sie wurden schlimmer. Gibt es nichts, Doktor Ammal, nichts, was Sie tun könnten?«

Ida antwortete nicht. Wie furchtbar war der Aberglaube dieser Priester!

Aber konnte sie ihnen zürnen? Sie mußte daran denken, daß auch im Alten Testament Menschen einmal ein Opfer von fünf goldenen Beulen und fünf goldenen Mäusen gebracht hatten, um den hebräischen Gott zu versöhnen, der — so nahmen sie wenigstens an — eine Beulenpest über sie gebracht hatte. Nein, wenn jemand Vorwürfe verdiente, dann die, die es besser wußten und ihr Wissen nicht in den Dienst ihrer Menschenbrüder stellten. Und sie selbst hätte beinahe zu ihnen gehört!

Sanft schloß sie die Lider über den leeren Augenhöhlen und legte eine lindernde Salbe auf.

Aber immer, wenn es schien, als wäre all dieses Herzeleid nicht mehr zu ertragen, gab es plötzlich etwas, worüber man herzlich lachen konnte. So, als der kleine Junge mit dem wuscheligen Lockenkopf ins Sprechzimmer marschiert kam, Ida einen halben Anna in die Hand drückte und rief: »Bitte, Doktor Ammal, können Sie mir eine Medizin geben, daß mein Haar glatt und glänzend wird?«

Idas beide Träume waren nun Wirklichkeit geworden. Von den zahllosen Dörfern um Vellore herum wurden jetzt etwa fünfzig regelmäßig besucht, und als Delia Houghton von der Sprachschule zurückkam, konnte die Schwesternschule feierlich eröffnet werden. Ende 1909 befanden sich fünfzehn junge indische Mädchen in der Ausbildung. Ida gab selbst jede Woche mehrere Stunden Unterricht in Physiologie und Geburtshilfe.

Trotz dieser sichtbaren Fortschritte war sie weit davon entfernt, zufrieden zu sein. Es gab ja noch ungefähr tausend Dörfer innerhalb einer mit dem Auto erreichbaren Entfernung, die noch nicht besucht wurden, und sie bildete kaum genügend Schwestern aus für den Dienst im Krankenhaus und für die beiden Stationen in Gudiyattam und Punganur. Und wo waren die Ärzte? Die Missionsgesellschaft hatte ihr versprochen, einige zu schicken, wenn genügend Geld dazu da wäre. Aber immer noch hatte sie nur Dr. Louisa Hart zur Seite, und jetzt, wo Louisa für ein Jahr auf Urlaub in Amerika war, war sie wieder ganz allein im Krankenhaus.

»In den Vereinigten Staaten wird bald ein Arzt auf 600 Menschen kommen«, las sie in ihrer medizinischen Zeitschrift.

In Indien kam nicht einmal einer auf 10 000 Menschen!

Die Arbeit im Krankenhaus wurde immer umfangreicher und interessanter. Im Augenblick befanden sich achtzehn Schwestern und vier Apothekerinnen in der Ausbildung. Sie erhielten Unterricht in Physiologie, Anatomie, Geburtshilfe, Krankenpflege und Massage. Die drei ersten Fächer hatte Ida selbst übernommen.

Das Schell-Krankenhaus wurde zu klein. Es gab Tage, wo die Veranden voll besetzt waren und noch Patienten unter den Betten lagen. In der Sprechstunde wurden durchschnittlich hundert Patienten behandelt, manchmal bis zu hundertsiebzig. Ida faßte sich ein Herz und bat den Missionsvorstand um dreitausend Dollar zur Vergrößerung des Krankenhauses. Aber ihre Pläne gingen viel höher hinaus. Was sie brauchte, war ein zweites Krankenhaus. Es mußten also nicht dreitausend, sondern mindestens fünfzigtausend aufgebracht werden. Doch auch das genügte ihr nicht. Sie wollte – kühnster aller Träume! – noch ein medizinisches College bauen.

Dieser Gedanke ließ sie nicht mehr los, auch als sie während der heißen Jahreszeit ein paar Urlaubswochen in dem herrlich kühlen Kodaikanal zubrachte. Trotzdem trieb sie eifrig jede Art von Sport, die dort geboten wurde. Dreizehn Missionare, die fast alle jünger waren als sie, trafen sich mehrmals in der Woche zum Reiten. Mit ihren vierzig Jahren war sie die unternehmungslustigste von allen. »Ein Narr ist, wer den Perumal noch nicht bestiegen hat«, lautet ein Sprichwort. »Und wer ihn zweimal erstiegen hat, ist ebenfalls einer.« Ida war sogar schon mehrere Male auf dem Gipfel gewesen.

Aber heimlich waren Idas Gedanken immer mit dem College beschäftigt, das sie bauen wollte.

Als dann, wie in jedem Sommer, die Konferenz der Missionsärzte aller Denominationen in Kodaikanal stattfand, nahm sie die gute Gelegenheit wahr und trug in einer kurzen, aber temperamentvollen Ansprache ihre Pläne vor.

»Ich schlage vor«, rief sie kühn, »daß diese Versammlung die Gründung eines vereinigten medizinischen Colleges für Frauen billigt und wir sofort über die Ausführung des Planes beraten.«

Die Worte schlugen wie eine Bombe ein.

»Unmöglich!«

»Sie wissen wohl gar nicht, was so ein Ding kostet!«

»Indische Frauen in Medizin ausbilden? Nicht in hundert Jahren!«

»Wir bekommen nicht einmal Gelder für unsre eigne Missionsarbeit, wieviel weniger für ›vereinigte‹ Pläne!«

»Es wäre herrlich, aber –«

Sogar ihr Vetter, Dr. Lew Scudder, war skeptisch.

Aber Ida hatte zwei begeisterte Anhängerinnen: Dr. Anna Kugler, ehemalige Studentin des »Woman's Medical College«

in Philadelphia, die mit nur zweihundert Dollar in Madras angekommen war und ein schönes Krankenhaus für die Lutheraner gebaut hatte, und Dr. McPhail von der »Free Church of Scotland«. Es gelang den drei Frauen, ein Komitee zu wählen, das den Plan prüfen sollte.

Das Komitee traf sich im Sommer 1912 in Kodaikanal. Ida war nicht dabei, da sie keinen Arzt fand, der sie in Vellore hätte vertreten können. Aber der Funke hatte gezündet. Das Komitee befürwortete den Plan, und sogar die Männer der Missionsärztlichen Konferenz gaben zu, daß ein medizinisches College für Frauen in Süd-Indien nötig war. Jetzt mußte sie nur noch einen Bauplatz finden, wenigstens vier konfessionelle Missionsausschüsse für den Plan gewinnen und das nötige Geld beschaffen. Ida war überglücklich. Sie wußte schon einen Platz, der nach ihrer Meinung für ein College hervorragend geeignet war. Er lag etwa vier Meilen südlich von Vellore in einem schönen, hügligen Tal mit etwa zweihundert Morgen ungenutztem Land, eingeschlossen von felsigen Bergen.

»Warum kannst du nicht zufrieden sein mit dem, was du hast?« meinte Mrs. Scudder tadelnd. »Du hast dein Krankenhaus und arbeitest schon jetzt viel zu viel. Warum genügt dir das nicht?«

»Weil es nicht genug ist«, antwortete Ida mit Nachdruck.

Es war ein harter Schlag für sie, als sie 1913 krank wurde und der Missionsausschuß ihr nahelegte, ein Jahr früher auf Urlaub zu fahren. Sie durfte Indien jetzt nicht verlassen. Es war noch nicht sicher, wo das College gebaut werden sollte. Bangalore, Mysore, Guntur, Madura und Madras standen mit in engerer Wahl. Vellore konnte seine glühende Fürsprecherin jetzt nicht entbehren. Sie erklärte sich bereit, zu einem dreimonatigen Erholungsurlaub nach Kodai zu fahren.

Diesmal wohnte sie in Restalrig, einem kleinen Landhaus, drei Meilen von der Stadt entfernt, und es gab keine fröhlichen Gesellschaften und Reitpartien. Fast zum ersten Mal in ihrem Leben lernte Ida Einsamkeit und Untätigkeit kennen. Mit ihrem Hund machte sie weite Spaziergänge auf den stillen Waldwegen. Sie schlief, in Wolldecken gewickelt, auf einer offenen Veranda, nicht erschöpft vor Überanstrengung, sondern angenehm müde. Gewöhnlich erwachte sie bei Morgengrauen, manchmal etwas früher, so daß sie das »Kreuz des Südens« über dem Horizont aufgehen sah. Aber sie erwachte nicht mit dem Gefühl, daß irgendetwas sie hetzte und drängte. Einmal saß sie am Rand der Felsenklippe, auf der das Haus stand, bis in der Ebene tief unten alle Lampen und Lichter ausgingen, bis das Sternbild des Skorpion erschien und die »Jungfrau« wie ein Kandelaber erstrahlte.

Endlich kam sie dazu, Burchfield Millikens Abschiedsworte zu beherzigen: »Nimm Dir auch einmal Zeit, von Deiner Arbeit wegzublicken auf Gott und die Ewigkeit . . .!«

Aber immer wenn sie glaubte, alle unbedeutenderen Wünsche unterdrückt zu haben, fühlte sie sich von einem neuen, sehr menschlichen und irdischen Verlangen ergriffen. Und dieses Verlangen wurde stets aufs neue genährt, wenn sie auf den kahlen Berggipfel hinaufstieg, der die höchste Erhebung des Plateaus oberhalb von Restalrig bildete.

Wenn sie dort oben stand, hatte sie die Welt zu ihren Füßen. An klaren Tagen konnte sie über das Tal hinschauen, das 3400 Meter unter ihr lag, und die Dächer und Türme des Madura-Tempels vierzig Meilen weit herüberglänzen sehen. Zu ihrer Linken lag der Perumal, und zur Rechten schien auf einer fernen Hügelkette ein alter Mann zu liegen, mit wallendem Bart, die Hände friedlich gefaltet.

Die ganze Schönheit der Schöpfung lag vor ihr ausgebreitet. Hier mußte sie wohnen! Dieser Berggipfel mußte ihr Eigentum werden!

Sie zog Erkundigungen ein. Mr. Logan, der Besitzer von Restalrig, war Regierungsbeamter. Er erzählte ihr, daß das Land dort oben der Stadt Kodaikanal gehöre. Vielleicht wäre es irgendwann einmal verkäuflich, im Augenblick jedenfalls nicht. Aber selbst wenn es zum Verkauf käme, würde der Preis für sie sicherlich unerschwinglich sein. Es war der großartigste Grundbesitz auf der Gebirgskette, und wahrscheinlich würde es ein reicher Maharadscha kaufen.

Als ihre Gesundheit wiederhergestellt war, fuhr Ida nach Vellore zurück. Aber ihre innere Unruhe war noch größer geworden. Zu dem Wunsch, ein College zu bauen, war noch der hinzugekommen, Hill Top, den Berggipfel, zu besitzen.

Ende des Jahres 1913 reiste eine kleine Gesellschaft amerikanischer Touristen, zwei Frauen mit ihren beiden Töchtern, durch Süd-Indien. Es war drei Uhr morgens, als der Zug holpernd in einen Bahnhof einfuhr, und der Schaffner an ihr Fenster klopfte.

»Katpadi! Katpadi!« rief er schrill.

Mrs. Peabody, die lebhaftere der beiden Frauen, hatte schon das Gepäck zusammengestellt. Sie öffnete die Tür des Abteils und blickte gelassen in das Gewühl auf dem Bahnsteig.

»Kuli! Kuli!« rief sie.

Die beiden jungen Mädchen kletterten von den hohen, schmalen Trittbrettern herab, die an Ketten hingen, und liefen dicht hinter den ärmlich gekleideten Trägern her. Vor kaum zehn Tagen waren sie mit dem Schiff angekommen und starrten verwundert auf die schreienden Händler, auf die Träger mit den riesigen Koffern und turmhohen Körben, die sie auf schmächtigen Nacken balancierten; auf den Schwarm brauner Menschen, die sich in die überfüllten Abteile dritter Klasse drängten. Dann war der Zug plötzlich abgefahren und der bunte Lärm verweht. Die kleine Gesellschaft stand im Dunkeln und kam sich vor, als wäre sie in der Wildnis.

Ein großer, gutgekleideter Inder tauchte aus der Dunkelheit auf.

»Salaam«, sagte er würdevoll. »Dr. Ida Scudder mich schikken. Sie mit mir kommen.«

Dankbar folgten ihm die vier Frauen zu dem wartenden Wagen. Sie fuhren meilenweit eine einsame Landstraße entlang, auf die ein schmaler Mond gespenstische Lichtflecke warf. Sie kamen an festverschlossenen Läden und reichgeschnitzten Toreingängen vorbei, und zur Rechten sahen sie hinter grauen Steinmauern die Wasser eines Stadtgrabens grünlich im Mondlicht schimmern.

»Warum sind wir überhaupt hierhergefahren?« fragte eins der Mädchen. »Ich dachte, wir hätten ein festes Programm. Ein Ort Vellore stand bestimmt nicht darauf!«

»Nein«, erwiderte Mrs. Peabody, und ihre Stimme klang ein wenig ungeduldig. »Aber diese Mrs. Scudder ließ nicht locker in ihren Briefen. Jedenfalls werden wir nicht lange hierbleiben. Morgen früh fahren wir nach Madras weiter und erledigen dort unsere Geschäfte.«

Der Wagen schwenkte in ein hohes, schönes Tor ein und fuhr einen gewundenen Weg zu einem Bungalow hinauf. In der offenen Tür stand eine Frau mit einer Lampe in der Hand, deren Licht auf leuchtendrote Poinsettias fiel. Sie trug ein langes, weiches Gewand, und ihr Haar, das vorzeitig weiß geworden war, hatte einen schwachen goldenen Schein. Ihre blauen Augen strahlten.

»Willkommen, meine Lieben!« sagte sie herzlich. »Sie werden gewiß sehr müde sein! Ihre Zimmer sind gerichtet. Ich sorge dafür, daß Sie zum kleinen Frühstück gerufen werden.«

»Ich finde, sie ist die schönste Frau, die ich je gesehen habe«, flüsterte Mrs. Peabodys Tochter ihrer Freundin zu, als sie die Moskitonetze unter der Matratze ihres Feldbettes feststopften.

Als sich Gastgeberin und Gäste am Morgen bei Kaffee, Toast und Bananen gegenübersaßen, spürte Ida instinktiv, daß Lucy Peabody ihr bei der Ausführung ihres Planes helfen könnte.

Als einzige weibliche Vertreterin der Vereinigten Staaten auf der letzten internationalen Missionsversammlung in Holland war Mrs. Peabody mit einem Auftrag nach Indien gekommen: Sie sollte feststellen, ob sich Madras als Sitz für ein christliches Frauencollege eigne. Der Gedanke war in England entstanden und von Frauenkomitees in Großbritannien und Amerika unterstützt worden. Aber wenn es ein allgemeines College für Frauen in Süd-Indien geben konnte, warum dann nicht auch ein medizinisches. Irgendwie – so überlegte Ida – mußte es ihr gelingen, diese Frau mit dem energischen Kinn, mit den vor Willenskraft strahlenden Augen für sich zu gewinnen. Und sie hatte nur wenige Stunden Zeit dazu.

Lächelnd beugte sie sich über den Tisch.

»Wahrscheinlich sind Sie heute morgen noch zu abgespannt zu einem Rundgang durch mein Krankenhaus und haben gewiß auch nicht viel Interesse daran, mir bei der Arbeit zuzusehen.«

»Oh, doch!« warf eins der jungen Mädchen lebhaft ein.

»Ich wüßte gar zu gern, wie die Leute in diesen malerischen Dörfern hier leben«, sagte ihre Freundin bittend.

Ida lächelte.

»Ich muß heute morgen gerade ein paar Kranke in einem

benachbarten Dorf besuchen. Wenn Sie mitkommen wollen –?«

Die Augen der beiden jungen Mädchen leuchteten auf. Lucy Peabodys Gesicht verriet keinerlei Interesse.

»Wahrscheinlich möchten Sie lieber ruhen? Sie haben morgen einen schweren Tag vor sich«, meinte Ida.

»Du siehst wirklich müde aus«, sagte auch ihre Freundin, Mrs. Helen Montgomery, besorgt.

»Was ihr könnt, kann ich auch«, erwiderte Mrs. Peabody. »Wir kommen also gern mit, Dr. Scudder.«

Ida änderte nichts an ihrer gewohnten Tour. Es war der Tag, an dem sie gewöhnlich in ein kleines Dorf am Rande von Vellore fuhr und dann noch einige Besuche in der Stadt machte, ehe sie mit ihrer Vormittagssprechstunde begann. Sie ließ ihren Fahrer und die Schwester zu Hause, um ihre vier Gäste in dem kleinen Wagen verstauen zu können, der glücklicherweise gerade einmal in Betrieb war. So fuhren sie los.

»Es ist nicht zu fassen«, sagte Mrs. Peabodys Tochter fast weinend, als sie nach einem kurzen Besuch im Dorf alle wieder in den Wagen stiegen. »Diese Dreckhäuser ohne Fenster mit den schmutzigen Fußböden und nicht einem einzigen Möbelstück! Die armen Menschen besitzen doch überhaupt nichts außer ein paar Töpfen und Körben.«

»Oh doch!« erwiderte ihre Freundin nachdenklich. »Sie waren freundlich und heiter.«

»Ist das wahr, daß fast ganz Indien aus Dörfern besteht?« fragte Mrs. Peabodys Tochter.

»Ja«, antwortete Ida. »Es gibt über siebenhunderttausend.«

»Und sind alle so wie diese?«

»Nein«, erwiderte Ida. »Die meisten haben noch nie einen Arzt gesehen.«

Mrs. Peabody sagte nichts dazu.

Sie besuchten nun zwei Häuser in der Stadt, eins in einer Straße, wo nur Hindus aus hohen Kasten wohnten, das andre in einem netten mohammedanischen Viertel, wo auch Annie Hancock als Lehrerin und Evangelistin regelmäßig ein- und ausging.

Die Frauen der Familie hießen sie herzlich willkommen und boten ihnen Tee, Früchte und Süßigkeiten an. Sie sahen entzückend aus in ihren seidenen Hosen, langen Blusen, Schärpen und kostbaren Schmucksachen. Eine junge Frau von sechzehn Jahren war eine auffallend liebliche Erscheinung.

»Trage ihnen dein Stück vor!« sagte ihre Schwiegermutter, die sehr stolz auf sie zu sein schien.

Schüchtern, aber mit guter Aussprache trug die junge Inderin den 121. Psalm auf Englisch vor:

»Ich hebe meine Augen auf zu den Bergen ...«

Mrs. Peabody war begeistert.

»Sehr schön, liebes Kind!« rief sie. »Gewiß erinnert dich dieser Psalm an die herrlichen hohen Berge, die Vellore umgeben.«

Die junge Frau senkte den Kopf.

»Ich habe sie noch nie gesehen«, sagte sie leise.

Wieder im Wagen, schwiegen die Gäste eine Zeitlang bedrückt.

»Diese armen Geschöpfe!« rief eins der jungen Mädchen plötzlich. »Ihr ganzes Leben müssen sie in solch einem winzigen Hof, in diesen dumpfen kleinen Stuben zubringen. Es ist unglaublich!«

»Dr. Scudder, glauben Sie, daß das Hindumädchen mit dem hohen Fieber am Leben bleiben wird?« fragte die andre junge Amerikanerin mit belegter Stimme.

»Ich hoffe«, erwiderte Ida.

»Aber wenn nun kein Arzt dagewesen wäre, der sie besuchen konnte, was hätten ihre Angehörigen dann getan? Sie ins Regierungskrankenhaus gebracht?«

»O nein!« antwortete Ida. »In den Regierungskrankenhäusern gibt es ja nur Ärzte, keine Ärztinnen. Eine Mohammedanerin oder eine Hindufrau aus hoher Kaste würde niemals dorthin gehen oder einen Arzt zu sich kommen lassen.«

»Und es gibt doch so eine Menge Frauen in Indien. Wieviel sind es, Dr. Scudder?«

»Ungefähr hundertfünfzig Millionen«, erwiderte Ida. In ihrem Herzen flehte sie zu Gott, daß die jungen Mädchen nun die richtige Frage stellen möchten. Und sie taten es.

»Und wieviel Ärztinnen?«

»Ungefähr hundertfünfzig, von denen etwa fünfzig auf Urlaub sind.«

»Aber — warum werden denn nicht indische Frauen als Ärzte ausgebildet?«

Gott segne dich! dachte Ida. Sie wählte ihre Worte sorgfältig.

»Es gibt im Norden, in Ludhiana, eine Missionsschule, in der indische Frauen medizinisch ausgebildet werden. Aber das ist tausend Meilen von hier entfernt, und indische Eltern, sogar treue Christen, würden ihre Töchter nicht so weit fortschicken, in ein andres Klima, andre Sprachverhältnisse und zu einem andren Menschenschlag. Natürlich haben schon manche daran gedacht, auch hier im Süden solch eine Schule zu gründen. Es gibt sogar schon ein Komitee von Leuten mehrerer Konfessionen, die an dem Plan arbeiten.«

»Großartig!« rief Mrs. Montgomery. »Ein medizinisches College für indische Mädchen, das alle christlichen Frauen von Amerika und England unterstützen! Ist das nicht ein wundervoller Gedanke, Lucy?«

»Ein guter Gedanke, ja!« erwiderte Mrs. Peabody ohne besondere Begeisterung.

Idas Mut sank. Sie hatte einen Fehler gemacht. Sie hätte nicht von dem Plan sprechen sollen. Mrs. Peabody war eine Führernatur. Sie war bereit, Pionierarbeit zu tun, aber nicht nach den Ideen und Plänen andrer.

Sie fuhren nach Vellore zurück. Beim zweiten Frühstück schien Mrs. Peabody schon mit ihren Gedanken ganz woanders zu sein. Sie hatte sich nach den Zügen erkundigt und festgestellt, daß sie am nächsten Morgen sehr früh abreisen mußten.

Die Arbeit im Operationssaal und die Nachmittagssprechstunde dauerten länger als gewöhnlich, und Ida ging direkt vom Krankenhaus zum Tee in den Bungalow, da sie ein paar prominente Mohammedanerinnen und Hindufrauen von Vellore eingeladen hatte, die die Amerikanerinnen kennen lernen sollten. Sie hatte erwartet, daß nur wenige kommen würden und traute kaum ihren Augen: Seidene Saris leuchteten in allen Farben des Regenbogens; Juwelen, die ein kleines Vermögen wert waren, schimmerten an schlanken, braunen Nakken, an Hand- und Fußgelenken, Stirnen und Nasen. Ida bewegte sich mit gewohntem Charme zwischen ihren Gästen, sorgte für Gemütlichkeit und half bei der Unterhaltung als Dolmetscherin.

»Das wäre früher nicht möglich gewesen«, hörte sie Annie

Hancock zu Mrs. Peabody sagen. »Als ich vor dreizehn Jahren hierherkam, hätten uns diese Frauen nicht einmal in ihre Häuser eingeladen. Daran sieht man, was das Krankenhaus für Vellore getan hat.«

Ida ging weiter von einem Gast zum andern.

Als die letzte Jutka mit indischen Besucherinnen durch das Tor hinausgerollt war, hatte sie das Gefühl, als wäre sie am Ende ihrer Kraft. Aber eine Aufgabe war ihr noch geblieben.

»Draußen vor der Stadt ist ein liebliches Tal«, sagte sie zu ihren Gästen. »Das müssen Sie unbedingt sehen.«

Wieder zwängten sie sich in den winzigen Wagen, Mrs. Peabody in schweigender Ergebung.

Sie ist sicher mit ihren Gedanken bei dem Bauplatz für ihr College, dachte Ida. Aber sie darf nicht eher fort von hier, als bis sie einen Blick auf meinen Bauplatz geworfen hat!

Sie ratterten die staubige Straße entlang nach Süden, durch das kleine Dorf Torpadi, am Gefängnis mit seinem riesigen Tor und den roten Lehmmauern vorbei, und bogen in eine sandige Straße ein, die sich zwischen mächtigen, hochaufragenden Felsenmassen hinschlängelte. Am Fuße eines steilen Berges, auf dem drei Palmyrapalmen wie Speere standen, hielt der Wagen an. Eine Staubwolke hüllte ihn und seine Insassen ein.

»Hätten Sie Lust, ein bißchen zu klettern?« fragte Ida.

»Ich bin dabei«, sagte Mrs. Montgomery munter.

Mrs. Peabody kletterte hustend aus dem Auto.

»Sind wir so weit gegangen, dann gehen wir auch weiter mit«, sagte sie gelassen. »Ich fange nie etwas an, was ich nicht durchführen kann.«

Ida ließ die jungen Mädchen vorانklettern und stieg mit den beiden Frauen langsam den steilen Pfad hinauf. Als sie etwa ein Drittel des Berges erklettert hatten, blieb Ida auf einer Felsenplatte stehen; denn ihre Gäste schnauften schon bedenklich.

»Sehen Sie, da ist es!« Sie breitete die Arme aus, als wollte sie das Tal umfassen, das zu ihren Füßen lag. »Zweihundert Morgen Land, die niemandem gehören, das heißt, nur den Ziegen und Krähen, ein paar Kühen und Affen – und dem lieben Gott!«

»Schön!« sagte Mrs. Montgomery und blickte über das

wüste Land hinweg nach den smaragdgrünen Reisfeldern hinüber, die sich in purpurnen Bergen verloren.

»Sie meinen diese nackten braunen Felder da unten, Dr. Scudder?« fragte Mrs. Peabody. »Zweihundert Morgen, sagen Sie. Hmm, praktisch Wüste!«

Jetzt glaubte Ida, sich nicht länger beherrschen zu können. Sie mußte es diesen beiden Frauen sagen, wie sie es sah: die braune Wüste von samtigem Grün überzogen, bepflanzt mit Mimosen, mit rosa und gelben Kassien; lange Gebäude aus Stein, mit Veranden ringsum und hochgewölbten Säulenhallen. Sie öffnete die Lippen.

»Wasser«, sagte Mrs. Peabody sachlich. »Wie ist es damit?«

»Wasser —«, Ida starrte sie verblüfft an.

»Könnte man denn Wasser für diese zweihundert Morgen bekommen?«

»Ich — ich denke doch. Ein paar Dorfbewohner haben mir einmal erzählt, es wäre eine Quelle in der Nähe.«

»Dann habe ich einen Gedanken!« Lucy Peabody wurde plötzlich lebhaft. Ihre Augen leuchteten. »Ich habe schon den ganzen Tag über das Problem nachgedacht, aber auf die Lösung bin ich eben erst gekommen. Es handelt sich um das medizinische College, von dem wir heute morgen gesprochen haben.«

»Ja?« murmelte Ida, die kaum zu atmen wagte.

»Sie müssen das College bauen, Dr. Scudder! Und zwar hier, in diesem Tal!«

»Aber —«, Ida war ehrlich bestürzt. War das dieselbe Frau, die vor knapp zehn Minuten so fremd und verschlossen mit ihr den Berg hinaufgestiegen war?

»Sagen Sie nicht nein, Dr. Scudder! Ich weiß, die Schwierigkeiten sind riesengroß. Aber Sie brauchen sie ja nicht allein zu bewältigen. Wir werden Hunderte von Frauen in Amerika und England für den Plan gewinnen. Tausende! Wenn wir ihnen die Not der indischen Frauen vor Augen stellen, wie wir sie heute gesehen haben, werden sie uns nicht im Stich lassen. Sie, Ida Scudder, und ich, wir beide zusammen können, glaube ich, Berge versetzen!«

Ida atmete tief.

»Ja«, sagte sie. »Ich glaube, das können wir.«

Aber das College mußte zunächst noch ein Zukunftstraum bleiben. Dringlicher war es, mehr Raum für Krankenhauspatienten zu schaffen. Und das machte schon genug Schwierigkeiten. Die Missionsgesellschaft der Denomination, der Ida angehörte, war arm. Ihr Tagesbefehl hieß: Einschränkung, nicht Vergrößerung! Oft erhielt Ida sogar für laufende Ausgaben nur ungenügende Mittel. Auch von den Patienten bekam sie wenig. Bei den ganz Armen war natürlich soviel wie nichts zu erwarten. Aber über die Pflichtvergessenheit der Reichen ärgerte sich Ida häufig.

»Es kommt nicht darauf an, was es kostet«, sagte wohl die Familie einer reichen Patientin bei der Ankunft großartig. Aber wenn es ans Bezahlen ging, sah es anders aus. Dann kam die Patientin, von vielen Angehörigen begleitet, zum Bungalow und überreichte lächelnd eine meterlange Rosengirlande, Limonen und Süßigkeiten, machte tiefe Verbeugungen, verschwenderische Dankesworte und gab vielleicht fünf Rupien. Wenn Ida damit nicht zufrieden war, tat sie noch ein paar Rupien dazu und hielt sich für sehr edelmütig, obwohl die Ausgaben mindestens vierzig Rupien betragen hatten. Im Laufe eines Jahres wurden etwa 30 000 Freimahlzeiten ausgegeben.

Es kam noch manches andere Entmutigende. Die Praxis in Gudiyattam mußte wegen Pest geschlossen werden. Daraufhin wollte plötzlich niemand mehr ins Krankenhaus nach Vellore, und wochenlang waren die Betten praktisch leer. Dann erwachte auf einmal das Vertrauen wieder, und Krankenzimmer und Veranden waren wieder dicht besetzt, bis aus irgendeinem Grunde eine neue »Auswanderung« einsetzte.

»Ich kann das gar nicht verstehen!« Dr. Lilian Cook, eine tüchtige junge Ärztin aus Schottland, sah sich bestürzt in den leeren Krankenzimmern um. »Gestern waren sie voll, heute—«

Ida lachte.

»Wieder einmal ein Feiertag! Das kommt hier öfters vor. Sogar die Schwerkranken wollen dann nach Hause. Sie kommen wieder, wenn das Fest vorbei ist. Allerdings hat sich ihr Zustand dann meist verschlechtert.«

Im Krankenhaus arbeiteten jetzt achtzehn Schwestern. Sechzehn davon waren Inderinnen, von denen schon vier ihr Examen gemacht hatten. Drei der älteren, die ihr zweites Schwesternexamen bestanden hatten, wurden in Idas Hebammenklasse eingetragen. Im Laufe des Jahres 1913 machten ihre Schwestern fünfhundert Besuche in der Stadt und den umliegenden Dörfern.

Der Missionsvorstand gab Ida nach längerem Hin und Her die Erlaubnis, bei ihrem nächsten Urlaub Geld für vier neue Krankensäle zu sammeln, und stiftete selbst zweitausend Dollar zur Vergrößerung des Krankenhauses.

Vier Krankensäle! Zweitausend Dollar! Sie brauchte mindestens fünfzigtausend Dollar, um ein Krankenhaus mit hundertfünfzig Betten zu bauen, die unbedingt vorhanden sein mußten, wenn sie ein medizinisches College gründen wollte. Denn die Regierung verlangte, daß für Colleges, die an Universitäten angeschlossen waren, mindestens drei Lehrbetten für je einen Studenten zur Verfügung standen. Es wurde ihr immer klarer, daß sie mit Anbauten ans Schell-Krankenhaus niemals eine ausreichende Lösung schaffen würde. Der Besuch von Mrs. Peabody hatte sie aber ermutigt, ihren Traum in die Wirklichkeit umzusetzen. Und so machte sie sich verbissen an die gewaltige Aufgabe, ein neues Krankenhaus zu bauen.

Sie bat die Kolonialregierung der Präsidentschaft Madras um eine Unterstützung, bekam aber einen abschlägigen Bescheid: Für Krankenhäuser war kein Geld da, nur für Schulen. Ida gab nicht nach. Sie stellte eine Liste der Hunderte von Dörfern auf, die von Vellore aus täglich betreut wurden, der Tausende von Patienten, die sie schon behandelt hatte, und wies auf die Hunderttausende hin, die noch ärztliche Versorgung brauchten. Mit überzeugenden Worten trug sie den maßgeblichen Stellen vor, daß Krankenschwestern ebenso geachtet sein müßten wie Geistliche und Rechtsanwälte, daß ein gesunder Körper ebenso wichtig wäre wie ein geschulter Geist. Und sie hatte Erfolg. Die Regierung willigte ein, ein Drittel des Betrages, den sie brauchte, bis zu einem Höchstbetrag von zwanzigtausend Dollar, zu geben, wenn sie sich für die Beschaffung der andern beiden Drittel verbürgen konnte. Das bedeutete, daß sie während ihres Urlaubs in Amerika wenigstens vierzigtausend Dollar aufbringen mußte.

»Bitte erlauben Sie mir, daß ich es zu beschaffen suche!« schrieb sie an den Sekretär des Missionsausschusses. »Zwei Drittel davon habe ich schon in Aussicht.« (Wobei sie allerdings ein wenig übertrieb!) »Den Rest werde ich bestimmt zusammenbekommen. Ich hoffe, der Ausschuß wird mir das zutrauen und mir telegraphieren, daß ich die Zuwendung der Regierung annehmen darf. O bitte, sorgen Sie dafür, daß es der Ausschuß tut!«

Der Leiter des Voorhees Colleges in Vellore, ein alter Freund der Scudders, gab dem Missionsausschuß ebenfalls gute Worte, und Katharine Van Nest bot in ihrer Eigenschaft als Vorsitzende des Frauen-Hilfswerkes ihre ganze Überredungskunst auf. Eine solche Gelegenheit durfte man nicht vorübergehen lassen. So beschloß der Ausschuß, Land für ein neues Krankenhaus zu kaufen. Aber wie gewöhnlich bewilligte er nicht so viel, wie Ida haben wollte, jedenfalls nicht auf einmal. Aber – wenn ihr jemand während ihres Urlaubs einen großen Betrag anbieten würde, dürfte sie ihn gern annehmen!

Nur hundert Betten statt hundertfünfzig, und die noch in ferner Zukunft!

Aber sie hatte wenigstens die Genehmigung, um den Regierungszuschuß zu bitten.

Wenn nur ihre Freunde in Amerika ebenso eifrig im Geben waren wie die in Indien! Da war zum Beispiel Thungammah, eine hinduistische Angestellte im Krankenhaus, deren Monatslohn nur fünf Rupien betrug. Seit Monaten hatte sie von drei Rupien gelebt und die andern beiden zurückgelegt. Eines Tages brachte sie Ida ihre ganzen Ersparnisse, neunundsechzig Rupien, mehr als zwanzig Dollar.

»Für neues Krankenhaus«, sagte sie strahlend. »Ich dafür Wasserpumpe kaufen helfen.«

Ida fuhr im Juli 1914 mit hochgespannten Hoffnungen nach Amerika. Ehe sie dort ankam, war der Erzherzog von Österreich in Sarajewo ermordet worden, und ganz Europa stand in Flammen.

Idas amerikanischer Feldzug erwies sich zunächst als eine bittere Enttäuschung. Von November bis April sprach sie unaufhörlich in kleinen und großen Versammlungen, in Großstädten, Städten und Dörfern. Sie erzählte mit Wärme und Beredsamkeit von den schlimmen Verhältnissen in den indischen Dörfern, von der Notwendigkeit, ein neues Krankenhaus zu bauen und eine Schule, wo indische Frauen als Ärztinnen ausgebildet werden konnten.

Aber Indien war weit weg, verglichen mit den Ländern in Europa, die durch den Krieg in so furchtbare Not geraten waren. Ida betrachtete die Ergebnisse ihres Feldzuges mit Schrekken, und im Lauf der Monate verwandelte sich der Schrecken in Panik. Ohne den Zuspruch treuer Freunde wie Lucy Peabody, Katharine Van Nest und Gertrude Dodd hätte sie die Enttäuschung kaum ertragen können.

Als sie eines Tages ganz verzagt war, ging sie mit ihrer Mutter zu Gertrude. Während sich die beiden Frauen unterhielten, trat Ida ans Fenster, von dem aus man den New Yorker Hafen überblicken konnte. Da sah sie einen großen Dampfer, der vergeblich gegen die starke Strömung ankämpfte. Obwohl ein energisch puffender Schlepper ihn vorwärts zu bringen versuchte, kam er keinen Meter voran.

»Da seht mal!« rief Ida bitter. »So geht es uns. Dieser Dampfer ist unser Krankenhaus und unsre Schule, und wir sind der Schlepper, der aus Leibeskräften pufft, aber nichts erreicht.«

»Wart es ab!« sagte Gertrude. Sie warteten und warteten. Es schien ihnen eine Ewigkeit zu dauern. »Sieh, er bewegt sich!«

Idas Pulse hämmerten. Tatsächlich, der Dampfer bewegte sich langsam. Bald fuhr er majestätisch stromaufwärts, und der kleine Schlepper stampfte triumphierend nebenher.

Nun verlor Ida den Mut nicht wieder. Sie verdoppelte ihre Anstrengungen und sprach oft viele Tage lang drei- bis viermal täglich. Und langsam kam das Geld in kleinen Beträgen ein. Sie konnte zwar nicht vierzigtausend Dollar zusammenbringen, wie sie gehofft hatte. Es waren nicht einmal zehntausend. Aber es konnte doch mit dem Bau des Krankenhauses begonnen werden.

Noch zwei andre wertvolle Geschenke durfte sie mit nach Indien nehmen: einen neuen Ford und – Gertrude Dodds Versprechen, ihr in einigen Monaten nach Indien zu folgen, um bis an ihr Lebensende bei ihr zu bleiben. Gertrude war sich darüber klar geworden, daß sie ihren Reichtum und ihre

Gaben nicht besser verwenden konnte als für das missionarische Unternehmen in Indien, das sie schon viele Jahre fördere, und für den Menchen, den sie vor allen andern liebte und bewunderte.

1915 kehrte Ida über den Pazifik nach Indien zurück.

Im Januar des folgenden Jahres kam das Baukomitee der interkonfessionellen Missionsgruppe, die den Bau einer medizinischen Schule befürwortete, nach Vellore, besichtigte den zweihundert Morgen großen Platz und genehmigte ihn für den geplanten Bau. Ein Missionar der Reformierten Kirche, der großes Talent als Baumeister gezeigt hatte, begann sofort Pläne zu entwerfen. Im gleichen Monat machte auch der Gouverneur von Madras mit seiner Frau einen Besuch und gab seine volle Zustimmung.

»Baupläne, Regierungserlaubnis, eine Option auf das Land – wir haben nun alles!« erzählte Ida ihrer Mutter jubelnd.

»Außer der Million Dollar, die zu dem Bau nötig sind«, sagte Mrs. Scudder lächelnd.

»Die werden kommen«, meinte Ida zuversichtlich.

Aber diese Zuversicht half ihr nicht immer über ihre Ungeduld hinweg. Sie würden kommen, ja, sie mußten kommen. Aber wann? Noch war Krieg. Mrs. Peabody konnte nur geringe Fortschritte aus Amerika melden. Eine Arbeit in England kam augenblicklich nicht in Frage. Und es gab noch andre Schwierigkeiten.

»Viele Mitglieder unsres Ausschusses erheben Einspruch dagegen, daß das Krankenhaus interkonfessionell und an das geplante College angeschlossen werden soll«, schrieb Katharine Van Nest bekümmert. »Mrs. Peabody ist tüchtig ins Zeug gegangen und hat eine Menge als selbstverständlich betrachtet, was noch gar nicht so selbstverständlich war. Ich fürchte, sie ist nicht immer so taktvoll, wie sie sein sollte.«

In Indien, in Guntur, hatte Dr. Anna Kugler denselben Kummer. Die Männer ihrer Denomination wollten kein »vereinigtes« medizinisches College für Frauen. Sie legten ihr nahe, an ihrer »lutherischen« Arbeit festzuhalten. Dr. Kugler begegnete ihnen mit Humor.

»Sie meinen, Sie brauchen ein lutherisches College, um lutherische Ärztinnen auszubilden, die einen lutherischen Blinddarm herausnehmen?«

»Bande!« schimpfte Ida. »Wie können sie so engstirnig sein!«

Glücklicherweise konnte sie schon allerlei unternehmen, um das Projekt voranzutreiben. Im März machte sie mit Dr. McPhail eine Reise nach dem Norden des Landes, besuchte die der Mission gehörige medizinische Schule für Frauen in Ludhiana und die staatliche in Delhi. Sie sah das Tadsch Mahal, das Schah Dschahan seiner Lieblingsfrau erbauen ließ, im Mondlicht. Der Anblick war so schön, daß ihr das Herz wehtat.

Obwohl jetzt noch ein paar andre Ärztinnen im Krankenhaus angestellt waren, hatte Ida Tag und Nacht zu tun. Die Zahl der Operationsfälle wuchs ständig.

Im August wurde beschlossen, in der Nähe des Jutkahalteplatzes auf der Katpadistraße ein Stück Land für die Klinik im Zentrum von Vellore zu kaufen. Und im Dezember fuhr Ida nach Villupuram, um Gertrude abzuholen, die nun für immer bei ihr bleiben sollte.

Innerhalb einer Woche hatte sich Gertrude so unentbehrlich gemacht, daß alle sich wunderten, wie sie bisher ohne sie ausgekommen waren. Obwohl ihre Möbel erst im März aus Amerika eintreffen konnten, fühlte sie sich sofort wie zu Hause. Sie richtete sich ein Büro im zweiten Stock des Bungalows ein und übernahm die Verwaltung des Krankenhaus- und Haushaltetats. Sie mietete Arbeiter und ließ an einer Ecke des Wohnhauses eine wundervolle, luftige Schlafveranda bauen, die wie ein Turm aussah und von Ida »Kailas« (Berg im Himalaja) genannt wurde. Sie übernahm auch die Betreuung der vierzehn Waisenkinder, die sich zu Mary Taber gesellt hatten, da es Ida niemals übers Herz brachte, einen kleinen Findling oder Heimatlosen wegzuschicken. Unter ihrer Aufsicht bekamen sie bessere Schlafräume und auch eine bessere Erziehung. Überall half Gertrude Dodd: in der Küche, in der Apotheke und in der Sprechstunde. Für Ida war sie Privatsekretärin, gütige Mentorin und engste persönliche Freundin.

Jede Woche fuhr sie mit auf Wanderpraxis. Der neue Ford, Modell T, war zwar nicht viel größer als der alte Peugeot, hatte aber auch weniger Launen als dieser. Er fuhr während seines ersten Jahres 7000 Meilen. Der kleine, hochgebaute offene Wagen war an jedem Mittwochmorgen schwer beladen. Außer Ida und ihrem Chauffeur saßen darin: Gertrude Dodd mit einer Tasche voll Verbandzeug, Scheren und Bleistiften, eine Schwester, die Apothekerin Mrs. Gnanammal und die Frau des indischen Pastors, Mrs. Cornelius, die eine Tasche mit bunten Ansichtskarten bei sich hatte. Dazu kam der große Koffer mit Arzneien, Salben, Intrumenten und sterilisierten Tüchern.

Oft machten sie jetzt vierzehnmal halt auf dem Weg nach und von Gudiyattam. Wenn sie sich einer Station näherten, warteten dort so viel Menschen, daß man denken konnte, es fände ein Markt außerhalb des Dorfes statt. Wenn Ida hupte, kamen noch mehr herbeigelaufen: Kuhhirten mit wehenden Kopftüchern, Feldarbeiter, Kinder mit Blumen in den braunen, schmutzigen Händen.

»Sir, Sir!« schrien sie, das einzige englische Wort, das sie kannten. Idas Liebe zu Blumen war bekannt von Vellore bis Gudiyattam. Wenn die Sträuße schön ordentlich gebunden und noch nicht verwelkt waren, wurden sie gegen Ansichtskarten eingetauscht, auf deren Rückseite Bibelverse in Tamil geklebt waren. Auf dem Heimweg war der Wagen oft belagert von Kindern, die Blumensträuße hochhielten. Manchmal waren es so viele, daß Ida, wenn auch ungern, dem Fahrer befahl, deswegen nicht anzuhalten. Nur zweimal gehorchte er nicht: das eine Mal, als die Kinder eine lange Girlande von Oleander und Kassien gemacht und über die Straße gespannt hatten, das andre Mal, als ein kleines Mädchen mit einer wunderbaren rosa Rose am Straßenrand stand. Es war schon so dunkel, daß Ida das Kind zunächst gar nicht gesehen hatte, nun aber mit einem Ausruf des Entzückens die edle Blume in Empfang nahm.

Gespannt sah sie sich bei jeder Station die Schwerkranken an, die sie in der vorhergehenden Woche behandelt hatte, und war froh, wenn sie Zeichen der Besserung feststellen konnte. Zuerst pflegten sich die Reichen und Hochgeborenen an der einen Straßenseite zu sammeln, die Armen und Ausgestoßenen an der andern. Aber bald stand der aus hoher Kaste neben dem Unberührbaren, und jeder wartete, bis er an die Reihe kam.

»Sie muß ein Avatara (Verkörperung eines göttlichen Wesens) sein«, sagte ein Dorfbewohner staunend.

»Meinen Sie?« fragte Mrs. Cornelius schlau. »Und haben Sie schon einmal gehört, daß ein Avatara etwas Gutes in der Welt getan hat?«

»Ayoh! Nein!« gab der Mann nachdenklich zu.

»Meinen Sie denn, daß die Doktor Ammal mehr leistet als die Avataras?« fragte die Frau des Pastors weiter.

»Amma! Ja!« war die Antwort. »Aber – warum? Warum tut sie das?«

»Das tut ihr Gott, der in ihrem Herzen lebt«, sagte Mrs. Cornelius. »Er ist ein Gott der Liebe.«

Der Dorfbewohner war mit dieser Auskunft zufrieden.

Oft versuchten Kranke, sie zwischen den Stationen durch Winken anzuhalten. Auf dem Weg nach Gudiyattam wartete eines Morgens eine Frau mit einem hohlen Zahn. Da es schon sehr spät war, konnte Ida sie nicht mehr behandeln.

»Sei heute nachmittag hier, wenn ich zurückkomme«, sagte sie freundlich.

Auf der Heimfahrt gab es sehr viele Verzögerungen, und es war neun Uhr, als sie die winzige, hin- und herschwingende Laterne sahen.

»Oh, die Frau mit dem Zahn!« rief Ida und hielt den Wagen mit einem Ruck an. »Ich hatte sie ganz vergessen.«

Die Schwester war in Gudiyattam geblieben, aber die Tochter eines Missionars aus Vellore fuhr an jenem Tag mit nach Hause.

»Nimm einen Wattebausch und tauche ihn in Jod«, sagte sie zu dem jungen Mädchen.

Ida holte die Zange heraus, der Fahrer hielt die Laterne, und so zog sie, hinter dem Steuer sitzend, den Zahn, reinigte die Wunde, gab der überraschten Patientin noch ein paar Anweisungen und einen beruhigenden Klaps auf die Schulter und fuhr davon.

Ein andermal – es war im Mai, dem heißesten Monat der heißen Jahreszeit –, war es schon nach ein Uhr, als sie die Patienten der letzten Haltestation vor Gudiyattam behandelt hatten. Ida setzte sich müde ins Auto und sagte zu dem Fahrer: »Jetzt halten wir aber nicht mehr, Selvam. Wir sind alle erschöpft, und diese Hitze ist einfach unerträglich.«

Sie waren etwa vier Meilen gefahren, als sie einen Mann am Straßenrand stehen sahen. Neben ihm hockte eine Frau, die ein Baby im Arm hielt. Als der Wagen näher kam, stellte sich der Mann auf die Straße und winkte.

»Nein!« rief Ida. »Selvam, sage ihnen, sie sollten bis heute abend warten, wenn sie uns unbedingt brauchen.«

Der Fahrer rief es dem Mann zu. Aber Ida hatte sich im Vorbeifahren hinausgebeugt, um sich die kleine Gruppe genauer anzusehen.

»Halt!« rief sie plötzlich. »Die Leute sehen zu krank aus, besonders das Baby.«

Selvam fuhr zurück bis zu der Stelle, wo sich die verzweifelten Eltern mit ihrem Kindchen hingekauert hatten. »Yennah?« fragte er etwas ungeduldig. »Was wollt ihr?«

Die beiden Gesichter leuchteten auf.

»O Ammal, wir sind so froh, daß Sie wieder umgekehrt sind!« rief der Mann. »Ihr Gott wird Sie dafür segnen. Wir sind viele, viele Meilen gelaufen. Vergangene Woche waren wir auch hier, aber da waren Sie schon durchgefahren.«

Tränen rollten über die Wangen der armen Eltern. Der Vater war aussätzig, die Mutter blind. Als sie Ida ihr Kind hinhielt, spiegelte sich der grau-kupferne Himmel in ihren blinden Augen wider.

»Mein Baby, Ammal!« sagte sie eifrig. »Wir haben viele Kinder verloren. Acht sind gestorben, und nun haben wir nur noch dieses eine und ein kleines Mädchen.«

Ida streckte die Arme aus und hob das bewegungslose kleine Kind in den Wagen. Glühendheiß lag es auf ihrem Schoß, seine kleinen Fäuste fest auf die Augen gepreßt. Ida nahm sie vorsichtig weg und zog die Lider zurück. Sie konnte nicht sprechen. Minutenlang unterbrach kein Laut das furchtbare Schweigen. Die blinden Augen der Mutter, die immer noch zu ihr hinaufblickten, wurden langsam grau.

»Ammal«, flehte sie. »Warum sagen Sie nichts über meinen kleinen Sohn?«

Ida feuchtete ihre Lippen.

»Es tut mir leid«, sagte sie. Ihre Stimme klang trocken und rauh. Sie suchte nach ein paar Trostesworten, fand aber keine.

Die Frau verstand. Es war die Art ihres Volkes, sich durch Worte zu erleichtern.

»Blind, hoffnungslos blind?« rief sie verzweifelt. »Können Sie nicht helfen, Ammal? Oh, wie soll ich es ertragen, daß mein Baby blind ist wie ich?!«

Sie raufte ihr Haar und sank stöhnend neben dem Wagen nieder.

Auch Ida hatte das Bedürfnis, ihr Herz zu erleichtern. Sie mußte irgend etwas tun. Sie packte ihren Koffer aus, badete und behandelte die Augen des Kindes und rieb seinen fieberheißen Körper mit Öl ein. Dann sterilisierte sie die Instrumente, öffnete einen Abszeß an dem empfindungslosen Fuß des Mannes und verband seine entzündeten Füße mit sauberen Binden. Nur für die Mutter, die schluchzend am Boden hockte, konnte sie nichts tun.

Plötzlich hörte die Frau auf zu weinen und hob den Kopf.

»Ammal, wenn wir vorige Woche zur rechten Zeit dagewesen wären, hätten Sie dann die Augen meines Kindes retten können?«

Ida hielt vor Schreck den Atem an. Wie konnte sie dieser Mutter sagen, daß ihr kleiner Sohn nicht blind geworden wäre, wenn sie ihn nur eine Woche früher hätte behandeln können?

Sie brauchte nicht zu antworten. Die Blinde hatte ihr Schweigen verstanden. Sie beugte sich wieder über ihr Kind.

»Mein Gott ist sehr grausam zu mir«, murmelte sie in tiefer, tränenloser Resignation. »Ich muß eine sehr große Sünderin sein.«

Ein andermal war es spät am Abend, als ihnen ein paar Leute entgegengelaufen kamen und sie anhalten wollten.

»Dringend! Dringend!« riefen sie und schwenkten die Arme.

Aber Selvam fuhr weiter. Es war Monsunzeit und hatte den ganzen Tag geregnet, und er hatte keine Lust, nachts weitab von Vellore auf der schlammigen Straße steckenzubleiben.

»Wir halten nicht auf dem Heimweg!« schrie er über die Schulter zurück. Aber auch diesmal mußte er nachgeben. Im Licht der Scheinwerfer hatte Ida die Angst auf den Gesichtern der Leute gesehen.

»Sie haben ›dringend‹ gerufen«, stellte sie ihm vor. »Halt an, Selvam! Wir müssen zurück.«

Schweigend fuhr Selvam den Wagen zurück. Die Leute kamen auf sie zugerannt.

»Die Straße ist überschwemmt«, riefen sie. »Wir hatten Angst, daß die Doktor Ammal mit ihrem Wagen ohne Ochsen in dem Schlamm steckenbleiben könnte. So haben wir viele Stunden hier gewartet, um sie durchzuschieben.«

An einem schönen Sommertag wurde in Kodaikanal ein Tennisturnier zwischen den englischen und den amerikanischen Gästen ausgetragen. Das Entscheidungsspiel hatte begonnen, und es war Einstand. Den Anschlag hatte eine Frau in Weiß. Etwa hundert Augenpaare folgten der blitzartigen Bewegung, als sie den Ball schlug.

»Wer ist das?« fragte ein Neuankömmling der Sommerkolonie.

Pauline sah die Fremde erstaunt an.

»Sie kennen Dr. Ida Scudder nicht?«

»Oh, das ist Ida Scudder! Sie gehört sicher zur Spitzenklasse.«

»Nicht nur beim Tennis!« war die rasche Antwort.

Pauline Jeffery, Tochter eines Missionarsehepaares in Madura und jetzt Leiterin einer dortigen Missionshochschule, war in Indien aufgewachsen und kannte Ida, seit sie als Ärztin in Vellore tätig war. Sie bewunderte und verehrte sie. Oh, wenn sie doch auf den Rat ihres Vaters gehört und auch die medizinische Laufbahn eingeschlagen hätte! Immer wieder kamen Augenblicke, wo sie es bitter bereute, Lehrerin geworden zu sein.

Einige Tage nach dem Turnier bekam eine ihrer Schülerinnen hohes Fieber. Als sie das Mädchen am folgenden Sonntag besuchen wollte, traf sie den zuständigen amerikanischen Arzt an der Haustür.

»Wie geht es Anbu?« fragte sie besorgt.

»Sie wird nicht mehr bis morgen leben«, antwortete der Arzt kurz und schwang sich in den Sattel.

»Wird nicht mehr bis morgen leben?!« rief Pauline entsetzt.

»Nein!« sagte der Arzt mit Nachdruck. »Ihre Angehörigen haben meine Anordnungen einfach nicht befolgt.«

Pauline Jeffery ließ sich sagen, worin diese Anordnungen bestanden hätten, und versprach, sie sofort auszuführen.

»Dürfen wir Sie in der Nacht rufen, wenn es schlimmer wird?« fragte sie.

»Hat keinen Zweck mehr«, erwiderte er kurz.

Pauline fand ihre Schülerin bewußtlos mit 40 Grad Fieber auf ihrer Matte liegen und begann sofort, kalte Packungen zu machen. Als alles erfolglos blieb, lief sie in ihrer Angst ins Gästehaus Cushing, um Dr. Ida zu fragen, was sie noch tun könnte. Ida hörte ihr teilnahmsvoll zu, aber, wie Pauline schon erwartet hatte, wollte sie sich nicht in die Angelegenheiten des behandelnden Arztes einmischen.

»Bist du ganz sicher, daß der Arzt nicht gerufen werden will?« fragte sie das junge Mädchen.

»Ja«, erwiderte Pauline, die den Tränen nahe war.

»Weißt du, ob er einen Murphy-Tropf versucht hat?«

Ida beschrieb eine Behandlung, die sie manchmal in solchen kritischen Fällen angewendet hatte.

»Ich – ich glaube nicht. Nein, sicher nicht. – Würdest – würdest du es versuchen?«

Ida schüttelte den Kopf, gab aber Pauline genaue Anweisungen, und diese lief zu ihrer kranken Schülerin, wo sie sofort mit den Vorbereitungen für den Murphy-Tropf begann. Als sie gerade dabei war, den Kessel mit Wasser vom Lehmofen zu holen, traten Dr. Ida und Miss Dodd ruhig ins Zimmer.

»Ich werde es übernehmen«, sagte Ida kurz.

»Es ließ ihr keine Ruhe«, flüsterte Gertrude Dodd Pauline zu.

Nach einigen Stunden verzweifelten Kampfes war die Lebensgefahr beseitigt.

»Du hast ihr das Leben gerettet«, sagte Pauline bewundernd zu Ida. »Oh, wie gern möchte ich auch Ärztin sein!«

»Und warum kannst du es nicht werden?« fragte Ida ruhig.

Das junge Mädchen lachte spöttisch. »Jetzt noch Medizin studieren?«

»Ich war älter als du, als ich anfing«, erwiderte Ida.

»Ja, du!«

Es wurde nicht mehr darüber gesprochen, aber der heimliche, lange unterdrückte Wunsch verfolgte Pauline unbarmherzig weiter.

Eines Sonntags begegnete sie Ida und ihrer Mutter auf ihrem Morgenspaziergang.

»Pauline, würdet du nach Amerika fahren und Medizin studieren, wenn du das Geld dazu hättest?« fragte Ida plötzlich.

Das Herz des jungen Mädchens begann zu hämmern.

»Wann?« fragte sie matt.

»Jetzt! Sofort! Gertrude Dodd will dich senden.«

»Du – du meinst –«

»Sie will alle Unkosten bezahlen. Wie denkst du darüber? Willst du fahren?«

»Ich – ich kann nicht. Jetzt nicht! Ich habe einen Vertrag auf drei Jahre. Ich habe es versprochen. Ich – ich hoffe, du verstehst mich.«

Unglücklich lief sie davon.

Im Lauf der nächsten Monate verwandelte sich ihre bittere Enttäuschung in Resignation. Nur gelegentlich dachte sie einmal darüber nach, wer wohl die Empfängerin von Miss Dodds edelmütiger Spende geworden wäre, hoffentlich ein indisches Mädchen!

Sie selbst wollte nun wenigstens tun, was sie konnte, um Ida bei ihrem Plan, ein Medical College zu bauen, behilflich zu sein. So fuhr sie in ihren Ferien nach Vellore. Wie alle Besucher Dr. Idas wurde sie zur Arbeit angestellt, als sie am Mittwoch an der Wanderpraxisfahrt nach Gudiyattam teilnahm.

»Hier, Pauline, schneide dem Baby das Haar ab, daß ich an die Kopfhautentzündung herankommen kann!« . . . »Schreib die Namen der neuen Patienten auf diese Zettel!« . . . »Halt den Lappen bereit, wenn ich diesen Riesenabszeß aufschneide!« . . . »Hier ist die Zange, Pauline! Wie wäre es, wenn du einmal einen Zahn zögest?«

Mit gemischten Gefühlen nahm das junge Mädchen das Instrument in die Hand. Zum Glück war der Zahn des Bauern, den sie ziehen sollte, so wacklig, daß er fast von selbst herausfiel.

Es wurde zwei Uhr, ehe sie Gudiyattam erreichten. Unter der großen Zahl der wartenden Patienten befanden sich auch ein paar Zigeuner, die Ärmsten der Armen, mit ihren hoffnunglos unterernährten Kindern. Als Ida sie sah, stand es bei ihr fest, daß sie nach Vellore ins Krankenhaus mußten. Sie ließ die Koffer und Schachteln mit Medikamenten in Gudiyattam und packte die beiden Jungen mit ihrer Mutter zu den übrigen fünf Personen in den kleinen Ford. Pauline saß eingeklemmt auf dem Rücksitz zwischen Gnanammal und Miss Dodd, eins der erbarmungswürdigen Bettelkinder auf dem Schoß, das andre zwischen den Knien. Sie hatte es noch nie so unbequem gehabt, war aber auch noch nie so glücklich gewesen. –

Nachdem sie eines Morgens eine Stunde bei Dr. Ida im Operationssaal zugebracht hatte, ging sie zu Miss Dodd, die an ihrem Schreibtisch saß und arbeitete.

»Ach, wenn ich sie so operieren sehe, fangen mir schon die Finger an zu zucken!« rief sie begeistert.

Miss Dodd sah von ihren Briefen auf und blickte nachdenklich auf das gerötete Gesicht des jungen Mädchens.

»Das Angebot gilt immer noch dir, Pauline«, sagte sie ruhig.

Pauline Jeffery starrte sie ungläubig an.

»Sie meinen –«

»Ich meine, daß dir das Geld für ein Medizinstudium immer noch zur Verfügung steht, wenn du es brauchst. Aber die Entscheidung mußt du selbst treffen.«

Pauline traf sie. Sobald ihr Vertrag abgelaufen war, reiste sie nach Amerika. Mit dreißig Jahren bezog sie die Medizinische Universität in Yale. Ihre Gesundheit war schwach, die Studien schwierig. Da sie sich auf Augenheilkunde spezialisierte, was für Indien besonders dringlich war, dauerte ihre Ausbildung noch länger. Aber für Pauline Jeffery war kein Preis zu hoch, um ihr Ziel zu erreichen: nach Vellore zurückzukehren und an Idas Seite dafür zu kämpfen, daß die indischen Frauen ein neues, besseres Leben führen konnten.

Um endlich mit ihren Plänen vorwärtszukommen, ging Ida zu Beginn des Jahres 1918 zum Chef des »British Medical Department« der Präsidentschaft Madras.

»So«, – Colonel Bryson beugte sich über seinen Schreibtisch – »Sie wollen also wirklich ein Medical College für Frauen gründen.«

»Kein College«, verbesserte Ida vorsichtig. »Eine Medical School! Wir wissen, daß wir noch nicht auf Universitätsanschluß rechnen können, hoffen aber, daß es bald dazu kommen wird. Im Augenblick bitten wir nur darum, indischen Frauen eine medizinische Ausbildung geben zu dürfen.«

Colonel Bryson sah sie halb bewundernd, halb zweifelnd an. »Sie haben bis jetzt noch keine Gebäude –«

»Wir werden sie bekommen«, meinte Ida zuversichtlich. »Inzwischen pachten wir Häuser in der Nähe unsres Krankenhauses.«

»– haben fast kein Geld in Händen –«

»Es wird schon welches beschafft. Amerikanische Frauen von vier Denominationen sind bemüht, es aufzubringen. Wir rechnen fest damit, daß sich nach dem Krieg auch in England ähnliche Gruppen einschalten werden.«

»– und was den Lehrkörper anbetrifft –«

Ida richtete sich kerzengerade auf.

»Ich habe die nötige Ausbildung, um Studenten des ersten Studienjahres in den meisten Fächern selbst unterrichten zu können. Beim Anatomieunterricht hilft mir eine meiner Schwestern. Im Voorhees College, unsrem Missionsinstitut in Vellore, können die Mädchen Physik und Chemie lernen. Nächstes Jahr wird unser Lehrkörper dann vergrößert.«

»Kein Gebäude, kein Geld, keine Lehrer«, wiederholte Colonel Bryson. »Trotzdem bitten Sie um die Erlaubnis, sofort eine Medical School für Frauen eröffnen zu dürfen. Es wäre lächerlich, wenn es nicht so – so heroisch wäre!«

»Es ist nichts Heroisches, aber gewiß auch nichts Lächerliches dabei, wenn man eine Arbeit anpackt, die unbedingt getan werden muß«, erwiderte Ida. »Sie, Colonel, sind ein Mann, der wissen müßte, wie dringend Indien Ärztinnen braucht.«

»Sie haben recht, Doktor«, antwortete Colonel Bryson ernst. »Und ich beglückwünsche Sie zu Ihrem – Mut. Ich hätte fast gesagt, zu Ihrer Kühnheit. Aber – ärztliche Ausbildung für indische Frauen! Sie wissen selbst, daß sich nur wenige überreden lassen, Schwester zu werden. Und wenn Sie wirklich ein paar finden würden, die bereit wären zu studieren, – haben Sie sich schon einmal überlegt, was für Schwierigkeiten Sie haben werden? Sie müssen mit Männern von sieben medizinischen Schulen wetteifern, wenn sie ihre Prüfungen machen.«

»Glauben Sie denn, Frauen hätten nicht genug Verstand, um mit Männern konkurrieren zu können?« fragte Ida kühl.

»Ich spreche von indischen Frauen«, erinnerte der Colonel.

»Und wie ein indischer Mann«, gab Ida zurück. Ihre blauen Augen blitzten. »Haben Sie die Geschichte von dem Dinner gehört, bei dem es Schafsgehirn geben sollte?«

»Nein«, erwiderte der Colonel. »Leider nicht.«

»Als das Mahl aufgetragen wurde, war es gewöhnliches Hammelfleisch. Die Hausfrau ging in die Küche und fragte den indischen Koch: ›Warum hast du nicht das Gehirn serviert?‹ ›Oh, Madam‹, antwortete der Koch, ›es war ein weibliches Tier und hatte kein Gehirn.‹«

Colonel Bryson lachte.

»Gut, Doktor, Sie haben gewonnen! Nun will ich Ihnen sagen, wie wir es machen wollen.« Er sah sie belustigt an. »Wenn Sie großes Glück haben, bekommen Sie drei Bewerbungen. Wenn Sie aber sechs bekommen sollten, eröffnen Sie Ihre Schule! Sie haben die Erlaubnis der Regierung.«

Triumphierend verließ Ida das Büro des Generalarztes. Sie konnte es kaum erwarten, nach Vellore zurückzukommen, um die nötigen Vorbereitungen zu treffen. Ehe sie aus dem Zug stieg, hatte sie ein Flugblatt fertig zum Druck.

Medizinische Schule für Frauen

Im Juli 1918 wird in Vellore, North Arcot, Süd-Indien, unter dem Schutz des »Union Missionary Medical Committee« eine medizinische Schule für Frauen eröffnet.

In den ersten Klassen werden nur Apothekerinnen und Hilfsärztinnen ausgebildet. Wenn der Krieg vorüber ist und neue Gebäude errichtet werden können, sollen Universitätsklassen eröffnet werden.

Schulabgangszeugnisse mit guten Noten in Englisch sind zur Zulassung erforderlich. Gutes Führungszeugnis ist wesentlich. Alter ab achtzehn.

Ein paar Stipendien stehen zur Verfügung. Die Schule ist für alle offen, ohne Rücksicht auf Kaste oder Glaubensbekenntnis. Da die erste Klasse auf fünfundzwanzig

Schülerinnen beschränkt werden muß, müssen Anmeldungen unverzüglich geschickt werden an:

Miss Ida S. Scudder, M. D.
Mary Taber Schell Hospital,
Vellore, North Arcot

Diese Prospekte wurden an alle staatlichen und der Mission gehörigen Oberschulen und Colleges für Mädchen in der Präsidentschaft Madras geschickt. Aber das genügte Ida noch nicht. Sie besuchte selbst viele Schulen, schrieb zahllose Briefe und führte Dutzende von Gesprächen mit jungen Mädchen, die als Bewerberinnen in Frage kamen. Nach einem packenden Appell an die ältesten Schülerinnen des Sarah-Tucker-Colleges, eines Instituts der »Church of England« in Tinnevelly, fiel ihr ein Mädchen auf, das sich etwas abseits hielt und sie schüchtern, aber offensichtlich interessiert ansah.

»Dort ist eine, mit der Sie Ehre einlegen würden«, sagte die Vorsteherin. »Sie ist eine unsrer Besten.«

Während Ida mit einigen anderen Schülerinnen sprach, behielt sie das Mädchen heimlich im Auge. Schließlich ging sie lächelnd zu ihm hin. »Ich habe dich beobachtet«, sagte sie ohne Umschweife. »Ich glaube, du würdest eine sehr gute Ärztin werden.«

»Glauben Sie wirklich?« fragte das Mädchen errötend.

Ida ergriff eine der braunen Hände.

»Gut!« sagte sie. »Kräftig. Lange Finger. Und nervös scheinst du auch nicht zu sein. Wie heißt du, mein Kind?«

»Ebenezer Gnanamuthu.«

»Das ist ein schöner Name«, sagte Ida warm. »Ein passender Name für eine Ärztin. Er bedeutet so etwas wie ›Stein der Hilfe‹. Aber ich würde dich lieber Ebbie nennen, wenn du es mir nicht übelnimmst. Möchtest du nicht gern Ärztin werden, Ebbie?«

»Ich – ich weiß nicht.« Angst vor dem Unbekannten dämpfte den Glanz der klugen dunklen Augen. »Ich bin nicht sicher, ob ich es könnte.«

Ida war sicher, so sicher, daß sie dafür sorgte, daß Ebbie, deren Vater ein armer Prediger mit nur neunzehn Rupien Monatsgehalt war, ein Stipendium bekam, um die neue medizinische Schule zu besuchen. Und als Ebbie das Sarah-Tucker-

College verließ, glaubte sie beinahe selbst, daß es das Richtige für sie wäre, Ärztin zu werden.

»Wenn Sie großes Glück haben, bekommen Sie drei Bewerbungen«, hatte Colonel Bryson gesagt.

Es lagen neunundsechzig vor! Da Ida bei ihrer Auswahl einen sehr strengen Maßstab anlegte, wurden nur achtzehn Mädchen angenommen, von denen eins noch zurücktreten mußte, ehe die Schule begann. Ebbie Gnanamuthu war unter den siebzehn, die übrigblieben. Sie traf als erste in Vellore ein, begleitet von ihrer älteren Schwester, die mehrere Tage vor der Eröffnung wieder abreisen mußte. Selbst Dr. Idas herzliche Begrüßung konnte in Ebbie nicht die geheime Angst vor all dem Schrecklichen zerstreuen, was der Arztberuf mit sich bringen würde.

»Komm einmal mit!« sagte Ida, als sie das junge Mädchen eines Tages weinend unter einer Kokospalme stehen sah. »Ich zeige dir eine Entbindung.«

Ebbie ging innerlich bebend, aber gehorsam mit. Es war noch schlimmer, als sie es sich vorgestellt hatte. Sie wurde ohnmächtig.

Am Abend schrieb sie ihrer Schwester einen verzweifelten Brief.

»Ich gehe zugrunde, wenn Du mich hier nicht wegholst . . .«

Ida redete ihr gut zu, eine andre Patientin mit ihr zu besuchen. Die Patientin starb. Ebbie wäre beinahe mitgestorben. Mit letzter Kraft schrieb sie nochmals an ihre Schwester, die nun, wenn auch widerwillig, die achtzig Meilen weite Reise nach Vellore machte, um sie nach Hause zu holen.

»Nein«, sagte Ida fest. »Ich lasse sie nicht gehen!«

Es waren fast dieselben Worte, die sie später manchmal sagte, wenn sie, Seite an Seite mit Ebbie, um das Leben einer Patientin kämpfte. »Wir beiden Dickköpfe lassen sie nicht gehen.«

Es war kein glückverheißendes Jahr, als die Schule eröffnet wurde.

Noch wütete der Krieg in Europa. Die Preise für Lebensmittel und Kleidung überschritten die Höchstpreise während der großen Hungersnot von 1878. Die Regen des Juli und August und auch die vom Oktober blieben aus. Einer Choleraepidemie folgte die bisher noch unbekannte, furchtbare Grippe auf dem Fuß. Die Millionen indischer Dorfbewohner hielten sie, wie Pocken, Cholera und Pest, für die Heimsuchung einer Göttin, einer neuen Göttin, deren Namen sie noch nicht kannten, die aber versöhnt werden mußte wie Kaliathal und Mari Amman, die Manifestationen der Göttin des Todes. Alte Körbe, Mülleimer und Lumpen wurden an Bäumen außerhalb des Dorfes aufgehängt, damit die Göttin denken sollte, das Dorf sei ihres Besuches nicht würdig. In manchen Gegenden wurde ein kleiner Wagen vor das Dorf gefahren, auf dem neben einem hölzernen Götzenbild Töpfe, Körbe und andere Geschenke standen, um die Göttin zu besänftigen. Heilige Kreise wurden gezogen und Kastenzeichen an die Haustüren gemalt.

Auch die Christen, die trotz der Epidemie im August eine Konferenz aller Denominationen abhielten, beteten um ein Ende der Seuche. Sie strömten zu Fuß, mit Jutkas und Ochsenwagen nach Katpadi und kampierten dort fünf Tage in Zelten. Doch es halfen weder Hindu-Zauber noch christliche Gebete. Die Epidemie nahm ihren Lauf.

Auch das Krankenhaus blieb nicht verschont. Sechzehn Schwestern erkrankten auf einmal, sechs davon schwer. Dutzende von Patienten wurden in hoffnungslosem Zustand eingeliefert. Der Tod ging durch die Krankenzimmer, Korridore und Veranden. Die blinde Mary Isaac Henry und Wee Mary, eins der nettesten Waisenkinder, fielen ihm zum Opfer.

Ein besonders harter Schlag war es für Ida, als ihre geliebte indische Oberschwester Gnananasundram tödlich erkrankte. Immer gewissenhaft und flink, hatte sie zwölf Jahre mit Ida im Operationssaal gearbeitet und trotz ihres gebrechlichen Körpers mit immer neuer Begeisterung und Energie ihren anstrengenden Dienst getan.

Als sie im Sterben lag, sagte sie lächelnd zu Ida: »Mein Haus ist bestellt, Doktor Ammal. Aber ich würde viel lieber bleiben und Ihnen weiter im Operationssaal helfen.«

Mit wehem Herzen legten sie sie neben Mary Isaac Henry und Wee Mary zur letzten Ruhe.

In dieser Zeit der Ungewißheit und Spannung wurde am Morgen des 12. August die neue »Union Missionary Medical School for Women« vom Gouverneur von Madras feierlich eröffnet. Es war eine große, imponierende Versammlung. Ida verlas ihre eindrucksvolle Ansprache und übergab sie dann dem Gouverneur.

Colonel Bryson war des Lobes voll für das neue Werk und seine Gründerin. »Wer schauen will, muß glauben!« rief er in flammender Begeisterung. Zu den siebzehn hoffnungsvollen jungen Studentinnen sagte er: »Ich möchte eigentlich gern wissen, ob Sie sich klar gemacht haben, was für wichtige Persönlichkeiten Sie sind! In fünfzig Jahren werden Sie die Studenten jener Generation daran erinnern, daß Sie die Eröffnung der Schule miterlebt haben. Es ist eine Ehre, die niemand außer Ihnen zuteil wird.«

Um ihre Studentinnen unterzubringen, hatte Ida einen Bungalow in der »Officer's Line« gepachtet, einer Reihe von Gebäuden, die früher von Beamten der britischen Regierung besetzt gewesen waren. Zu Lehrzwecken benutzte sie Räume des Schell-Krankenhauses, Zimmer ihres eigenen Bungalows und als Sektionsraum einen kleinen, mit Stroh gedeckten Schuppen an der Rückseite des gepachteten Gebäudes. Zu ihrer wissenschaftlichen Schulung besuchten die Studentinnen das Voorhees College. Dabei mußten zahlreiche Schwierigkeiten überwunden werden. Es fehlte an Raum und an Lehrkräften, und der Verkehr untereinander wurde dadurch erschwert, daß die Studenten aus Gebieten mit außerordentlich verschiedenen Sprachen, Kulturen und Religionen kamen. Es gab Katholiken, Syrische Christen, Hindus und Protestanten.

Seit die Schule eröffnet worden war, wich Ida ihren siebzehn jungen Studentinnen kaum mehr von der Seite. Wie in dem Lied von den »Zehn kleinen Negerlein« verringerte sich ihre Zahl allmählich. Ein Mädchen ging ab wegen Erkrankung, ein zweites, um zu heiraten. Ein drittes stahl sich einfach davon. Aber den vierzehn Übriggebliebenen schenkte Ida ihre ganze Fürsorge und Aufmerksamkeit. Ihre Beziehungen waren wie die eines Guru zu seinen Schülern. Sie waren ihre Arbeit, ihr Spiel, ihre Freude, ihre Verzweiflung, ihre erste und ihre letzte Sorge, ob sie schlief oder wachte.

Ida stand oft um drei Uhr morgens auf, um sich für das Lehrpensum des Tages vorzubereiten. In dem ersten Jahr nach Eröffnung der Schule lehrte sie fast alles außer Naturwissenschaften: Histologie, Physiologie und Anatomie. Der Unterricht wurde von acht bis zehn Uhr vormittags abgehalten.

Dann nahm Dr. Ida ihre Studentinnen mit ins Krankenhaus, machte die Visite mit ihnen, ließ sie in der Sprechstunde helfen und bei den Operationen zusehen. Nach einer Staroperation hielt sie die getrübte Linse, die sie aus dem Auge des Patienten entfernt hatte, hoch und zeigte sie ihnen.

»Seht einmal her, meine Lämmer! Viele meinen, es sei Milch im Auge. Andre glauben, aus dem Gehirn sei eine Flüssigkeit ins Auge hinabgepült worden. Unser Wort ›Katarakt‹ deutet darauf hin. Aber kommt! Wir wollen sie allen zeigen, da wir gerade Gelegenheit dazu haben.«

Sie nahm die Linse und ging, gefolgt von den Studentinnen, durch die Krankensäle. Sie erklärte allen interessierten Patienten, daß eine entsprechende Diät vorbeugend wirken könne, daß aber nur die Operation durch einen ausgebildeten Arzt Heilung brächte. Sie beschrieb die furchtbaren Folgen, die entstanden, wenn die mohammedanischen »Starstecher« versuchten, die getrübte Linse mit einer unsterilen Nadel zurückzustoßen. Das Starstechen, das von dem alten indischen Chirurgen Susruta entdeckt worden war, war zwar damals ein großer Fortschritt in der medizinischen Technik gewesen, mußte aber heute, wo es eine sterile Chirurgie gab, als verbrecherische Handlung angesehen werden. Wohl konnte dem Leidenden durch Verschiebung der Linse das Sehvermögen zeitweise wiedergegeben werden, aber die häufig nachfolgende Infektion brachte heftige Schmerzen und oft völlige Erblindung mit sich.

In einer Zeit, wo das Wissen hauptsächlich durch Vorlesungen vermittelt wurde, lernten Idas Schülerinnen durch die Praxis.

»Hier, Thai, verbinde diesen Finger!« . . . »Dhanamma, nimm dieses Kind mit den schweren Verbrennungen! Überlege dir jeden Schritt genau: erst die sterile Salzlösung —« . . . »Behandle die Skabies bei diesem kleinen Burschen mit Schwefelsalbe, Kanagam! Sag der Mutter, sie soll sie drei Tage lang auftragen, dann baden. Du mußt ihr das wenigstens fünfmal sagen!« . . . »Bitte, untersuche diese Frau, Navamani! Sag mir, ob du Anzeichen für einen Tumor findest!« . . . »Könntest du mit ins Dorf fahren, Ebbie? Ich brauche deine Hilfe.«

Ida hatte sich nicht geirrt. Nachdem Ebbie Gnanamuthu

ihre Angst vor Blut und Leichen überwunden hatte, war sie ihre beste Schülerin geworden. Sie hatte den gleichen unersättlichen Wissensdurst, die gleiche Willenskraft wie sie. Im Operationssaal beobachtete sie jede Handbewegung Idas mit leidenschaftlichem Interesse.

»Hier, Ebbie, nimm das Messer!« sagte Ida eines Tages, als sie gerade einen Brustabszeß operieren wollte.

»Aber –«

»Mach einen großen Einschnitt, damit der Eiter gut abfließen kann!« fuhr Ida sachlich fort. »Hab keine Angst, ich stehe ja daneben.«

Durch dieses ruhige Vertrauen ermutigt, führte Ebbie den tiefen Schnitt mit sicherer Hand aus.

So tüchtig Ida war, so kam es doch auch gelegentlich vor, daß sie etwas nicht wußte und dann ihre Schülerinnen bluffen zu müssen glaubte.

Eines Tages war ein Kind mit einer schlimmen Hautkrankheit in der Sprechstunde.

»Stellt die Diagnose!« sagte Ida zu ihren Studentinnen.

Keine hatte eine Ahnung, was es sein könnte.

»Das wißt ihr nicht?!« rief Ida. »Dann schlagt es sofort nach!«

Als sie gegangen waren, sah sie ihre Kollegin fragend an. »Was ist es eigentlich?« erkundigte sie sich.

Für diese erste Klasse der medizinischen Schule war es außerordentlich schwierig, sich Kenntnisse anzueignen. Sektionen konnten nur dann und wann an Leichen aus dem Gefängnis von Vellore vorgenommen werden. Es gab nur ein oder zwei Bücher, ein Mikroskop und ein Skelett. Aber Ida verstand es, alles Wichtige daran zu demonstrieren: Arterien wurden durch rote, Venen durch blaue und Nerven durch gelbe Bänder dargestellt. Sie brachte Muskeln an, die sich bewegen ließen, wenn man an Fäden zog, und bedeckte sie mit fleischfarbenem Tuch, das die Haut darstellen sollte. Die Mädchen kostümierten das Skelett auf ihre Weise und machten sich den Spaß, es im Schlafzimmer einer Ärztin oder einer Schwester zu verstecken, sehr zu Idas Vergnügen.

Für die täglichen Arbeiten hatte Ida einen Stundenplan aufgestellt, der pünktlich eingehalten werden mußte. Ihre Schülerinnen waren ihr nie schnell genug. Eines Tages schickte sie nach Kamala, einer besonders tüchtigen jungen Studentin. Da diese einen weiten Weg hatte, dauerte es eine Weile, bis sie kam, obwohl sie sich sehr beeilte.

»Bist du gekrochen?« fragte Ida scharf.

Das wurde ein geflügeltes Wort bei den Studentinnen.

Um sie zum Sport anzuspornen, spielte Ida täglich von fünf bis sechs mit ihnen Badminton, ein Federballspiel, oder Basketball. Manchmal lud sie sie auch in den Ford, und sie fuhren, zum Teil auf den Kotflügeln und auf der Haube sitzend, zu einem Picknick.

Selten ging Ida zu einer Gesellschaft nach Vellore, ohne die Mädchen mitzunehmen. Wenn nicht alle vierzehn eingeladen waren, sagte sie oft ab. Jeden Mittwoch fuhren ein paar von ihnen mit nach Gudiyattam, und das gemeinsame Frühstück unterwegs in einem Mangohain war immer ein besonderer Spaß. Allerdings machte es Ida zuerst manches Kopfzerbrechen, wie sie ihre Studentinnen richtig ernähren sollte, da ein Teil von ihnen dem Hinduismus und dem Islam angehörten und besondere religiöse Vorschriften befolgen mußten. Schließlich teilte sie sie in drei Gruppen ein: in Vegetarier, Fleischesser und Eieresser.

Es gab noch manche andere Probleme. Viele Mädchen kamen vom Dorf und hatten keine guten Tischmanieren. Wenn ihnen das Essen nicht schmeckte, schütteten sie es einfach weg. Sie hatten auch keinen Sinn für Zeit und Pünktlichkeit und achteten wenig auf ihre Kleidung. Ida löste dieses Problem auf ihre Weise. Anstatt die Mädchen zu tadeln, aß sie mit ihnen in ihrem Heim oder lud sie zum Dinner in den Bungalow ein, wo drei gute Vorbilder ihrer warteten: ihre charmante Gastgeberin selbst, deren äußerst gewandte Mutter und Miss Dodd. Und so lernen sie bald, wie man mit Messer, Gabel und Serviette umgehen mußte.

Wenn eine von ihnen zu spät zum Unterricht kam, bestrafte Ida sie einfach dadurch, daß sie ihr nicht guten Morgen sagte. Das genügte.

Unvergeßlich waren den jungen Mädchen die Religionsstunden, die Ida jeden Dienstag abhielt. In vierjährigen Kursen, mit jeder Studentengruppe neu, behandelte sie ein Vierteljahrhundert lang das Leben des Paulus, den sie von allen Gestalten der Bibel am meisten liebte. Das war bei ihr ein ebenso feststehender Brauch wie das Lesen von 1. Kor. 13 bei der Montagmorgenandacht, und diese Stunden wurden ein wirkliches geistliches Erlebnis für ihre Studentinnen.

Ida war ihnen mehr als eine Lehrerin. Wer am Sonntagmorgen die Treppen zum »Kailas« hinaufstieg, um seine persönlichen Probleme mit ihr zu besprechen, fand eine verstehende Schwester. Zu Ebbie, die eines Tages ganz gebrochen vom Sterbebett ihrer Mutter zurückkam, sagte Ida tröstend: »Du darfst nicht denken, du hättest keine Mutter mehr. Von heute an bin ich deine Mutter.«

So wie sie selbst ihre Zeit und Kraft opferte, erwartete sie das auch von ihren Schülerinnen. Sie wurde auch nur selten enttäuscht. Einmal, als sie gerade mit der Morgenvorlesung beginnen wollte, erinnerten sie die Mädchen schüchtern daran, daß nationaler Feiertag sei, und fragten, ob sie nicht frei hätten. Ida, die bis zwei Uhr nachts aufgeblieben war, um die Vorlesung vorzubereiten, klappte verärgert ihr Notizbuch zu.

»Ferien!« rief sie heftig. »So, daran denkt ihr! Schön, dann machen wir Ferien. Und nicht nur heute!«

Als sie die Tür hinter sich zugeknallt hatte, sahen sich die Mädchen erschrocken an. Sie hatten den Tag nur frei haben wollen, um mit ihren Arbeiten nachzukommen. Sie pflückten Ida einen Strauß ihrer Lieblingsrosen und entschuldigten sich bei ihr. Ida, die sich selbst schämte, empfing sie mit offenen Armen. Am Nachmittag wurde der Unterricht nachgeholt, und dann bekamen alle zur Feier des Tages Tee und Kuchen.

Obwohl am Ende des vierjährigen Kursus ein gründliches Examen stattfand, wurden, entsprechend dem britischen Unterrichtssystem, am Schluß jedes Schuljahres in der »Medical School« in Madras Prüfungen abgehalten, an denen Studenten und Studentinnen aus der ganzen Präsidentschaft teilnahmen.

Als der Termin der Prüfungen herankam, wurde Ida innerlich immer unruhiger. Wie hatte sie es nur wagen können, mit wenigen Büchern, einem Mikroskop und einem Skelett eine medizinische Schule anzufangen!

Aber sie verbarg ihre Angst hinter einer Maske fröhlicher Zuversicht. »Ihr braucht euch nicht zu fürchten«, sagte sie vergnügt, als sie mit ihren Schülerinnen in den Zug nach Madras stieg. »Es ist nicht schlimmer als unsre wöchentlichen Tests. Was man von euch erwartet, ist, daß ihr euer Bestes tut.«

In der Halle der »Medical School« traf Ida, die selbst mit prüfte, Colonel Bryson.

»Ah, Dr. Scudder! Sie haben also Ihre erste Klasse zum Examen gebracht!«

»Ja«, sagte Ida mit strahlendem Lächeln.

Er machte ein besorgtes Gesicht.

»Lassen Sie sich bitte nicht entmutigen, wenn bei diesem ersten Mal keine Ihrer Studentinnen die Prüfung besteht.«

»Keine?« fragte Ida entsetzt.

»Es wäre kein Wunder! Sie wissen, es ist eine strenge Prüfung. Nur ein kleiner Prozentsatz der jungen Männer besteht sie. Aber Sie können es ja übers Jahr noch einmal versuchen. Versprechen Sie mir, daß Sie es nicht aufgeben, komme, was mag!«

»Ich verspreche es«, sagte Ida. Sie ging mit hocherhobenem Kopf weiter. Aber das Herz war ihr in die Schuhe gefallen.

Die harten Tage waren vorüber. Im Missionsbungalow von Madras zusammengedrängt, warteten die Mädchen schweigend auf die Resultate. Zuerst wurden die Prüfungsergebnisse der jungen Männer angeschlagen. Nur etwa zwanzig Prozent von ihnen waren durchgekommen.

»Und wir sind nur Mädchen!« rief eine der vierzehn jungen Studentinnen verzagt.

Ida erfuhr durch Colonel Bryson die Prüfungsergebnisse ihrer Schülerinnen, ehe sie angeschlagen wurden. Sie konnte nicht schnell genug zu ihnen gelangen. Sie riß die Tür auf und streckte ihnen die Arme entgegen.

»Meine Lämmer, ihr habt es geschafft!« rief sie. »Bestanden! Alle! Und vier von euch mit ›Sehr gut‹. Und – könnt ihr das fassen? – dadurch rückt unsre Schule an die Spitze aller medizinischen Schulen in der Präsidentschaft.«

Jubelnd stürzten sie auf sie zu und wurden der Reihe nach von ihr ans Herz gedrückt: Ebbie und Krupamma, Jessielet und Lizzie, Navamani, Lucy, Dhanamma, Elizabeth, Cecilia, Sophie, Thai, Kanagam, Anna und Saramma.

Als sie Colonel Bryson das nächste Mal traf, schüttelte er

den Kopf. »Ich fürchte, Doktor, Ihre Mädchen stellen eine zu hohe Norm auf. Unsre Männer kommen da nicht mehr mit.«

Ida lächelte nur.

1920 – ein Jahr höchster Erregung.

In Indien siedete es. Die Worte »Freiheit« und »Demokratie«, die die ganze Welt überschwemmten, waren auch hier in aller Munde. Ein kleiner Mann namens Gandhi rief eine revolutionäre Bewegung ins Leben, die unter der Bezeichnung »Satjagraha«, Seelenkraft durch Gewaltlosigkeit, bekannt wurde. Diese einfache Methode der Non-Cooperation, der Nichtbeteiligung an den Institutionen der britischen Verwaltung – Gerichtshöfen, Schulen – war dazu bestimmt, an den Grundfesten eines großen Reiches zu rütteln.

Als Gandhi Ende 1914 nach Indien zurückkehrte, nachdem er den Indern in Süd-Afrika bedeutende Rechte verschafft hatte, wurde er von den Nationalisten als Kämpfer für die Unabhängigkeit begrüßt. Aber sein Interesse galt weniger der nationalen Freiheit als der sozialen Befreiung seines Volkes. Er behauptete, kein Land könne wirklich frei sein, wenn über achtzig Prozent seiner Bevölkerung in Unwissenheit, Krankheit und Armut lebten. Daher war sein Hauptziel, in den Dörfern bessere Verhältnisse zu schaffen. Er glaubte, die nationale Freiheit würde bald folgen, wenn die fundamentalen Rechte des einzelnen – Grunderziehung, wirtschaftliche Selbstversorgung, Gleichberechtigung für alle – sichergestellt werden könnten.

In den Jahren nach 1914 verstand er allerdings wie viele Nationalisten unter nationaler Freiheit nicht volle Unabhängigkeit, sondern »Dominion Status«, Rang einer britischen Kolonie mit Selbstverwaltung. Er war der britischen Regierung so treu ergeben, daß er 1918 im Lande umherzog und Rekruten für sie warb, fest davon überzeugt, daß die Versprechungen einer liberaleren Regierungsmethode nach dem Kriege zum Dominion-Status führen würden. Obwohl viele extreme Nationalisten seine gemäßigten Ziele ablehnten und viele strengen Hindus gegen seine Verurteilung des Kastenwesens waren, hatte seine Volkstümlichkeit doch schon so zugenommen, daß sich nur wenig Stimmen gegen ihn erhoben. Sowohl die Moslemliga als auch die hinduistische Kongreßpartei, die beiden aktivsten politischen Gruppen Indiens, waren mit seinem Programm einer maßvollen Reform einverstanden. Aber als der Krieg zu Ende war, wurde Gandhi bitter enttäuscht. Durch die Rowlatt-Akte von 1919 wurden alle seine Hoffnungen auf eine sofortige Einführung des Dominion-Status vernichtet. Und nicht nur das! Auch die bürgerlichen Rechte der Vorkriegszeit wurden nicht wiederhergestellt. Als Protest wendete Gandhi wieder die Methode der Non-Cooperation an, mit der er in Süd-Afrika so großen Erfolg gehabt hatte, und rief zu einem »hartal«, einem allgemeinen Streik gegen die britischen Behörden auf. Zu seinem Kummer waren die Inder noch nicht bereit zu solch einer disziplinierten Aktion. In einigen Gebieten kam es zu Gewalttätigkeiten. Daraufhin richteten die britischen Truppen in Amritsar im Pandschab ein Blutbad unter einer Gruppe von Indern an, die sich zu einer friedlichen Demonstration versammelt hatten. Dieser Massenmord im April 1919 änderte die Richtung der Politik Gandhis völlig. Obwohl die Engländer Reformvorschläge machten, die den Indern mehr Selbständigkeit in den Provinz-Regierungen versprachen, versuchte er Hindus und Moslems zu einer festen Front gegen die Engländer zu vereinigen.

Im Jahre 1920 zog Gandhi, jetzt ein verehrter Mahatma, durchs Land und verkündete seine Lehre vom gewaltlosen Widerstand. Bauern, die seit Jahrhunderten von ungerechten Gutsherren bedrückt wurden, erhoben sich zu einem großen Aufstand in Nord-Indien. Ein reicher, junger Rechtsanwalt, Jawaharlal Nehru, der sich ihnen anschloß, war tief erschüttert von der Armut seines Landes. Das war ein Wendepunkt in dem langen Kampf um die Unabhängigkeit.

Ida interessierte sich wenig für Politik, weder für die britische, noch für die indische. Sie brauchte ihre ganze Zeit und Kraft, um den Gesundheitszustand der Bürger zu verbessern, damit sie die neuen Rechte wahrnehmen konnten, die Gandhi für so außerordentlich wichtig hielt.

In diesem Jahr wurde ihr die höchste Ehrung zuteil, die die britische Kolonialregierung zu vergeben hatte.

»Die Kaisar-i-Hind-Medaille!« murmelte sie ungläubig, als

sie den Umschlag öffnete, der das Siegel des King-Emperor von Indien trug. »Die – die wollen sie mir geben!«

Kaisar-i-Hind, Kaiser von Indien, war der Titel, den die großen Moguls von Delhi getragen und den Ihre Majestät Königin Viktoria 1876 angenommen hatte. Seit 1900 war diese Medaille die höchste Belohnung für öffentliche Dienste in Indien.

Eines Nachmittags im April 1920 ging Ida auf der vor Hitze glühenden Straße zu dem Studentenheim in der Officers' Line, wo ihre erste Klasse wohnte. Es waren dort noch zwei Häuser dazugepachtet worden, aber es war immer noch eng. Im zweiten Jahr nach der Eröffnung der medizinischen Schule hatten sich neunundachtzig Mädchen beworben. Ida hatte fünfundzwanzig angenommen, und es waren nun achtunddreißig Schülerinnen in den beiden Klassen. Das Schuljahr war gerade zu Ende. Von den beiden Klassen hatten diesmal ein paar Schülerinnen die jährliche Prüfung nicht bestanden. Aber Idas Schule hatte trotzdem immer noch die Führung unter den medizinischen Schulen der Präsidentschaft.

Das Krankenhaus war stärker besetzt als je. Die Regierung verlangte drei Lehrbetten für jeden Studenten, und so mußten oft fast sechzig Betten auf den Veranden aufgestellt werden. Aber das Schell-Krankenhaus war jetzt ein fester Bestandteil der medizinischen Schule, und das gemeinsame Projekt wurde von mehreren konfessionellen Missionsgruppen getragen, die auch neue Ärztinnen nach Vellore geschickt hatten: Dr. McPhail von der »United Free Church« und Dr. Kinnaman von den amerikanischen Baptisten. Zwei Schwestern, Dr. Jessie und Dr. Elizabeth Findlay, die von den kanadischen Baptisten ausgesandt waren, befanden sich auf dem Weg nach Indien.

Und in den Vereinigten Staaten arbeiteten Mrs. Peabody und ihre tapfere Schar, um das nötige Geld nicht nur für Vellore, sondern noch für sechs andere Frauen-Colleges im Orient aufzubringen. Die Hunderte von Vorsitzenden aller Denominationen warteten mit verhaltenem Atem auf das Ergebnis ihres Gesuchs um eine Million Dollar, das sie an den »Laura Spelman Rockefeller Memorial Fund« eingereicht hatten. Aus fast jedem Überseebrief hörte Ida von neuen Erfolgen.

»Eine Kirche in Providence hat zehntausend Dollar für den

Operationssaal bewilligt«, hatte Mrs. Peabody gerade geschrieben.

Ein Mr. Fillebrown hatte seiner Tochter Rachel zur Hochzeit zehntausend Dollar für ein Schwesternheim geschenkt. Eine bescheiden und zurückgezogen lebende Frau aus Massachusetts, Ellen Cole, hatte so viel gestiftet, daß die Klinik in der Stadt gebaut werden konnte. Idas Aufregung und Freude waren grenzenlos.

Ihre Schritte wurden immer schneller, als sie in den schmalen Pfad einbog, der zu einem Nebengebäude hinter dem Studentenheim führte. Kaum hatte sie den kleinen Garten betreten, als sie zwanzig Kinderstimmen jubelnd begrüßten.

»Doktor-Mutter kommt! Doktor-Mutter kommt!«

Umringt von der übermütigen kleinen Schar, ging sie zu der Veranda des kleinen Hauses und sank lachend auf eine kleine Bank.

»Vanthuparungle, meine lieben Kleinen! Seht, was ich euch mitgebracht habe!«

Sie hob den Deckel von dem Korb, den sie neben sich gestellt hatte, und gab jedem Kind eine zuckersüße Mangopflaume. »Eine für Mana, eine für Esther . . . Padmathi . . . Thanabakiam . . . Devadasen . . .« Sie blickte hoch, als eine mütterlich aussehende indische Frau in weißem Sari aus dem Haus trat. »Sind sie heute artig gewesen, Mrs. Enoch?«

»Es sind gerade keine Engel«, sagte diese lächelnd. »Wenn sie gar zu wild werden, müssen sie sich alle zusammen hinsetzen und singen.«

Eine der beiden diensthabenden Pflegerinnen hatte schon angefangen, die Kleinsten zu baden. Ihr Lärmen und Quieken tönte zu Ida herüber. Sie seufzte tief auf vor Erleichterung. Ihre »adoptierten« Kinder hatten endlich ein eigenes Heim mit zwei Zimmern, einer Küche und genügend Veranden; Bäume, unter denen sie spielen konnten, und einen Garten mit leuchtenden Dotterblumen. Kein Schelten und Ruhegebieten mehr, weil sie zuviel Lärm machten und die Patienten stören könnten.

Mana, eine der kleinen Waisen, die die Grippe-Epidemie hinterlassen hatte, schlich sich an Ida heran, die großen dunklen Augen entzückt auf ihr weiß-goldenes Haar geheftet.

»Ist das echt?« fragte sie schüchtern. »Mana anfassen?«

Lachend zog Ida das Kind auf ihren Schoß und ließ es mit seinen kleinen Fingern die seidige Fülle berühren.

Zu Mary Taber hatte sich zunächst ein kleines Albino-Mädchen, Keziah, gesellt, das Dr. Lew Scudder vor Jahren hergebracht hatte. Nach und nach waren immer mehr Kinder dazugekommen, so daß die kleine Schar jetzt aus dreiundzwanzig bestand. Die jüngsten waren sechs Monate, die älteste war sechzehn Jahre. Die beiden mutterlosen Babies hatte Ida auf der Landstraße gefunden, kleine Bündel aus Haut und Knochen. Padmathi war gleich nach ihrer Geburt in einen Dornbusch geworfen und von einem Kuhhirten gefunden worden, der sie nach Gudiyattam gebracht hatte. Esther Thayamma war das Kind einer Schwindsüchtigen, das ihr diese auf dem Sterbebett übergeben hatte. Ein paar kleine Waisen hatte Annie Hancock aus dem Gefängnis mitgebracht, als ihre Mütter dort starben.

»Wir könnten fünfzig ernähren, wenn wir nur ein größeres Haus hätten«, dachte sie, als sie nach Hause ging.

Unterwegs traf sie Mary Taber, die gerade von einem Missions-Internat aus Madras heimgekommen war, ein liebliches junges Mädchen mit lachenden Augen und weichen, dunklen Zöpfen. Sie gingen miteinander bis zu Idas Bungalow, dann lief Mary zur Abendmahlzeit ins Schwesternheim hinüber; denn sie aß immer noch lieber Reis und Curry als Hammelfleisch und Kartoffeln.

»Mrs. Gnanammal kam heute mit einem Anliegen zu mir«, sagte Idas Mutter beim Nachtisch. »Es muß wohl eine indische Christin aus Bombay ins Krankenhaus eingeliefert worden sein. Sie war am Sonntag in der Kirche.«

»Ich weiß, wen Sie meinen«, sagte Gertrude Dodd, die Idas Gesicht beobachtete, um zu sehen, ob ihr der Pudding schmeckte. »Ihr Mann ist Pfarrer der ›Church of England‹. Sie sieht recht intelligent und gebildet aus.«

Ida hörte nur halb zu. Der riesige Zimmerfächer an der Decke schien kleine Hitzewellen wie aus einem Hochofen umherzuschleudern, statt die Luft abzukühlen. Sein rhythmisches Sausen übte, zusammen mit der Hitze, eine betäubende Wirkung aus. Sie konnte sich kaum dazu aufraffen, den Löffel zu den Lippen zu heben und zu murmeln: »Guter Pudding, Gertrude, gut und kühl.«

Gertrude lächelte befriedigt.

»Es ist Mangocreme. Ich hatte ihn im Brunnen. Der Boy hat ihn eben erst herausgeholt.«

»Diese Frau sah Mary Taber in der Kirche«, fuhr Mrs. Scudder fort. »Sie war ganz entzückt von ihr und hat Mrs. Gnanammal gebeten, eine Heirat zwischen Mary und ihrem Sohn in die Wege zu leiten.«

Bei diesen Worten horchte Ida plötzlich auf.

»Heirat? Mary Taber? Wie – wie kann die Frau das wagen? Weiß sie nicht, daß wir nichts von Kinderheiraten wissen wollen?« Mrs. Scudder lächelte.

»Das ›Kind‹, von dem du sprichst, ist sechzehn Jahre alt. Es wird vielleicht schon siebzehn sein, ehe die Verlobung zustande kommt. Sogar in den USA ist eine Heirat mit siebzehn Jahren ganz in der Ordnung. Und wir sind in Indien, nicht in Amerika!«

Ida war wie vor den Kopf geschlagen. Als sie an diesem Abend in den Spiegel blickte, wurde ihr auf einmal klar, daß sie schon fünfzig Jahre war. Sie sah zwar nicht so aus. Ihre helle Haut zeigte noch keine Falten, und ihr leuchtendweißes Haar schien eher ein Zeichen von Jugend als von Alter zu sein. Sie fühlte sich auch noch nicht so alt. Sie konnte beim Bergsteigen noch Teenager überrunden und sie beim Tennisspielen in den Schatten stellen. Aber – es war fünfzehn Jahre her, seit Burchfield Milliken gestorben war. Und Mary Taber, ihr Baby, war schon reif zur Ehe.

Aber nicht ohne Liebe, dachte Ida aufsässig. Nicht, ohne den Mann vorher gesehen zu haben! Das konnte sie nicht zulassen.

Am nächsten Tag hatte Ida eine lange Unterredung mit Mrs. Gnanammal. Dann wurde ein Brief an die Eltern des jungen Mannes geschickt, in dem um eine Zusammenkunft gebeten wurde; ein zweiter an einen Pastor in Bombay, der einige Fragen über den zukünftigen Bräutigam und seine Familie enthielt. Wenn Mary Taber nach morgenländischer Sitte verheiratet werden mußte, dann wollten ihr Ida und ihre Mutter wie gute indische Eltern den besten Gatten besorgen, den sie finden konnten, und ihr auch die schönste Hochzeit ausrichten. Monate vergingen. Endlich kam der Tag, wo die beiden jungen Leute sich zum ersten Mal begegnen sollten.

Ida hatte Mary Taber zu sich ins Zimmer gerufen.

»Ich – ich habe dir etwas zu sagen, mein liebes Kind. Ich weiß nicht recht, wie du darüber denken wirst. Aber – Mrs. Gnanammal – Gnanamantie – meinte, es wäre richtig so.«

»Ja?« Mary Taber sah Ida fragend an.

»Unten wartet ein junger Mann, der dich gern kennenlernen möchte. Er ist mit seinen Eltern und einigen Verwandten aus Bombay gekommen. Meine Mutter und ich haben schon mit ihm gesprochen. Wir mögen ihn gern. Er sieht auch gesund und kräftig aus.«

Ach, du meine Güte! dachte Ida entsetzt. Was mache ich denn da? Will ich ihr einen Ochsen verkaufen?

»Ja, ich weiß«, sagte das junge Mädchen ruhig. »Gnanamantie hat mir davon erzählt.

Ida atmete erleichtert auf. Sie zog ihre Pflegebefohlene zärtlich an sich. »Du brauchst ihn nicht zu heiraten, wenn du ihn nicht magst, Liebling. Wir möchten gern, daß du wirklich glücklich wirst. Es kommt uns so seltsam vor, daß wir dich mit jemand verloben sollen, den du nie gesehen hast.«

»Aber ich sehe ihn doch heute«, entgegnete Mary Taber treuherzig. »Hast du das nicht eben gesagt?«

»Ja, mein Liebes, das stimmt auch. Wie dumm ich bin!«

Lächelnd nahm Ida eine große, rosa Hibiskusblüte aus der Schale auf ihrem Tisch und befestigte sie über dem dunklen Zopf.

»Er wird dich gernhaben«, sagte sie liebevoll. »Er wird gar nicht anders können! Aber – versprich mir, Kind, daß du mir sagst, wenn – wenn du ihn nicht magst.«

»Ich verspreche es dir«, sagte Mary Taber ernst.

Sie gingen hinunter ins Wohnzimmer, wo der zukünftige Bräutigam und seine Eltern mit Mrs. Scudder und Miss Dodd beim Tee saßen. Die beiden jungen Leute wurden einander vorgestellt, wechselten ein paar belanglose Worte und sahen sich über den Rand ihrer Teetassen schüchtern an. Ida betrachtete den jungen Mann mit prüfenden Blicken, in denen fast ein wenig Eifersucht lag. Erleichtert stellte sie fest, daß er kluge, gütige Augen hatte. Aber sie war noch nicht ganz befriedigt. Sie wußte, Mary lachte gern, und ihr zukünftiger Bräutigam hatte während des Beisammenseins nicht ein einziges Mal gelächelt.

»Gefällt er dir?« fragte sie das junge Mädchen, als die Gäste abgefahren waren.

Die Antwort klang ganz ruhig. Ja, er gefiel ihr. Sie fand ihn sehr nett. Aber sie wußte natürlich noch nicht viel über Männer. Sie überließ Ida und ihrer Mutter die Entscheidung. Sie wußten, was das Beste für sie war. Zwei Tage später versammelten sich die Familien abends um sechs Uhr auf der Veranda unter dem »Kailas«. Die Familie des Bräutigams überreichte fünf Tabletts, eins beladen mit Früchten, eins mit Kokosnüssen, eins mit Betelnüssen und -blättern, eins mit Blumengirlanden und eins, auf dem ein Verlobungsring, eine Halskette, ein Sari, eine Bluse und Parfüm lagen. Wie es in Indien Brauch war, wurden immer eine ungerade Zahl von Gegenständen geschenkt, also fünf oder sieben, aber niemals dreizehn. Die Halskette bestand aus siebzehn Sovereigns (Zwanzig-Schilling-Stücken).

Unter den zahlreichen Gästen war auch der indische Pastor Rev. Simon Cornelius. Nachdem mehrere Choräle gesungen worden waren, erhob er sich. »Wir sind zusammengekommen, um die Verlobung Mary Tabers mit Barnabas Guest Sebastian bekanntzugeben«, begann er feierlich. Dann verlas er die Geschichte von Isaak und Rebekka aus der Genesis. Wieder wurden Choräle gesungen, und dann sagte der Pastor:

»Wie Isaak Rebekka Gaben brachte, so sind auch diese Gaben gebracht worden.«

Mary Taber erhob sich von ihrem Stuhl. Die Schwestern des Bräutigams trugen die fünf Tabletts zu Rev. Cornelius, der sie segnete. Dann führten sie Mary in Mrs. Scudders Schlafzimmer und zogen ihr den neuen Sari an. Als sie an ihren Platz zurückgekehrt waren, sprach der Pastor ein Gebet, und dann folgte ein formelles Dinner. Damit war die Verlobung vollzogen.

An den drei folgenden Sonntagen wurde das junge Paar in der Kirche aufgeboten. Mrs. Gnanammal hatte die Abendländer sorgfältig in die landesüblichen Sitten bei einer indischen Hochzeit eingeweiht. In der Nachbarschaft war ein Haus für die Familie des Bräutigams gemietet worden. Nach dem Gottesdienst am dritten Sonntag setzte Mrs. Scudder Mary Taber in einen Wagen und brachte sie dorthin, wo sie bis zum Abend bei ihrem Bräutigam und seiner Familie bleiben durfte.

Die Hochzeit, die eine Woche später stattfand, war eine großartige Feier. Da die Missionare der Umgegend gerade zu dem jährlichen Januartreffen nach Vellore gekommen waren, war die Kirche brechend voll. Elegante Kleider streiften reich gestickte Saris, und blumengeschmückte Hüte wetteiferten mit kostbaren seidenen Turbanen.

Die Braut, die klein und verschüchtert aussah, als sie zu dem ruhig und gelassen dastehenden Fremden an den Altar trat, schien diese Verschmelzung von Ost und West in sich zu verkörpern. Aus den Falten ihres schweren goldgestickten Hochzeitssaris sah eine steif gefütterte Bluse mit einem Stehkragen und langen, weiten Spitzenärmeln hervor. Und dazu trug sie einen Kranz von orangefarbenen Blüten und einen weißen Hochzeitsschleier!

»Oh, was haben wir getan!« dachte Ida, als sie das freudlose junge Gesicht darunter sah. »Aber – was hätten wir denn tun sollen?«

Während des zeremoniellen Empfangs saß das Paar auf einer verschwenderisch geschmückten kleinen Polsterbank, fast begraben unter Girlanden und Geschenken, die zu ihren Füßen aufgestapelt lagen. Mary Taber öffnete die Päckchen und lächelte dabei höflich, aber ohne ein Zeichen der natürlichen Fröhlichkeit, die man bei ihr gewöhnt war. Zwischen den Liedern, Gebeten und Ansprachen, die nun folgten, wechselten Braut und Bräutigam kaum einen Blick oder ein Wort. Ida beobachtete sie mit wachsender Sorge.

Bei den Vorbereitungen zum Hochzeitsmahl wurde der Gegensatz zwischen Ost und West besonders deutlich. Für die Abendländer waren Tische mit Tellern, Messern und Gabeln aufgestellt worden, für die indischen Gäste lagen Matten auf dem Rasen und davor Bananenblätter als Teller. Es war Brauch, daß das Brautpaar die Gäste bedienen half. Als der Augenblick gekommen war, daß sie sich dafür fertigmachen mußten, folgte Mary Taber ihrem Gatten in ein kleines Zimmer außerhalb des Hofes, schüchtern und unterwürfig wie eine Hindufrau. Besorgt sah Ida sie gehen. Sie wäre noch besorgter gewesen, wenn sie gewußt hätte, welche Gefühle sich hinter dem demütigen Äußeren verbargen.

Als Mary Taber zum ersten Mal mit ihrem Gatten allein war, war ihr vor Angst die Kehle wie zugeschnürt. In der formellen Kleidung, beladen mit den vielen Girlanden sah er riesengroß und bedrohlich aus. Sie wagte ihm nicht einmal ins Gesicht zu blicken. Mit zitternden Händen legte sie den Schleier ab und zog das Ende des seidenen Saris über ihren Kopf. Es war so schwer, daß es wieder herabrutschte, so daß sie es unter dem Kinn festhalten mußte. Sie kam sich vor wie eine Mohammedanerin oder eine der Hindufrauen aus hoher Kaste, die scheu und geduckt ins Krankenhaus schlichen, das Gesicht hinter einer Burka oder einem schützenden Schleier verborgen.

Niemand hatte sie richtig auf diesen Augenblick vorbereitet. Idas Mutter hatte es versucht, und Gnanamanthi hatte es versucht. Aber ihre Raschläge waren ganz entgegengesetzt gewesen. »Sei ganz du selbst, Liebling!« – »Was die Abendländer dir auch sagen mögen, eine Frau muß ihrem Mann untertan sein.«

Der Bräutigam zog seinen Rock aus, hielt ihn einen Augenblick unschlüssig in der Hand und reichte ihn ihr dann hin.

»Hier!« sagte er steif. »Willst du ihn bitte aufhängen.«

Das konnte eine Frage sein, konnte aber auch ein Befehl sein. Mary Taber sah kurz zu ihm auf. Aber sein Gesicht verriet nichts. Sie stand noch hilfloser da als er. Es war das erste Mal in ihrem Leben, daß sie einen Männerrock in der Hand hatte. Was sollte sie damit tun? Es war kein Sari, den man flach zusammenlegte . . . Endlich ging sie, ihn behutsam zwischen Daumen und Zeigefinger haltend, auf einen Stuhl zu und ließ ihn auf den Sitz fallen.

»Nein, nicht so! Das muß ordentlich gemacht werden! Sieh her, ich will es dir zeigen!«

Mit zusammengepreßten Lippen sah sie zu, wie ihr Gatte den Rock aufhob, die Falten, die gar nicht da waren, glattstrich und ihn mit großer Sorgfalt über die Lehne des Stuhles hängte. Mary Taber ballte die Hände. Der Sari rutschte über ihren Kopf zurück. Aber sie dachte gar nicht daran, ihn wieder darüberzuziehen. Sie hatte keine Angst mehr. Sie war wütend.

»Nallathu! Recht so!« rief sie ungestüm. »Wenn dir's nicht gefällt, wie ich es mache, dann machst du es eben das nächste Mal hübsch allein!«

Der junge Mann drehte sich vor Bestürzung so heftig um, daß der Rock zu Boden rutschte. Er starrte sie an, als hätte er sie noch nie gesehen. Auch sie starrte ihn an. Mit prüfendem Blick maß sie die stolze Haltung seiner breiten Schultern, sah sie in sein ernstes, kluges Gesicht. Da blitzte es in seinen Augen auf, und er begann zu lächeln.

Demütig bückte sich Mary Taber Sebastian, hob den Rock ihres Gatten auf, schüttelte und glättete ihn und hängte ihn nun mit echt fraulicher Geschicklichkeit über die Stuhllehne.

Als sie Seite an Seite in den Hof zurückkamen und anfingen, ihre Gäste zu bedienen, sah Ida, staunend und erleichtert zugleich, daß ihre junge Pflegebefohlene gar keinen niedergeschlagenen Eindruck mehr machte. Als sie neben ihrem Gatten stand und seine Hand die ihre umschloß, während sie nach amerikanischer Sitte zusammen das erste Stück von der turmhohen Hochzeitstorte abschnitten, war der Blick, den sie miteinander tauschten, nicht mehr der von Fremden.

Colonel Paton, der Chirurg des »Indian Medical Service« im staatlichen Krankenhaus von Vellore, hatte einen heißen Tag. Seine Station wimmelte von Patienten. Dazu kam, daß ein Fall eingeliefert worden war, bei dem er weder eine feste Diagnose zu stellen, noch ohne erfahrene Assistenz zu operieren wagte.

»Schickt nach Dr. Ida Scudder!« befahl er.

Sie kam sofort und bereitwillig wie immer und sah so frisch aus, als ob ihr eine Temperatur von 41 Grad im Schatten gar nichts ausmachte. »Tut mir leid, daß ich Sie bemühen muß«, entschuldigte er sich. »Ich habe zu wenig Assistenten. Das Krankenhaus ist gestopft voll. Dazu dieser schwere Fall. Ein scheußlicher Tag!«

Ida lächelte verständnisvoll. »Bei mir geht es heute ähnlich.«

Sie bestätigte seine Diagnose, und dann operierten sie zusammen.

Ida war zwar kein glänzender Chirurg, aber sie arbeitete flink und sorgfältig und wußte mit den feinen Geweben so behutsam umzugehen, daß sich Colonel Paton immer wieder wunderte.

Da er sich sehr in ihrer Schuld fühlte, weil er sie von ihrer eigenen Arbeit weggeholt hatte, war er fast froh, als er ein paar Stunden später von ihr gebeten wurde, ihr bei einem schwierigen Fall im Schell-Krankenhaus zu assistieren.

Es war gut, daß Ida so viel Energie und Lebenskraft besaß. Sie hatte jetzt ein Krankenhaus zu leiten, zwei wöchentliche Außenpraxen und eine medizinische Schule, die vier Klassen mit fünfundsechzig Studentinnen umfaßte. Gewiß, sie hatte mehr Hilfe als früher. Jessie und Elizabeth Findlay waren aus Kanada eingetroffen, Jessie groß, würdevoll und tüchtig, Elizabeth zart und fraulich, mit duftigem Haar und blauen Augen. Besonders Jessie war sofort eine außerordentliche Hilfe für Ida, die sich gar nicht mehr denken konnte, wie es ohne sie gegangen war. Seit kurzer Zeit gehörte zu ihrem Ärztestab die in Deutschland geborene amerikanische Ärztin Dr. Anna Degenring, die eine etwas scharfe Zunge hatte, aber auch sehr liebenswürdig und freundlich sein konnte. Sie hatte ein unheimlich feines Gehör für tropfende Wasserhähne und eignete sich durch ihre typisch deutsche Sparsamkeit vortrefflich als College-Schatzmeisterin.

Ida brauchte alle diese Hilfskräfte dringend; denn zu ihren schon ohnehin reichlichen Aufgaben kam nun auch noch die, die Ausführung des großen Bauprogramms zu überwachen, dessen Fortschritt von dem Erfolg des Missions-Feldzugs in Amerika abhing. Die Regierungsgelder, die für die Vergrößerung des Krankenhauses zur Verfügung gestellt waren, waren verbraucht. Es mußten unbedingt neue kommen. Als Lord Willington, der Gouverneuer der Präsidentschaft Madras, Vellore besuchte, bemühte sich Ida vergeblich um ein Interview mit ihm. Als sie dann beim Kollektor, dem obersten Verwaltungsbeamten der Stadt, zum Tee eingeladen wurde, beschloß sie, um jeden Preis mit ihrem Anliegen an ihn heranzutreten. Sie war sehr erstaunt, als er selbst darum bat, daß sie an seiner rechten Seite sitzen sollte.

Kurz nach seinem Besuch bewilligte die Regierung von Madras 100 000 Dollar für ihr Projekt, unter der Bedingung, daß sie selbst noch einmal den gleichen Betrag aufbringen konnte.

Unter der Bedingung, daß . . .

»Der Rockefeller-Fonds will uns eine Million Dollar für unsre sieben Frauen-Colleges im Orient geben«, berichtete die tapfere Mrs. Peabody, die im Westen der Vereinigten Staaten bei sechzig Frauengruppen gesprochen und geworben hatte. »Aber – nur unter der Bedingung, daß wir ebenfalls zwei Millionen aufbringen. Und sie wollen uns nur zwölf Monate Zeit dazu lassen, das Kalenderjahr 1922.«

Oh, wenn sie doch jetzt drüben mit an vorderster Front stehen könnte! An Mut würde es ihr gewiß nicht fehlen. Das bewies sie auch in dieser unruhigen Zeit der Freiheitskämpfe. Immer wieder kam es zu Zusammenstößen zwischen Hindus und Moslems, die, wie viele Inder behaupteten, noch von den Engländern geschürt wurden. Im Jahre 1921 machte eine Gruppe von Bauern unter Anführung der Moplahs, einer extremistischen Moslemsekte, die ihren Hauptsitz in Malabar an der äußersten Südwestküste Indiens hatte, einen Aufstand gegen die hinduistischen Gutsherren und Geldverleiher. Der zunächst örtlich begrenzte Tumult breitete sich aus. Andere Moslemgruppen verbanden sich mit den Moplahs gegen die Hindus, und bald überschwemmte eine Woge religiöser Konflikte ganz Süd-Indien.

Als sie Vellore erreichte, wurde das Standrecht über die Stadt verhängt. Missionare, Ärzte und Schwestern durften nur durch gut bewachte Straßen gehen. Die von Moslems bewohnten Stadtteile waren auch für sie gesperrt. In diesen Tagen wurde Ida zu einem gefährlich erkrankten Patienten gerufen, der in einem dieser Sektoren wohnte. Sie machte sich fertig, hinzufahren.

»Aber du darfst doch das Gesetz nicht übertreten!« warnten ihre Freunde.

»Wenn ich nicht gehe, verstoße ich gegen ein höheres Gesetz«, erwiderte Ida.

Sie zog eine Burka an, ein weites, mantelähnliches Kleidungsstück, in das sich Mohammedanerinnen einhüllen, wenn sie auf die Straße gehen, und fuhr in einem gewöhnlichen Bauernwagen in den verbotenen Stadtteil. Sie behandelte ihre Patientin, teilte aber den Behörden nichts mit. Wäre sie in ihrer Verkleidung entdeckt worden, dann hätte das bei den bestehenden Spannungen zu einem Tumult kommen können. Inzwischen ging in Thotapalayam, dem Stadtteil von Vellore, wo die neuen Krankenhausgebäude errichtet werden sollten, die Arbeit langsam, aber stetig voran. Zuerst sollten das Ärztewohnhaus und das Schwesternheim fertiggestellt werden. Ganz in der Nähe davon entstanden schon auf demselben, zwanzig Morgen großen Grundstück die Mauern der neuen Klinik. Daneben sollten eine Kapelle, eine Kinderstation und ein Entbindungsheim gebaut werden.

Idas nächste Sorge galt dem College auf dem zweihundert Morgen großen Gelände vier Meilen südlich der Stadt. Wenn sie sah, wie langsam die Frauen mit ihren Körben voll Erde und den schwindelnd hohen Lasten von Backsteinen auf dem Kopf die Leitern hinaufstiegen, wurde sie oft ungeduldig. Aber endlich war doch das Ärztewohnhaus und kurz darauf das Schwesternheim fertig, und Ida siedelte überglücklich vom Bungalow neben dem Schell-Krankenhaus auf den eine Meile entfernten Bauplatz in Thotapalayam über.

Durch diesen Umzug wurde aber ihre Arbeitslast nicht vermindert, sondern noch erhöht. Die eine Hälfte ihrer Studentinnen war in dem neuen Schwesternheim mit untergebracht, die andere Hälfte wohnte noch in der Officer's Line, drei Meilen entfernt. Das Schell-Krankenhaus lag in der Mitte zwischen beiden. Das erschwerte den Verkehr untereinander. Dabei dauerte es wenigstens noch drei Jahre, bis die Hauptgebäude in Thotapalayam fertig waren.

Die Margosa-Bäume, die sie reihenweise hinter dem neuen Bungalow anpflanzte, lehrten sie Geduld. Ebenso der große indische Feigenbaum, an dessen Luftwurzeln man die Jahrzehnte, ja, vielleicht sogar ein Jahrhundert seines Alters ablesen konnte.

»Nicht eilen!« riefen sie ihr zu. »Sieh, wieviel Zeit Gott einem Baum zum Wachsen gibt!«

Auch die ruhige, immer fröhliche Art ihrer Mutter half ihr oft über ihre Ungeduld hinweg. Mrs. Scudder war mit ihren mehr als achtzig Jahren immer noch fähig, den Haushalt zu leiten. Sie hatte sich schnell in der neuen Wohnung eingelebt und nahm mit großem Interesse an allem teil, was Ida bewegte.

So war es auch für sie ein großer Tag, als am 24. März 1922 die Studentinnen des ersten vierjährigen Lehrgangs ihr Examen bestanden. Als Symbol dafür, daß das Ende nur ein Anfang war, pflanzten die jungen Mädchen einen Baum. Colonel Bryson, der vor vier Jahren so skeptisch gewesen war, freute sich nun, den Erfolg würdigen zu können.

Er sagte in seiner Ansprache, er hätte von Anfang an gewußt, daß das kühne Projekt von Erfolg gekrönt sein würde. Das wäre neben dem schönen Verhältnis zwischen Lehrern und Schülern vor allem Dr. Ida Scudder zu verdanken, »– einer Frau, die nicht nur hohe Pläne, sondern auch einen zähen, unbeugsamen Willen hat. Und –«, er lächelte ein wenig anzüglich, »nicht übermäßig bescheiden und wortkarg bei ihren Forderungen war.«

Ida hatte allen Grund, zufrieden zu sein. Ebbie Gnanamuthu, die die Beste in Chirurgie war, hatte im Wettstreit mit jungen Männern von sieben staatlichen medizinischen Schulen auch in Anatomie eine goldene Medaille gewonnen. An die Stelle der vierzehn, die jetzt abgingen, traten wieder mindestens ebensoviele tüchtige, junge Studentinnen. Jedes Jahr erhielt Ida jetzt fast zweihundert Bewerbungen um Zulassung zum Studium.

In diesem Frühjahr erfuhr sie in Kodaikanal, daß das herrliche Stück Land, ihr geliebtes »Hill Top«, wo sie sich ein Landhaus bauen wollte, in nächster Zeit versteigert werden sollte.

Als sie am 5. Mai auf Urlaub nach Amerika fahren mußte, bat sie ihren Bruder Walter, der noch mehrere Wochen in Kodai blieb, flehentlich, es für sie zu erwerben.

»Kauf es so billig wie möglich, aber kauf es! Du kannst die kleine Erbschaft mit dazu benutzen, die ich von Tante bekommen habe.«

Er sah sie liebevoll an. Wie jeder ihrer fünf Brüder hätte er versucht, ihr den Kohinoor zu verschaffen, wenn sie ihn sich gewünscht hätte. »Ich will mir Mühe geben, Bonny. Aber wahrscheinlich wird der Preis sehr hoch sein. Es ist das schönste Stück Land auf der ganzen Bergkette. Wenn einer dieser reichen Engländer oder ein Maharadscha von dem Verkauf Wind bekommt, dann haben wir verloren. Häng dein Herz nicht daran, Bonny!«

Aber an ihrem Gesicht konnte er sehen, daß seine Warnung schon zu spät kam.

Auch Walters Urlaub war zu Ende, und noch immer stand der Auktionstermin nicht fest. Er bat einen anderen Missionar in Kodaikanal, Idas Sache zu vertreten. Endlich wurde bekanntgegeben, daß das Grundstück am 15. September um acht

Uhr morgens mit einem Startpreis von 330 Rupien und sechs Anna versteigert werden sollte. Der Tag kam heran, und Idas Vertreter erschien pünktlich. Es war niemand da außer Mr. Logan, der die Gemeindeverwaltung repräsentierte.

Der Missionar blickte auf seine Uhr.

»Es ist acht Uhr«, sagte er in geschäftsmäßigem Ton zu dem Agenten. »Sie haben die Versteigerung auf acht Uhr angesetzt.«

»Aber – es ist doch niemand da!« erwiderte Mr. Logan hilflos.

»Ich bin da«, sagte der Missionar bestimmt. »Ich bin ein Käufer. Ich biete 340 Rupien für das Grundstück.«

Da keine Konkurrenten da waren, mußte Mr. Logan das acht Morgen große Stück Land, den schönsten Aussichtspunkt in ganz Kodaikanal, für die bescheidene Summe von etwas mehr als siebzig Dollar verkaufen.

Nachdem die Auktion geschlossen war, erschienen ein paar reiche Inder, die bis zu 2000 Rupien bieten wollten.

»Tut mir leid«, sagte Mr. Logan. »Sie kommen zu spät.«

»Unser Freund, der Missionar, hatte eine kleine Ausgabe von einer Rupie und neun Annas, um die Banknoten von Madras zu beschaffen. So hat Dich Dein ›Naboths Weinberg‹ nur 341 Rupien und neun Annas gekostet. Meine herzlichsten Glückwünsche, Bonny! Dein Dich liebender kleiner Bruder.

P. S. Du bist sicher unter einem glücklichen Stern geboren.«

Idas Schiff fuhr fast ohne anzuhalten von Bombay nach Boston. Nachdem es in Aden eingelaufen war, dampfte es über Tunis und Algier, ohne den Passagieren einmal Zeit zu geben, an Land zu gehen. Mrs. Scudder und Gertrude Dodd warfen sehnsüchtige Blicke zu der farbenprächtigen Küste hinüber, aber Ida zeigte kein besonderes Interesse. Sie hatte einen dringenden Brief von Lucy Peabody bekommen. »Für das Krankenhaus und die College-Gebäude sind wieder Spenden eingegangen. Mrs. William Bancroft Hill stiftet zum Andenken an ihre Eltern die College-Kapelle. Professor Frank Ewart stiftet 10000 Dollar für das Entbindungsheim. Aber die Hauptsumme wird natürlich Dein Anteil an dem Rockefeller-Geld sein, das unter die sieben Frauen-Colleges für den Orient aufgeteilt werden soll.«

Und um die Million Dollar vom Rockefeller-Fonds zu bekommen, mußten sie zwei Millionen Dollar aufbringen, und das bis zum Ende des Jahres!

Es war der 5. Juni 1922, als ihr Schiff im Hafen von Boston einlief.

Mrs. Peabody war ein tüchtiger General, und sie hatte in den führenden Frauen von zehn Denominationen ebenso tüchtige Offiziere. Aber sie sahen sich einer gigantischen Aufgabe gegenüber. Als Ida ankam, war das erste halbe Jahr schon vorüber, und die zwei Millionen erschienen noch unerreichbar. Ida nahm sich gerade noch die Zeit, ihre Mutter zu ihren Söhnen und Schwiegertöchtern zu bringen und sich ein paar neue Kleider zu kaufen. Dann machte sie sich auf die Tour.

New York ... Des Moines ... Cincinnati ... Dayton ... St. Paul ... St. Louis ...

Ida kämpfte mit leidenschaftlichen Worten für ihre Sache:

»In Indien 165 Millionen Frauen und Mädchen ... 33 Millionen Witwen, Hunderttausende davon noch Kinder ... Nur 159 christliche Ärztinnen. Wir müssen den Frauen Indiens helfen, daß sie sich selbst helfen können!«

Boston ... New Haven ... Hartford ...

Sie war mit Pauline Jeffery, die jetzt in den Vereinigten Staaten studierte, unterwegs nach Hartford, als sie einen Brief erhielt, der ihr plötzlich allen Mut nahm. Sie las ihn einmal, zweimal.

»Nein!« stöhnte sie laut. »Das können sie nicht tun! Das geht einfach nicht!«

Die Arcot-Missionsgesellschaft hatte bei ihrer jährlichen Konferenz in Indien fast einstimmig ihre Mißbilligung darüber ausgedrückt, daß das medizinische College mit Hilfe der Regierung von Madras auf dem 200 Morgen großen Bauplatz südlich von Vellore gebaut werden sollte, den Ida im Namen der »Union Missionary Medical School« sichergestellt hatte.

Dr. Jessie Findlay war fast die einzige gewesen, die Idas langjährigen Plan unterstützt hatte.

»Bande!« rief Ida verbittert. »Die haben überhaupt kein bißchen Phantasie!«

Aber Mrs. Peabody ist ja noch da, tröstete sie sich. Die hatte Phantasie und glaubte an das Vorhaben. Mrs. Peabody würde ihr in ihrem Kampf helfen.

Es war ein vernichtender Schlag für Ida, als Lucy Peabody am 22. Dezember schrieb:

»Ich bin wirklich froh, daß es nun entschieden ist. Ich habe immer Bedenken wegen des gesonderten Bauplatzes gehabt, wie Sie gewiß auch. Wir wollen die zweihundert Morgen nicht völlig aufgeben. Wir können sie für ein Lager oder ein Genesungsheim verwenden. Ich meine, wir sollten deswegen sofort eine Versammlung unsres gesamten Frauen-Komitees einberufen.«

Ida kämpfte verzweifelt für ihre Idee. Gleichgültig, wie das Frauen-Komitee entschied, sie würde nicht nachgeben. Ihr schönes, weißes College auf den kleinen Platz inmitten enger, muffiger Basare zu bauen, wenn zweihundert Morgen Land da waren, nur von Himmel und Bergen begrenzt, das wäre genauso, als ob man das Tadsch Mahal auf einen engen Bauplatz am Times Square quetschen wollte!

Ida war ebenso fest entschlossen, neue Mitarbeiterinnen zu werben, wie Geld aufzubringen. Und sie betrieb beides mit derselben Hartnäckigkeit. In der Mayo-Klinik fand sie Carol Jameson, die eigentlich schon eine Stelle als Missionsärztin an der Medical School in Peking angenommen hatte.

»Wir brauchen Sie aber dringend«, sagte Ida zu dem jungen Mädchen. »Haben Sie schon einmal unterrichtet?«

»Nur Chemie«, erwiderte Dr. Jameson.

»Fein! Dann müssen Sie nach Vellore kommen und bei uns den Unterricht in Chemie übernehmen.«

Und Carol Jameson willigte ein.

Manchmal genügte schon Idas persönlicher Zauber, um Freiwillige für sie zu gewinnen. So war es bei Treva Marshall, die von dem Augenblick an, wo sie Ida sah und sprechen hörte, nicht mehr ruhte, bis sie von ihr als Diätetikerin nach Vellore verpflichtet wurde. Als sie sechs Monate später von Ida ein Telegramm erhielt, in dem stand: »Studieren Sie Röntgenologie!«, ließ sie sich gar nicht erschüttern. Gut! Wenn eine Röntgenassistentin nötiger gebraucht wurde, dann studierte sie eben noch ein Jahr Röntgenologie.

Um möglichst viele Menschen zu erreichen und für den Missionsfeldzug zu interessieren, wurden überall im Land »College-Tage« mit formellen Lunchs und Versammlungen organisiert. Beim ersten, der am Samstag vor der Abrüstungskonferenz in Washington stattfand, waren führende Frauen wie Mrs. Hughes, Mrs. Coolidge und Mrs. Lansing anwesend. Die Colleges Wallesley, Vassar, Smith und Mt. Holyoke adoptierten »Schwestern-Colleges« im Orient und brachten bedeutende Summen auf. Das Projekt, das interkonfessionell und international zugleich war, begeisterte die Menschen, die des Krieges müde und ängstlich darauf bedacht waren, seine Wunden zu heilen. Es kamen Schenkungen von Kirchen, Klubs, Schwesternschaften, Zeitungsjungen, von der amerikanischen Legion und dem jüdischen Frauenbund. An einem Oktobertag brachte Mrs. Peabody in New Haven innerhalb von fünfzehn Minuten 1500 Dollar auf.

Aber es war ein Jahr des Tiefstandes, und zwei Millionen Dollar waren viel Geld. Als der 31. Dezember näherrückte und das Ziel noch lange nicht erreicht war, wurde der Kampf immer verzweifelter. Der 9. Dezember – zufällig Idas Geburtstag – wurde im ganzen Land zum »Dollar-Tag« erklärt. Man hoffte, an diesem Tage kleine, aber um so zahlreichere Beträge, besonders von College-Studenten, zu bekommen.

Ida war Tag und Nacht in Anspruch genommen. Sie mußte reisen, sprechen, zu Tees und Luncheons gehen und Colleges aufsuchen, um die Studenten auf den Dollar-Tag aufmerksam zu machen.

Es wurde zwar ein ausgesprochener Erfolg, aber die Summe reichte noch längst nicht aus. Glücklicherweise wurde der Schlußtermin noch einen Monat hinausgeschoben. Die tapferen Frauen, Ida und Mrs. Peabody an ihrer Spitze, kämpften unermüdlich weiter und spannten ihre Kräfte bis zum äußersten an.

»Es hat keinen Zweck mehr«, stellte Lucy Peabody eines Tages fast völlig entmutigt fest. »Es fehlen wenigstens noch 50 000 Dollar. Wir können es unmöglich schaffen.«

Ende Januar machte sie eine letzte verzweifelte Anstrengung und fuhr bis nach Kalifornien.

»Ich habe für dich eine Zusammenkunft mit einer alten Dame, Miss Ellen Scripps of La Jolla, vereinbart«, sagte eine Freundin zu ihr. »Sie hat nicht viel Interesse an der Mission, aber sie will dich eine halbe Stunde empfangen.«

Miss Scripps war achtzig Jahre alt und lag mit einem Hüftbruch im Bett. Sie war zwar sehr freundlich, und aus der halben Stunde wurden anderthalb Stunden, aber Mrs. Peabody ging doch ohne große Hoffnungen von ihr fort. Am nächsten Abend kam ein Anruf für sie aus Pasadena.

»Ich habe dich den ganzen Tag zu erreichen versucht«, sagte ihre Freundin aufgeregt. »Miss Scripps läßt dich bitten, alles, was du ihr erzählt hast, in einem detaillierten Bericht niederzuschreiben und ihr zu schicken.«

Lucy Peabody saß bis drei Uhr nachts und schrieb. Sie versprach sich nicht viel davon. Es fehlte noch eine viel zu große Summe. Die Rockefeller-Million war offensichtlich verwirkt.

Als sie in ihr Hauptquartier zurückkam, fand sie einen kurzen, sachlichen Brief vor. Miss Scripps stellte ihr einen Scheck in Aussicht. Sie wünschte, daß die Hälfte des Geldes dazu verwendet würde, das neue Kinderkrankenhaus in Vellore zu bauen. Der Scheck sollte – 50 000 Dollar betragen.

Das war am 31. Januar 1923.

Die physischen und psychischen Anstrengungen waren zu groß gewesen. Mrs. Peabody brach zusammen und mußte in ein Krankenhaus gebracht werden.

Schlagzeilen in der New York Times vom 4. Februar verkündeten den Sieg:

Drei Millionen Dollar für Schulen im Osten sichergestellt
Frauen der Kirche gewinnen Zwei-Millionen-Feldzug, und Rockefellers geben das übrige.

Dann berichtete die Times von den düsteren Aussichten in den ersten Wochen, von Mrs. Peabody's ungeheuren Anstrengungen und von ihrem Zusammenbruch. Sie hob hervor, daß die zwei Millionen Dollar praktisch nur von Frauen gespendet worden seien, Tausende davon in Beträgen von einem Dollar.

»Gott sei Dank!« sagte Gertrude Dodd aus tiefstem Herzen, als sie die Nachricht hörte.

»San thosham! Ein Glück!« rief Ida inbrünstig aus.

Dr. Carol Jameson hatte ihr Versprechen gehalten. Sie traf im Dezember 1923 in Süd-Indien ein, zwei Monate nach Idas eigener Heimkehr.

Es war angenehm kühl, die lieblichste Jahreszeit in diesem Land. Die Reisfelder sahen aus wie ein Teppich von grünem Samt und blitzendem Silber. Sogar der Palar-Strom, dessen Bett gewöhnlich nur eine breite, braune Wüste war, prahlte mit einem schmalen Bächlein, das noch vom Herbstmonsun herstammte, und seine Ufer waren geschmückt mit Wäschestücken in allen Farben des Regenbogens.

Vellore! Atemlos versuchte die junge Ärztin, alles auf einmal in sich aufzunehmen. Sie sah wuchtige Felsenhügel und einen riesigen, geschnitzten Tempelturm; einen rauchenden Scheiterhaufen am Flußufer; Häuser mit vergilbtem Stuck, die in einem Meer flammendroter Poinsettias fast ertranken; ein Hotel mit grell bemalter Vorderseite und einem mächtigen Elefanten über dem Tor; eine Begräbnis-Prozession mit einem auf der Bahre aufrecht sitzenden Leichnam; fremdartige Gesichter, fremdartige Kostüme und Fahrzeuge.

Beim Jutkastand mit den langen Reihen schäbig überdachter Wagen und geduldiger Ponys bogen sie nach links ein, holperten an schmutzigen Teeläden vorbei und gerieten in bedrohliche Nähe eines Wassergrabens, als sie sich mit kreischender Hupe zwischen Fahrrädern, Ochsenkarren und Fußgängern ihren Weg bahnten. Schließlich kamen sie bei einer herrlichen Tamarinde an, unter deren weitausladenden Ästen ein neues, weißes Gebäude lag.

»Die Cole-Klinik«, sagte Salomon großartig. »Sie ist gerade fertiggeworden.«

Stolz fuhren sie an ihrem vorderen Eingang vorbei, einem in versilbertem Eisen getriebenen Tor, und gelangten zu einem großen, weißen Gebäude mit starken Säulen, die eine lange Veranda trugen.

»Fillebrown Schwesternheim«, erklärte der Fahrer. »Auch ganz neu.«

Carol Jamesons Augen weiteten sich plötzlich in ungläubigem Staunen, als aus der stattlichen Säulenhalle des neuen Gebäudes eine Kuh heraustrat und würdig die Stufen hinabstieg.

»Heim für – Schwestern?« fragte sie schwach.

Auch der Empfang, den ihr die berühmte Dr. Scudder ein paar Minuten später bereitete, war alles andere als konventionell.

»Meine Liebe!«

Der Gruß kam aus den Tiefen eines Waschraumes. Er klang gedämpft, aber herzlich. »Ich freue mich so, daß Sie gekommen sind. Michael und ich sind beim Haarwaschen. Gleich sind wir fertig.«

Michael war ein kleiner wolliger Hund mit einem Fell, fast ebenso weich und weiß wie das Haar seiner Herrin. Carol war ganz entzückt, als sie die beiden aus dem Waschraum treten sah, beide gleich sauber, gebürstet und gekämmt.

Schon am nächsten Tag fuhr sie mit Ida auf Wanderpraxis. Es war ein erschütterndes Erlebnis für sie.

Bei den ersten beiden Stationen stand sie nur staunend und hilflos da. Bei der dritten Station konnte Carol Jameson nicht länger untätig zusehen. Mit fieberhafem Eifer begann sie mitzuarbeiten. Sie öffnete den größten Abszeß, den sie in ihrem Leben gesehen hatte, auf dem Gesäß eines winzigen Babys. Sie kroch unter einen zerlumpten Vorhang in einen stickigen Ochsenwagen, um eine schwangere Frau zu untersuchen. Mit einem Stück Pflaster zog sie vorsichtig den runden Kopf und ein etwa drei Zentimeter großes Stück eines Guinea-Wurms aus dem Bein eines Patienten. Solch ein Wurm konnte sechzig bis achtzig Zentimeter lang werden. Gewöhnlich gelangte er durch den Genuß infizierten Wassers in den menschlichen Organismus und wanderte mit unfehlbarer Sicherheit in den Teil des Körpers, der am wahrscheinlichsten mit Wasser in Berührung kam: bei den Männern, die in den überschwemmten Reisfeldern arbeiteten, in die Füße und Beine, bei den Frauen in die Hüfte, auf der sie ihre Wasserkrüge trugen. Dort bohrten dann die Parasiten ein kleines Loch in die Haut und legten ihre Larven hinein. Wenn man versuchte, den Wurm zu schnell zu entfernen, konnte er abreißen und eine heftige Eiterung hervorrufen. Um diese Krankheit wirklich erfolgreich bekämpfen zu können, mußte man den verseuchten Brunnen oder Wasserbehälter entdecken, in dem sich die kleinen weißen Zyklopen aufhielten, die die Larven des Guinea-Wurms bergen. Wenn man die Dorfbewohner dazu bewegen konnte, das Wasser durch ein dichtes Tuch zu seihen — das Kochen war schwierig, weil es nur wenig Feuerholz gab —, dann konnte dem Schaden vorgebeugt werden.

Die junge Ärztin war zu Tode erschrocken, als sie sah, daß

eine Wunde, die Ida in er vergangenen Woche behandelt hatte, mit Asche und Blättern bedeckt und mit einem schmutzigen Lappen zugebunden war.

»Wir müssen Geduld haben mit ihrem Mißtrauen«, sagte Dr. Ida, die den Schaden wieder gutzumachen suchte. »Wahrscheinlich würden wir uns auch nicht gleich von einem ausländischen Arzt nach irgendeiner fremdartigen Methode behandeln lassen. Und manche der indischen Heilmittel sind auch von großem Wert, zum Beipiel diese Blätter vom Nimbabaum. Die wirklich gute Medizin muß im Lauf der Zeit für sich selbst sprechen. Dies hier sind alles Übergangserscheinungen.« Um die Mittagszeit legten sie eine kurze Ruhepause ein, ehe sie den Heimweg antraten.

Passamathoor . . . Alathoor . . . Pallikonda . . .

Immer die gleichen, endlosen Reihen von Patienten.

In der Dämmerung hielten sie bei einem kleinen Haus an, das Dr. Ida schon vor längerer Zeit von einem freundlichen Brahmanen als Behandlungsraum gemietet hatte. Es stand vor einem alten Tempel. Dann machten sie endlich zum letzten Mal Station zwischen zwei von Lehmmauern umgebenen Dörfchen, die ganz seltsame Namen hatten: »Dorf der Lügen« und »Dorf der Wahrheit«. Wieder zu Hause, schrubbte sich die junge Ärztin die Hände, bis sie sich ganz rauh anfühlten. Dann fiel sie todmüde auf ihr Bett. Eine Stunde später schleppte sie sich ins Eßzimmer, wo Dr. Ida, im Spitzenkleid und mit einer Blume im Haar, strahlend ihre Tischgäste unterhielt.

In der Mayo-Klinik hatte Carol Jameson höchstens sechs Patienten an einem Tag behandeln dürfen. Man stelle sich vor, sie schriebe ihren Lehrern, sie hätte heute zweihundert behandelt! »Unsinn!« hörte sie sie sagen. Sie würden es einfach nicht verstehen. Niemand würde es verstehen, der noch nicht diese staubige Straße entlanggefahren war, die Gestalt in Weiß bei der Arbeit gesehen hatte und in die Flut menschlicher Leiden hineingetaucht war, die, wenn auch nicht immer geheilt, so doch wenigstens gelindert werden konnten. Aber Carol wußte, daß sie hier an den Platz gekommen war, wo sie am meisten gebraucht wurde. Allerdings nicht, um Chemie zu lehren, wie es eigentlich vereinbart worden war, auch nicht Chirurgie, das Fach, in dem sie sich in den USA und in Kanada ausgezeichnete akademische Grade geholt hatte.

»Ich habe gedacht, Sie übernehmen das klinische Laboratorium«, sagte Dr. Ida bald nach ihrer Ankunft zu ihr.

»Aber –« Carol hielt vor Schreck den Atem an. »Ich verstehe doch gar nichts davon.«

»Macht nichts!« war die ruhige Antwort. »Sie werden es lernen.«

Und Carol Jameson lernte es. Sie lernte nicht nur, das klinische Labor zu leiten, sondern im Lauf der Jahre auch die gynäkologische Abteilung, das ganze Krankenhaus und für kurze Zeit auch das College. Und sie war so tüchtig und selbstlos in ihrer Arbeit und ihrem Dienst für Indien, daß auch ihr zwanzig Jahre später die Kaisar-i-Hind-Medaille verliehen wurde.

Carol Jameson war gerade zur rechten Zeit gekommen, um es mitzuerleben, wie am 19. Dezember 1923 die Cole-Klinik durch Ihre Exzellenzen Lord und Lady Willingdon eröffnet wurde.

An diesem Tag hatte Ida zum ersten Mal für einen Augenblick das Gefühl, daß ihre Träume sich erfüllt hatten. Aber dieses Gefühl hielt nicht lange an. Es gab zu viel zu tun, und zu viel blieb immer wieder ungetan.

Im Sprechzimmer, bei der Visite, auf den wöchentlichen Fahrten nach Gudiyattam, im Operationssaal, immer hatte sie Studentinnen dabei. Für sie war eine Operation kein Erfolg, wenn sie nicht zwei Zwecken diente: Mittel zur Heilung und Lehrgegenstand zu sein.

Nicht immer fand sie bei den Patienten Verständnis dafür.

Eine Lehrerin einer Missionsschule wurde schwerkrank ins Schell-Krankenhaus eingeliefert.

»Ich möchte mich aber nicht operieren lassen«, rief sie angstvoll. »Sie wird ihre ganzen Studentinnen dabei zusehen lassen.«

Ida war bekümmert, als sie das erfuhr. Ein durchgebrochener Blinddarm, und kein Schülerauge sollte ihn sehen? Unmöglich! Aber ebenso unmöglich war es, der Patientin unnötige Qual zu bereiten oder sie zu belügen.

»Jevali!« sagte sie freundlich zu der jungen Lehrerin. »Unsre Studentinnen sind alle fort. Sie können nicht zusehen.«

Dann wartete sie, bis die Patientin in voller Narkose lag

und rief nicht ihre Medizinstudentinnen, sondern alle erreichbaren Lehrschwestern.

Es tat ihr immer selbst weh, wenn sie einem Patienten durch einen Eingriff Schmerzen bereiten mußte. So ging es ihr auch, als Dr. Hilda Lazarus zu einer ärztlichen Behandlung nach Vellore kam. Hilda Lazarus, eine der bedeutendsten Töchter des christlichen Indien, hatte sich in England und Irland akademische Grade in Geburtshilfe und Gynäkologie erworben und war mit der Goldmedaille des »Madras Government Medical College« ausgezeichnet worden. Als Leiterin der neugegründeten »Lady Willingdon Medical School« für Frauen hatte sie dieselben Aufgaben und dasselbe Ziel wie Ida, die in dieser zarten, dunkelhäutigen Inderin mit ihren feinen brahmanischen Gesichtszügen und den leidenschaftlichen Augen ihren Traum erfüllt sah, daß indische Frauen als Ärztinnen ihrem eigenen Volk halfen.

Als Dr. Hilda Lazarus am Morgen vor ihrer Operation durch das Krankenhaus ging, fand sie ihre Chirurgin weinend auf den Steinstufen sitzen.

»Was haben Sie, meine Liebe? Was ist denn los?«

Verschämt fuhr sich Ida über die Augen.

»Ich kann nichts dafür«, erwiderte sie. »Es — es tut mir so leid, daß ich Ihnen wehtun muß.«

»Das haben Sie schon durch Ihre Tränen wiedergutgemacht«, sagte Dr. Lazarus gerührt.

Das neue weiße Gebäude mit seinem silbernen Tor und der schlichten, aber gediegenen Inneneinrichtung, mit seinen bogenförmig überwölbten Veranden, die sich nach dem Hofgarten zu öffneten, waren das ganze Entzücken der Ärzte und Patienten.

»Das ist gar nicht wie ein Krankenhaus«, sagte eine junge Frau, die zur Behandlung gekommen war. »Ich habe mich immer vor einem Krankenhaus gefürchtet, aber hier habe ich keine Angst.«

Das empfand auch ein prominenter Regierungsbeamter, der eines Tages die Klinik besichtigte, als gerade Hochbetrieb in der Sprechstunde war.

»Die Leute sehen hier alle so glücklich aus«, meinte er verwundert. »Dabei sind doch viele von ihnen so schwer krank.«

Die Schönheit des Ortes war nicht der einzige Grund für diesen Geist der Zufriedenheit.

»Doktor Ammal, warum haben Sie nicht die Geduld mit mir verloren, als ich nicht bei Verstand war?« fragte eine mohammedanische Patientin, die von einem akuten Malariaanfall genesen war.

Ehe Ida antworten konnte, richtete sich die Hindufrau im nächsten Bett lebhaft auf.

»Weißt du wirklich nicht, warum?« erwiderte sie. »Ihr Gott ist doch auch so: geduldig und von großer Güte.«

Trotz des neuen Gebäudes wollte der Platz noch nicht ausreichen. Da der Andrang im Schell-Krankenhaus immer größer wurde, mußte die gesamte chirurgische Abteilung nach der Cole-Klinik verlegt werden, wo schon die Unterrichts- und Behandlungsräume untergebracht waren. Zu Idas größtem Kummer wurden auch hier bald Patienten in jede freie Ecke gestopft und mußten auf dem Fußboden schlafen.

»Juldi, juldi! Eilt euch, eilt euch!« rief es in ihr.

Aber in Indien gab es keine Eile. Bommai Reddy hatte neun Jahre gebraucht, um seinen Tempel zu bauen, Schah Dschahan zweiundzwanzig zum Tadsch Mahal. Kam es denn auf ein paar Jahre an, wenn man für Jahrhunderte baute? Die Pläne für die neuen Gebäude mußten noch durch die Hände des Gemeinderats gehen, dann durch die Regierungsbüros, wo endlose Verzögerungen eintreten konnten.

Außerdem kämpfte Ida immer noch verzweifelt für ihren geliebten Bauplatz südlich der Stadt. Sie war bitter enttäuscht, daß nur zwei von ihrem ganzen Stab, Gertrude Dodd und Jessie Findlay, den Plan für den Bau der medizinischen Schule auf dem zweihundert Morgen großen Stück Land südlich von Vellore unterstützten. Das Projekt lag ihr so am Herzen, daß ihr der Widerstand ihrer Kollegen wie persönlicher Verrat erschien.

»Eine andere Meinung zu haben, ist kein Verrat«, sagte Carol Jameson mit leisem Vorwurf.

Ida wollte ihr eine scharfe Antwort geben, besann sich aber.

»Na schön«, erwiderte sie leichthin. »Meine Schultern sind breit.«

Da geschah etwas, was ihr sogar den Bau ihrer Schule für eine Weile unwichtig erscheinen ließ. Sie war gerade in einer Komitee-Sitzung, als ein Auto in den Hof fuhr. Gleich darauf hörte sie die erregte Stimme ihres Vetters, Dr. Lew Scudder. Sie lief sofort zu ihm hin.

»Ich komme wegen Annie Hancock«, sagte er. »Kannst du gleich mit mir fahren? Ich mache mir Sorge um sie. Sie hat einen schweren Gallenanfall, der vielleicht –«

Ida erschrak furchtbar. »Oh, Lew! Ist das etwa –?«

»Ja, es sieht aus wie Cholera«, sagte er ernst.

Auf der Fahrt zu seiner Missionsstation durchlebte Ida noch einmal die vergangenen fünfundzwanzig Jahre. Annie! Ihre geliebte Klassenkameradin in Northfield, ihre langjährige, treue Freundin, die ruhige, liebevolle, aufopfernde kleine Annie! Immer tapfer und frohgemut, ging sie in die heißen, dunklen Häuser von Vellore, in das schreckliche Frauengefängnis. Tag für Tag, Jahr für Jahr erzählte sie dort die frohe Botschaft von ihrem Gott, der ein liebender Vater war, und lebte sie selbst aus. Vor vierundzwanzig Jahren hatte sie nur in dreizehn Familien gehen dürfen. Heute war in dieser Stadt von sechzigtausend Einwohnern nicht ein Haus, wo sie nicht willkommen war. Vor fünf Jahren hatte sie in einem gemieteten Haus eine soziale Frauenarbeit begonnen. Sie lehrte ihre indischen Schwestern lesen, nähen, Gesundheits- und Säuglingspflege und spielte und musizierte mit ihnen. In den Zenanas versuchte sie die Frauen zu überreden, diese Kurse doch auch mitzumachen.

»Nein, nein, wir können nicht kommen.«

»Aber es kommen doch so viele Frauen!«

»Das mag sein, aber bei uns ist das nicht Sitte. Nein, unsre Männer erlauben das nicht.«

Annie gab die Hoffnung nicht auf. Und jetzt sollte ihre Frauenarbeitsgruppe ein eigenes Heim bekommen. Erst vor ein paar Tagen hatten sich Ida und Gertrude mit ihr den Bauplatz angesehen.

»Es ist nicht genug Geld da, um es so zu bauen, wie ich es mir gedacht habe«, hatte sie bedauernd gesagt. »Der Voranschlag ist viel höher, als ich erwartet hatte.«

Ida hatte sie getröstet. »Du fährst ja in drei Wochen auf Urlaub nach Amerika. Da kannst du alle deine Bekannten dafür interessieren.«

Wenn ihr jetzt etwas zustieße!?

Lew hatte mit seinen Befürchtungen recht. Es war Cholera, die sie sich wahrscheinlich bei einem ihrer Zenanabesuche geholt hatte, als sie aus Angst, ihre indischen Freunde zu verletzen, bei ihnen etwas gegessen oder getrunken hatte. Denn trotz der periodischen Impfungen war äußerste Vorsicht beim Genuß von Lebensmitteln und Wasser geboten.

Sie brachten Annie Hancock ins Schell-Krankenhaus, legten sie in ein warmes Bett und nahmen den Kampf mit dem tödlichen Feind auf. Ida und ihre Kollginnen, Dr. Innes und Dr. Findlay, Delia Houghton und zwei Schwestern bemühten sich sechsundfünfzig Stunden lang unaufhörlich um die Kranke, die sich allmählich in eine lebendige Tote verwandelte, aufgedunsen, mit runzligen Händen, eingesunkenen Augen und feuchtkalter Haut – aber mit schmerzhaft klarem Bewußtsein. Fünfmal wäre sie beinahe gestorben, wenn die intravenöse Injektion mit physiologischer Kochsalzlösung sie nicht immer wieder neu belebt hätte.

»Gebt mir schnell die Spritze!« sagte sie selbst jedesmal, wenn sie die Schwäche kommen fühlte.

Es war eine furchtbar schmerzhafte Behandlung, aber Annie war immer geduldig und freundlich. Und wenn sie ihr sagten, sie dürfte sich nicht bewegen, antwortete sie lächelnd: »Ja, ich will es versuchen!«

Ida blieb immer länger bei ihr sitzen als die andern, gespannt auf die geringsten Veränderungen. Einmal glaubte sie einen Augenblick, daß die Schlacht gewonnen sei. Aber der Feind machten einen erneuten Angriff, und diesmal mit doppelter Heftigkeit.

Annie blieb bis zum Schluß bei Besinnung.

»Baue – das Heim – zu Ende –«, waren ihre letzten Worte.

Ida war zunächst wie betäubt vor Schmerz. Erst beim Gedenkgottesdienst in der Tamil-Kirche kam es ihr plötzlich voll zum Bewußtsein, daß Annie Hancock nicht mehr da war. Das war in dem Augenblick, als sie zu singen begannen und die klarste, lieblichste Stimme fehlte.

Doch trotz dieses großen Verlustes ging Idas Leben mit seiner rastlosen Arbeit, seinen Sorgen und Problemen weiter. Als der heiße April kam, freute sie sich auf die Ruhe und die wohltuende Kühle von Kodaikanal. Kühle fand sie, aber keine Ruhe. Denn kaum war sie angekommen, als sie schon mit den Plänen für den Bau ihres Hauses auf Hill Top begann.

Die Gäste der Sommerkolonie hielten Ida und Gertrude für völlig verrückt, als sie in jenem Frühjahr 1924 anfingen, vier Meilen vom Wohnzentrum entfernt, ein Haus zu bauen, für das das ganze Material mit Ochsenwagen herbeigeschafft werden mußte. Aber Ida machte sich nichts aus ihrem Spott.

Diesmal gab es keine Komitees, die ihre Pläne durchkreuzen, keine Ausschüsse, die sie in ihrer Bewegungsfreiheit hindern konnten. Dank Gertrudes Großzügigkeit durfte sie bauen, wie es ihr gefiel. Mr. Samuel, der indische Baumeister aus Kodaikanal, hatte noch nie ein zweistöckiges Haus gebaut und kam mit dem Plan nicht ganz zurecht. Aber Gertrude wußte Rat und erwies sich als ebenso tüchtig in der Architektur wie bei ihren Aufgaben als Schatzmeisterin.

»Hast du ›Haus‹ gesagt, Bonny?« fragte Idas Bruder Harry, als er sich die Pläne betrachtete. »Das sieht ja aus, als hättest du deine himmlische Wohnung schon hier auf Erden!«

Froh, sich nicht um die Einzelheiten des Baues kümmern zu müssen, machte sich Ida daran, die Gärten zu gestalten: einen mit Beeten, Wegen und Spalieren an jeder Seite des Hauses; Steingärten auf den felsigen Ausläufern des steilen Abhangs an der Vorderseite und terrassenförmige Gärten längs des spiralförmigen Fahrwegs. Blau sollte die vorherrschende Farbe darin sein: Rittersporne, lavendelblaue Glyzinien, vielleicht sogar Flieder. Stockrosen sollten angepflanzt werden, die so hoch wurden, daß sie bis zu dem ringsherum laufenden Balkon reichten. Und Rosen mußten natürlich da sein: blaßrote Kletterrosen, orangefarbene, rote und goldene Talismans, Sunsets und Mermaids; große weiße Karl Druschkes, Apfelrosen, die wie reife, rote MacIntoshes dufteten; Dahlien, Azaleen, Mohn, roter Kaktus. Nelken, Chrysanthemen, weiße Kamelien und zarte, bunte Wicken sollten wachsen. Ja, sogar Goldruten! Sie hatte es gewagt, Tomaten in Indien einzuführen, warum nicht auch Goldruten?

Bald hatte sie für alles Namen wie damals auf Shelter Island: Die lange, gewundene Auffahrt war »Queen's Highway«, die flache, kahle Hochebene »King Henry's Plateau«. Die Sonne ging hinter dem »Old Man of the Mountain« unter.

Solange das Haus gebaut wurde, wohnten Ida und Gertrude während ihres Urlaubs in Restalrig. Das wäre eine sorglos glückliche Zeit für Ida gewesen, wenn ihr der Zustand ihrer Mutter nicht immer mehr Sorge gemacht hätte. »Ich habe es nicht gern, wenn man mir hilft«, sagte Mrs. Scudder, wenn ihr Ida beim Ausfahren ein- und aussteigen half. »Wie schrecklich, wenn man behandelt wird, als wenn man alt wäre, immer den besten Stuhl haben muß und was sonst noch alles! Hätte ich keinen Rheumatismus, wäre ich genauso jung wie ihr!«

Selbst aus ihren Klagen sprach oft ein feiner Humor. Sophia Scudders Leben war reich gewesen an Überraschungen und Veränderungen, und sie war ihnen immer mit heiterer Ruhe begegnet.

Sie sollte das Haus auf Hill Top nicht mehr fertig sehen. Ihr 86. Geburtstag, dreiundsechzig Jahre nach ihrer ersten Ankunft in Indien, war der letzte, den sie erlebte. Im Juli 1925 wurde sie zusehends schwächer, und ihre Schmerzen nahmen zu. Als es bekannt wurde, daß ihr Ende nahe war, war der Bungalow in Thotapalayam Tag und Nacht belagert von Menschen, die darum baten, sie noch einmal sehen zu dürfen.

Gerade bei Sonnenaufgang, am Samstag, dem 30. August, starb sie.

Der Teakholzsarg war fast begraben unter Blumen. Hindus, Mohammedaner, Christen, alle brachten Gaben nach ihrem Brauch: eine Jasmingirlande, eine Rose, Kreuze und Kronen von Blumen. Ein Hindu legte eine Decke am Sarg nieder, die aus Blumen geflochten war, und eine Frau goß ein Fläschchen kostbaren Parfüms über das schwarze Kleid der Toten.

Halb Vellore stand zu beiden Seiten der Straße, als der blumenüberladene Leichenwagen langsam von der Kirche zum Friedhof fuhr. Stumm grüßten alle die geliebte »dorai sani« (Lady).

Zuerst empfand Ida nur einen dumpfen Schmerz und ein Gefühl der Erleichterung, daß die langen Tage der Qual vorüber waren. Dann wichen plötzlich die Jahre zurück, und sie war wieder ein Kind: Es war Nacht, und Regen strömte gegen die Fenster. Sie stürzte die Treppe hinauf ins Zimmer ihrer Mutter und vergrub ihr Gesicht in das leere Kissen.

Sie war allein, schrecklich allein. Denn der Mensch, den sie am meisten liebte, war in ein fernes Land gegangen.

Für Ida und ihre Kollegen war es von größter Bedeutung, daß man in diesen Jahren ein Heilmittel gegen Aussatz entdeckt hatte, das nicht nur die Schmerzen strak verminderte, sondern auch die Krankheit offensichtlich zum Stillstand brachte. Es war ein Gemisch von Chaulmoogra-Öl, Kampfer-Öl und Resorzinol, das durch Injektion immer stärkerer Dosen verabreicht wurde.

Chaulmoogra-Öl war durchaus kein neues Lepraheilmittel in Indien. Der Überlieferung nach wurde es zum ersten Mal von einem burmesischen Prinzen angewendet. Als dieser eines Tages entdeckte, daß er aussätzig war, wurde ihm von den Göttern befohlen, in den Wald zu gehen und zu meditieren. Er setzte sich unter einen Baum, dessen große Früchte viele Samenkörner enthielten, und bekam den Auftrag, einige dieser Körner zu essen. So wurde er geheilt. In der Mitte des neunzehnten Jahrhunderts wurde das Chaulmoogra-Öl von britischen Chirurgen als Heilmittel benutzt und seit Jahren in Kapseln innerlich gegen Aussatz gegeben.

Weithin herrschten noch falsche Auffassungen über diese Krankheit. Wenige wußten, daß sie kein geheimnisvoller Fluch war, sondern von einem Bazillus verursacht wurde, der dem der Tuberkulose sehr ähnlich, aber weniger ansteckend war. Lepra war auch nicht erblich, sondern wurde gewöhnlich durch die Haut oder die Schleimhäute übertragen, besonders auf Kinder und Jugendliche unter achtzehn Jahren, wenn sie in dauernder, enger Berührung mit Trägern dieses Bazillus lebten. Auch dann konnte sie zunächst jahrelang latent bleiben. Übervölkerung, Hautschäden infolge von Skabies und ein feuchtes Klima trugen mit dazu bei, daß die Dorfhütten Indiens zu Brutstätten dieser furchtbaren Krankheit wurden.

Zwangsmäßige Absonderung war nahezu unmöglich, wenn man nicht einen intelligenten Patienten vor sich hatte, der sich den ärztlichen Anordnungen fügte. Denn selbst wenn es genügend Leprakrankenhäuser gegeben hätte, würden sich die Aussätzigen versteckt gehalten haben, um ihre Familien nicht verlassen zu müssen. Das war auch nicht immer unbedingt nötig. Der Nervenaussatz, der durch die Verstümmelungen an Händen und Füßen leicht erkennbar war, steckte weniger an als der Knollenaussatz, bei dem die Haut primär befallen und verdickt war und der in seinem frühesten Stadium meist unentdeckt blieb.

Die Nachricht von einem neuen Heilmittel verbreitete sich schnell. Eine Schwester nach der andern hielt Ida an und fragte: »Ist es wahr, daß Lepra jetzt heilbar ist? Der und der leidet daran. Wann kann er zu Ihnen zur Behandlung kommen?«

So erschienen die ersten Aussatzpatienten zu zweien und dreien und ließen sich die Injektionen geben, die einen Stillstand der Krankheit bringen sollten. Doch nur wenige kamen ins Krankenhaus. Die Fälle, die behandelt werden mußten, ehe sie andere infizierten, waren meist nur in den Dörfern zu finden. Wo aber die Ärzte und Schwestern hernehmen, die in die Dörfer fahren konnten? Wie die Kranken ausfindig machen, die bereit waren, sich der »Oosie«, der Injektionsnadel mit der unbekannten Arznei, anzuvertrauen? Nur die Wanderpraxis bot eine Möglichkeit, diese Probleme zu lösen.

Ida stellte ein neues Programm für eine regelmäßige Behandlung von Leprakranken auf. Jede Woche übernahmen vier bewegliche Kliniken den Dienst. Die Aussätzigen kamen von Dörfern, die bis zu dreißig Meilen entfernt lagen, zu den Stationen, humpelnd, kriechend, in Wagen und auf Bahren.

Glücklicherweise ermöglichte es die Britische Aussätzigen-Mission, daß eine Injektion für nur zwei bis acht Annas verabreicht werden konnte. Aber selbst das war oft zu teuer für die Kranken. An einer Station hatte Ida einen aufgeweckten vierzehnjährigen Jungen seit etwa drei Monaten behandelt. Gerade als es ihm besser zu gehen begann, kam er nicht mehr. Ida beauftragte einen anderen Patienten, ihn aufzufordern, wiederzukommen. In der nächsten Woche sah sie ihn etwas abseits von den andern stehen.

»Ich kann es nicht mehr bezahlen«, sagte er, als sie ihn ansprach. »Ich hatte Hunger, — deshalb konnte ich nicht mehr kommen.«

Das Wanderpraxis-Programm hatte nur teilweise Erfolg. Es machte die Behandlung von Krankheiten wie Malaria und Hakenwurm möglich, die erst geheilt werden mußten, ehe die Injektionen gegen Lepra wirksam sein konnten; es versuchte, das Lepraproblem dadurch lösen zu helfen, daß Kranke, die sich noch im Anfangsstadium des Leidens befanden, im dörflichen Raum geheilt wurden, damit die Krankenhäuser frei blieben für die akuten und komplizierten Fälle; und es konnte auch mit einigen offensichtlichen Heilungen aufwarten.

Aber es hatte auch seine Schwächen. Wenn die intramuskulösen Injektionen nicht unter ganz sterilen Bedingungen gegeben wurden, bestand immer die Gefahr eines tiefen Muskelabszesses. Und der Kranke brauchte unendlich viel Geduld für die monate-, ja, sogar oft jahrelange Behandlung, die ihn endlose Meilen ermüdenden Reisens kostete. Viele, die eine sofortige, magische Heilung erwartet hatten, verloren den Mut. Und durch die vier beweglichen Kliniken konnten auch nur die erreicht werden, die sie aufsuchten.

Wie sehr wünschte sich Ida, einen hauptamtlichen Leiter für diese Aktion einstellen zu können, und wenigstens drei Ärzte, die ständig mit drei Autos unterwegs sein konnten.

Ehe das Jahr 1925 zu Ende ging, konnte Ida noch zwei persönliche Feste feiern. Das erste war das fünfundzwanzigjährige Jubiläum ihrer Ankunft als Ärztin in Indien. Bei dieser Feier zeigten die Einwohner von Vellore ihre Liebe und Anerkennung dadurch, daß sie einen Glockenturm für das neue Krankenhaus stifteten. Gertrude Dodd schenkte die Uhr und die Glocke dazu und gab ein Fest in echt indischem Stil, eine »Tamasha«, mit einer dröhnenden Kapelle, langatmigen Ansprachen und einem Festessen mit Reis, Curry und Süßigkeiten für die fast tausend Gäste.

Das zweite Fest war Idas Geburtstag am 9. Dezember. Seit der Gründung der Schule wurde er als College-Tag gefeiert, an dem alle alten Studentinnen, wenn sie es irgend möglich machen konnten, in ihrer »Familie« zusammenkamen.

Ida blieb in ständiger Verbindung mit ihren ehemaligen Schülerinnen. Sie las ihre Briefe mit tiefer Dankbarkeit und Befriedigung. Siebzig von ihnen waren jetzt in Städten und Dörfern als Ärztinnen tätig.

Eine schrieb: »Ich arbeite in diesem Dorf, seit ich die Schule verlassen habe. Nur fünf Monate war ich einmal in einem Regierungskrankenhaus, um meine Kenntnisse etwas aufzufrischen. Ich bin die erste Frau, die hier arbeitet. Die Leute glaubten, daß nur Männer mit außerordentlichem Verstand Ärzte sein könnten. Einer Frau, die wie sie geboren und erzogen war, trauten sie das nicht zu.«

Nicht alle siebzig waren in Dörfer gegangen. Ebbie Gnanamuthu und Kamala Vythilingam arbeiteten mit Ida zusammen in Vellore. Achtundzwanzig hatten Stellen in Missionskrankenhäusern angenommen, obwohl viele von ihnen besser bezahlte Posten hätten haben können. Dreiundzwanzig arbeiteten in Regierungs- und Stadtkrankenhäusern, fünf davon in Kinderfürsorgeämtern. Eine hatte eine Regierungsstelle annehmen müssen, weil sie das Geld brauchte, um ihre sieben Geschwister aufziehen zu können. Zwei waren in Privatpraxen.

»Jetzt kann ich Ihnen eine ganz große Freude machen«, schrieb eine andere ehemalige Schülerin. »Ich bin zwar so müde, daß mir die Feder fast aus der Hand fällt, aber ich muß Ihnen das erst schreiben, sonst ist meine Freude nur halb.« Dann erzählte die junge Ärztin, die erst ein Jahr im Dienst war, daß sie trotz des Protestes zweier Vorgesetzter, die sich selbst nicht an den schweren Fall herangewagt hatten, durch einen Kaiserschnitt einer jungen Mutter und ihrem Kind das Leben gerettet hatte.

Ida war dankbar für alles, was schon geschafft war, aber noch längst nicht zufrieden. Ihr Ziel waren Ärztinnen mit abgeschlossener Universitätsausbildung; und nicht siebzig, sondern siebzig mal sieben.

Treva Marhall besaß alle Eigenschaften, die Ida bei ihr erhofft hatte. Sie war gewandt, energisch und hilfsbereit. Neben ihrer Aufgabe, Röntgenaufnahmen herzustellen, hatte sie die einer Krankenhaus-Diätetikerin, die gar nicht immer so leicht war, da sie mit täglich etwa vier Anna für einen Diät-Patienten auskommen mußte.

Zusätzlich zu ihren beiden hauptamtlichen Beschäftigungen sollte Treva bald noch andere Pflichten übernehmen: Hygiene-Unterricht, Basketball-Training, Studentenberatung und die Oberaufsicht über das Studentenheim.

Das Gelände in Thotapalayam füllte sich immer mehr mit schönen, neuen Gebäuden. Da es sich nun zeigte, daß dort kein Platz mehr für das geplante College war, gewann Ida schließlich den Kampf um den Bauplatz südlich der Stadt. Die verhältnismäßig große Entfernung zwischen dem Krankenhaus- und dem Collegegelände konnte durch regelmäßigen Busverkehr überwunden werden. Ein entscheidender Faktor für das Einverständnis des Verwaltungsrates war Idas Hinweis, daß die Lage auf dem Lande gesundheitliche Vorteile für die Studenten mit sich brachte. Auch Wasser wurde überreichlich festgestellt.

Nun konnte die Verwaltung der »Missionary Medical School for Women« organisiert werden. Sie wurde von drei Verwaltungsausschüssen übernommen, einem amerikanischen und einem englischen, die das Recht hatten, den Schulleiter, die ausländischen Professoren und Oberinnen zu ernennen, die Gehälter und den Etat festzusetzen und die Oberaufsicht über das ganze Werk zu führen, und dem Verwaltungsrat in Indien. Dieser setzte sich aus Mitgliedern der auf dem Missionsfeld miteinander arbeitenden Missionsgesellschaften zusammen und war dafür verantwortlich, daß in der Schule und den Krankenhäusern alles reibungslos verlief.

Jetzt, wo diese Fragen geklärt waren, konnte es Ida kaum erwarten, das Bauprojekt in »College Hill« in Gang zu bringen. Aber zuerst mußten alle Krankenhausgebäude in Thotapalayam fertig sein.

»Es geht tüchtig voran«, schrieb sie 1926 in ihr Tagebuch. »Wie gut, daß wir elektrischen Strom haben! Fühle mich sehr wohl.«

In diesem Jahr konnte sie auch in das neue Haus auf Hill Top einziehen. Statt Ziegelsteinen und Mörtel wurden jetzt Gertrude Dodds geschnitzte ialienische Truhen und Tische auf Ochsenwagen den Berg hinaufbefördert. Sie nahmen sich in den schönen, geräumigen Zimmern fast ebensogut aus wie in Gertrudes Prachtwohnung in New York.

Das Haus wurde mit einem Dankgottesdienst und einer Party eingeweiht.

In den zwei Monaten der heißen Jahreszeit, die sie gewöhnlich in Hill Top verbrachte, ging es fast ebenso lebhaft zu wie in den zehn übrigen Monaten in Vellore. Sie lud sich ständig Leute zu einem »netten, geruhsamen Urlaub« ein: müde Schwestern, Ärzte, Patienten. Zu jeder Tageszeit kamen Sommergäste von Kodai herauf, um sich ihre berühmten Gärten anzusehen. Immer waren es die kleinen Freuden und Erlebnisse, die ihr den inneren Ausgleich brachten: ein Sonnenfleck auf dem zarten Grün junger Eukalyptusblätter; eine vollendet schöne, weiße Kamelie; Lichter, die plötzlich zwischen sich teilenden Wolken aus dem Tal heraufblitzten; Nebel, die sich unerwartet hoben und hinwegrollten . . .

»Ich danke Dir, ich danke Dir!« kam es ein Dutzendmal täglich über ihre Lippen.

»Wenn am Schemel seiner Füße und am Thron schon solcher Schein, oh, was muß an seinem Herzen erst für Glanz und Wonne sein!«

Im Sommer des nächsten Jahres sprachen sie und Gertrude die 143 Bewerbungen für die medizinische Schule durch und suchten dreißig junge Inderinnen aus.

Die Studentinnen stammten aus allen Teilen Süd-Indiens: aus Trawankur, Kotschin, Haiderabad, Bombay, Madura und Madras und sogar aus weit nördlich gelegenen Gegenden wie den Zentralprovinzen und Bengal. Die meisten kamen in einer Jutka an. Sie purzelten heraus mit ihren Schachteln, Koffern, Bettrollen und zinnernen Eßgeschirren. Sie staunten über das große, weiße Gebäude mit seinen von blaublühenden Kletterpflanzen umwachsenen Säulen und brachen in Rufe des Entzückens aus, als sie den Innenhof des Schwesternheimes mit seinen grünen Rasenflächen und den rosa blühenden Oleanderbüschen sahen.

Treva Marshall erwartete ihre neuen Schützlinge. Sie wies den älteren Studentinnen »kleine Schwestern« zu und führte jedes Mädchen in seine Ecke in einem kleinen Zimmer, wo ein Stuhl, ein Tisch, ein Schränkchen und ein Bücherregal standen. Ein Kleiderschrank war nicht nötig; die Saris konnten zusammengefaltet in den Koffer gelegt werden. Auch ein Bett brauchten sie nicht. Am Abend wurden auf der Veranda oder oben im großen Saal Matten ausgerollt, die am Morgen wieder fortgetragen wurden, damit der Raum zur Morgenandacht frei war.

Die Küche, in der Treva das Essen für siebzig hungrige Mädels zurechtmachen mußte, war nur elf Quadratmeter groß. Es gab darin keine Tische, keine Stühle, kein Abwaschbecken und keinen eisernen Herd, nur eine offene Feuerstelle auf der Erde, einen flachen Stein in einer Ecke und ein paar große Blechtöpfe. Der Curry wurde auf dem Stein gemahlen und der Reis auf dem Fußboden aussortiert, wo auch das Gemüse geschnitten werden mußte. Das Küchenpersonal saß dabei auf der Erde. Am frühen Morgen brachte der Milchmann seine Kühe und melkte sie draußen vor der Küche. Für jede Kuh brachte er ein Kalb mit, weil er glaubte, sie würde ihre Milch sonst nicht hergeben. Treva war ganz verblüfft, als sie eines Morgens sah, daß er ein ausgestopftes Kalb an eine Kuh gelehnt hatte, um sie zu täuschen. Treva Marshalls Aufgabe als Diätetikerin wurde dadurch vereinfacht, daß es täglich dieselbe Diät gab: um 6 Uhr morgens Kaffee und Brot; um 9 Uhr Milch, um 12 Uhr Reis, Currygemüse, Pfefferwasser, Quark, gedünstetes Gemüse; um 3 Uhr Kaffee und Kuchen; um 6 Uhr 30 Reis, Curryfleisch, Gemüse und Pfefferwasser; um 8 Uhr 30 noch einmal Milch. Das Essen für die Hindu-Studentinnen wurde in einer besonderen Küche zubereitet und von einer Kasten-Köchin serviert.

Pauline Jeffery, die nach bestandenem Doktorexamen aus Amerika zurückgekehrt war, nahm sich mit Eifer der jungen Mädchen an, die jetzt zum ersten Mal im Sektionsraum arbeiten mußten, und zerstreute sehr schnell ihre Furcht. Nur bei einer gelang es ihr nicht. Nach zwei Wochen kam Helen zu Ida, zitternd und in Tränen aufgelöst.

»Es hat keinen Zweck, ich kann nicht hierbleiben«, schluchzte sie. »Diese Leichen und Skelette ängstigen mich zu Tode. Ich sehe sie Tag und Nacht vor mir. Ich will wieder nach Hause.«

Damit die andern Studentinnen nicht von ihrer Angst angesteckt würden, gab Ida nach, und Helen ging in die Missionsschule nach Madura zurück. Ihre Großmutter, die als Hausmutter dort im Internat arbeitete, war furchtbar enttäuscht.

»Du solltest dich schämen, fortzulaufen«, sagte auch der Direktor.

Helen schämte sich. Sie schrieb an Dr. Ida und bat sie um

Wiederaufnahme. »Du darfst sehr gern wiederkommen«, antwortete Ida ihr sofort. »Aber du mußt mir versprechen, Dich zusammenzunehmen.«

Helen überwand ihre Überempfindlichkeit und wurde eine vorbildliche Studentin. Sie bestand ihr Examen mit Auszeichnung, leitete dann acht Jahre lang das bakteriologische Labor in Vellore und half mit großem Geschick auf der Kinderstation. Als sie später auf einen verantwortungsvollen Posten nach Madras gerufen wurde, schrieb Ida ihrem neuen Arbeitgeber tiefbewegt: »Mir ist, als ließe ich meine eigene, geliebte Tochter ziehen.«

Die »Union Missionary Medical School for Women« war bald in ganz Indien, sowohl bei der einheimischen als auch bei der westlichen Bevölkerung, bekannt. Immerhin war Ida doch überrascht und erfreut, als der große Mahatma Gandhi ihre Einladung annahm, das Krankenhaus und die Schule Ende 1927 auf einer seiner Rundreisen zu besuchen. Zu jener Zeit gehörte Mut dazu, ihn einzuladen; denn er war von einflußreichen Hindus geächtet worden, weil er die Kinderheirat und die Beibehaltung der Unberührbarkeit verurteilte. Vielleicht gehörte aber für Ida noch mehr Mut dazu, sich der Mißbilligung ihrer britischen Freunde auszusetzen, denen der Mahatma mehr und mehr ein Dorn im Auge wurde.

Gandhis Feldzug des gewaltlosen Widerstandes gegen jede Zusammenarbeit mit den Briten hatte eine ausgedehnte, unblutige Revolution ausgelöst. Sein Aufruf an alle Inder, ausländische Kleidung zu boykottieren, selbst zu spinnen und zu weben und nur handgewebte Kleidung zu tragen, hatte überraschenden Widerhall gefunden. Seine Feldzüge des bürgerlichen Ungehorsams endeten damit, daß innerhalb eines einzigen Monats Zehntausende indischer Patrioten ins Gefängnis geworfen wurden. Gandhi selbst hatte, als er verhört wurde, verlangt, daß man ihn in Haft nahm, und von einer sechsjährigen Gefängnisstrafe zweiundzwanzig Monate abgebüßt. Um die Hindus und Mohammedaner zur Versöhnung zu bewegen, hatte er sich selbst eine einundzwanzigtägige Fastenzeit auferlegt.

Daß er Idas Einladung angenommen hatte, war um so mehr anzuerkennen, als sie höflich, aber bestimmt sein Ansinnen zurückgewiesen hatte, daß ihr Stab und die Studentinnen alle »Khadi« tragen sollten, den handgewebten Baumwollstoff, der zu einem Symbol der Unabhängigkeitsbewegung geworden war. Trotzdem versuchte er es noch einmal, sanfte Gewalt auf sie auszuüben. Am Nachmittag vor seiner Ankunft fuhr ein leuchtend roter Ford laut hupend am Studentenheim vor, beladen mit Khadi-Handtüchern, -Tischtüchern, -Bettüchern und -Saris. Aber auch Ida war eine eigenwillige Persönlichkeit. Niemand hatte ihren Mädchen vorzuschreiben, was sie tragen sollten! Außerdem war ihre Bewunderung für den Mahatma durch einen kleinen persönlichen Kummer gedämpft worden: Er hatte sich geweigert, ihrem Krankenhaus eine Schenkung zu machen.

In einem der großen neuen Säle fand zu Ehren des hohen Gastes eine Versammlung statt, an der vierhundert Personen teilnahmen. Ida und Gandhi, die auf dem Podium der Menge gegenübersaßen, boten einen seltsamen Gegensatz: die Frau tadellos gekleidet und frisiert und so straff und aufrecht sitzend, daß sie viel größer wirkte als ihre 164 Zentimeter ... der gebrechliche, kleine Mann, mit übereinandergeschlagenen Beinen am oberen Tischende hockend, mit nichts anderem bekleidet als mit seinem Khadi – Lendentuch und dem heiligen Strick um den Hals, häßlich und ernst, wenn sich nicht gelegentlich seine Lippen zu einem gewinnenden Lächeln verzogen, und so leise sprechend, daß nur die, die zu seinen Füßen saßen, eben noch verstehen konnten, was er sagte. Aber ihre Augen, das eine Paar leuchtendblau, das andre dunkel hinter stahlumrandeten Brillengläsern, sahen einander mit mehr als Hochachtung an. Denn sie besaßen eine gemeinsame, einzige Leidenschaft: Indien neues Leben zu bringen.

Der Mahatma sprach in sehr einfachem, schlichtem Englisch.

»Strebt nach einer hohen Moral!« sagte er knapp, aber eindringlich zu den jungen Schwestern und Medizinstudentinnen. »Stolziert nicht einher wie eingebildete ›dorai sanis‹. Denkt jederzeit an eure hohe Berufung zum Dienen!«

Nach der Versammlung führte ihn Ida durch die Krankenhausgebäude. Die Menge verneigte sich vor ihm und küßte seine Füße. Er war huldvoll und freundlich, bis Pauline Jeffery ihn bat, zu einem Schnappschuß stehenzubleiben.

»Ich hoffe, es wird ein gründlicher Versager«, erwiderte er ihr bissig.

Der nächste hohe Gast, den Ida erwartete, war Viscount Goschen, der Gouverneur der Präsidentschaft Madras, den sie gebeten hatte, die neuen Krankenhausgebäude einzuweihen. Sie hatte ihn ersucht, ihr den spätesten Termin anzugeben, der ihm im März 1928 möglich war. Bernard Rottschaefer, der Missionar, der die Bauarbeiten überwachte, hatte ihr versichert, daß bis Ende März bei äußerster Anstrengung alles fertig sein könnte.

Als die Antwort des Gouverneurs kam, konnte Ida nicht schnell genug den schweren Pergamentumschlag mit dem Trockensiegel öffnen. Gespannt überflog sie den Inhalt des Schreibens. »O nein!« rief sie entsetzt.

Seine Exzellenz hatte den 5. März für seinen offiziellen Besuch gewählt. Bis dahin konnten sie es natürlich nicht schaffen!

»Wir müssen es schaffen!« sagte Ida entschlossen.

So dachte auch Bernard Rottschaefer. Er stellte indische Arbeiter in Tag- und Nachtschicht an und entwickelte eine so fieberhafte Tätigkeit, wie sie dieses Land, wo man keine Eile kannte, noch nicht gesehen hatte.

Am Morgen des 5. März war das Durcheinander eher noch größer als kleiner geworden. Es schien, als ob das Bauen bis zur letzten Minute, das Anstreichen bis zur letzten Sekunde vor der Ankunft des Gouverneurs und seiner Gattin dauern würde. Ida war überall zu gleicher Zeit, gab Befehle, machte Botengänge, fegte Fußböden, ordnete Blumensträuße in Vasen und Schalen und gab ihrer Ansprache noch den letzten Schliff.

Dann plötzlich, »wie durch Zauberschlag« — so drückte es eine Schwester später einmal aus —, hörte das ganze Durcheinander auf. Alles war mit einmal sauber. Die schönen luftigen Krankenzimmer, wo noch vor einer Stunde die Fliesen gelegt worden waren, standen voller weißer Betten, in denen die Patienten lagen. Die kleinen Tische der Schwestern waren mit Blumen geschmückt. Und die Ärztinnen, die aussahen, als hätte ihr Tagewerk nur darin bestanden, sich zu frisieren und zu maniküren, begrüßten Ihre Exzellenz und den Verwaltungsrat des Colleges im Bibliothekszimmer beim Tee.

Das Einweihungsfest war so schön und würdig, wie es sich Ida erhofft hatte. Für Vellore war es das größte Ereignis in seiner Geschichte seit der Invasion des Sultans Tipu und dem Aufstand im Jahre 1805. Die Brücken waren neu getüncht, die Straßen gekehrt und mit Girlanden überspannt. Alle paar Meter stand ein Polizist in Shorts und rotem Turban, und Girlanden und Wimpel schmückten sogar den Bahnhof. Es gab kein Kind in der Stadt, das nicht den Weg nach dem »Missionary Medical School Hospital« hätte zeigen können, wenn es das Wort auch noch nicht aussprechen konnte.

Ida saß mit den Exzellenzen auf der Plattform unter einem großen Baldachin, der mit Mango- und Bananenblättern geschmückt war, und blickte über die zweitausend Menschen zählende Menge hin: Engländer, Amerikaner, Europäer, Hindus mit prächtigen Schärpen und Turbanen, Nationalisten in grobem Khadi mit der weißen Gandhikappe, Mohammedaner in langen Röcken und mit wallenden Bärten, und als Schönstes von allem, in einem für sie extra reservierten Teil, wenigstens tausend indische Frauen und Mädchen in bunten Saris. Sie trugen ihren Kopf stolz erhoben; denn das alles war ja besonders für sie gebaut worden.

Als dann die Gebäude eröffnet waren, strömten die Gäste hinein. Sie staunten über die luftigen Räume und Veranden, schauten bewundernd in den Operationssaal mit seinen hohen Fenstern und dem hellen Marmorfußboden und betrachteten sich entzückt das geräumige Wartezimmer mit seinen gemeißelten Steinsäulen, seinen ruhevollen Palmen und Farnen. Ida ging wie im Traum durch alle Gebäude. Ihr war, als sähe sie nur die Teile eines Mosaikspiels, das erst zusammengesetzt werden mußte. Aber plötzlich wußte sie, was sie tun mußte, um das Ganze zu sehen. Sie mußte auf einen Berg steigen und von oben herabschauen!

Der erste Dr. John Scudder hatte am 25. September 1824 in sein Tagebuch geschrieben: »Heute morgen bin ich früh aufgestanden, um einen Spaziergang zu machen und mir anzusehen, wie groß Vellore ist. Da es am Fuße eines Berges liegt, beschloß ich, hinaufzusteigen. Nachdem ich eine halbe Stunde geklettert war, hatte ich fast den Gipfel erreicht, als ich plözlich vor einem Festungswerk stand, das um die Spitze des Berges herumläuft. Die Aussicht von oben ist überaus reizvoll. Vellore eignet sich ganz großartig als Sitz einer Missionsstation. Man brauchte ein Dutzend Arbeiter.«

Etwa hundert Jahre später stand seine Enkelin an demselben Fleck, keuchend vom schnellen Klettern. Der Schweiß rann von ihrem Gesicht. Zum Glück hatte Dr. John den Hügel im September erstiegen und nicht wie sie im März. So malariakrank, wie er damals war, würde er sicher zusammengebrochen sein, ehe er den Gipfel erreicht hätte. Dann wären die letzten sieben seiner vierzehn Kinder, einschließlich ihres Vaters, nicht geboren, und sie würde ihm jetzt nicht über ein Jahrhundert hinweg zurufen können, daß sein Traum in Erfüllung gegangen sei.

Ein Dutzend Arbeiter? Dutzend mal ein Dutzend waren da!

Sie wischte sich den Schweiß von der Stirn und schaute im Glanz der jungen Morgensonne auf die vielen neuen Gebäude hinunter, die den großen, mit einer Mauer umgebenen Platz nahe am Fuß des Berges füllten, leuchtendweiß, Block an Block, gekrönt von einem majestätischen Glockenturm: das Verwaltungsgebäude, die Cole-Klinik, die Kinderklinik, der Ewart-Block mit der gynäkologischen Abteilung und dem Entbindungsheim und in der Mitte die liebliche Northfield-Kapelle mit ihrer weißen Kuppel und dem Kreuz.

Vor Jahrhunderten waren Bommai Reddy, der Abenteurer, und Tipu, der Tyrann, gekommen, hatten hier an diesem Platz gestanden und – waren gegangen. Zum Zeichen ihres Kommens und Gehens war nur eine Festung ohne Besatzung und ein Tempel ohne Gott geblieben.

Dr. John, der Arzt, war auch gekommen, er und seine Kinder – gebe Gott, um zu bleiben!

Es war noch früh am Morgen. Plötzlich sah sie es im Krankenhaustor tief unten hell aufblitzen: Ein Auto fuhr heraus und bog in die Straße ein. Das war gewiß die neue Ambulanz, die zur Wanderpraxis nach Arni aufbrach. Ida folgte ihr im Geist auf ihrer Fahrt nach den Hügeln im Süden.

Wenn sie an dem zweihundert Morgen großen Bauplatz vorbeifuhr, konnte das Team von Ärztinnen und Schwestern die Arbeiter sehen, die die Felsen bei College Hill losbrachen, konnten sehen, wie die Mauern des neuen Colleges erstanden.

Da das Krankenhaus nun fertig war, konnte Ida ohne Bedenken zu einem einjährigen Urlaub fahren. Dankbar nahm sie Gertrude Dodds Einladung an, ein paar Monate mit ihr in Kaschmir zuzubringen. Aber so wie Gertrude sich den Urlaub vorstellte – ein erholsames Ausruhen auf einem Hausboot, das im Schutze purpurner Berge zwischen kühlen Seen dahintrieb –, war das nichts für Ida. Berge waren nicht zum Anschauen da, sondern zum Besteigen. Ida nahm sich vor, drei Monate hoch oben auf dem Rand der Welt zu wandern, zu klettern und zu zelten. Louisa Hart, die von ihrer ärztlichen Station in Madanapalle kam, um die ersten Wochen mit ihnen zusammen zu verleben, war begeistert von diesem Plan. So begannen sie ihren Urlaub in einem Hausboot und beendeten ihn dort. Aber zwischendurch machten sie ihre Kletterpartien. Sie sicherten sich den berühmten Bergführer Ali Goosani. Er war ganz außer sich vor Freude, in Ida eine so waghalsige Gefährtin gefunden zu haben, und suchte für sie die höchsten Gipfel und die unzugänglichsten Pfade aus. Gertrude, die jede Unbequemlichkeit haßte und eine furchtbare Angst vor hohen Bergen hatte, begleitete sie trotzdem unermüdlich auf jeder Expedition. Wo Ida hinging, folgte sie ihr, allerdings meist nicht zu Fuß – obwohl sie noch völlig schwarzes Haar hatte, war sie jetzt siebzig Jahre alt –, sondern auf dem Rücken eines Ponys oder in einem jener beängstigend schwankenden Stuhlsitze, Dandies genannt, die von Kulis getragen wurden.

»Asthi, asthi! Vorsichtig, vorsichtig!« sangen die Kulis mit schriller Stimme, wenn sie sich einer besonders gefährlichen Stelle näherten. Dann schloß Gertrude die Augen, biß die Zähne zusammen und wagte erst wieder zu atmen, wenn sie das erlösende »shabash!« hörte.

Ihre Karawane bot einen seltsamen Anblick. Alles, was sie brauchten, befand sich in dem Gepäck, mit dem die kleinen Ponys beladen waren: Zelte, Betten, Lebensmittel, Kochtöpfe, Badewannen und Wärmflaschen. Auch Samoware hatten sie bei sich, um öfters einmal Tee trinken zu können. Als lebende Nahrungsmittel wurden ein paar Hühner mitgeführt. Dabei war eine Henne, die täglich ein Ei legte. Ida zähmte sie und nannte sie Bo Bo. Oben auf dem Gepäck hockend, reiste sie ohne Käfig mit.

Es gab manche Schwierigkeiten und Unannehmlichkeiten auf diesen Wanderungen. Aber Gertrude beklagte sich nie laut darüber. Sie begnügte sich damit, sie ihrem Tagebuch anzuvertrauen.

28. April. Zu einem Ausflug nach Srinagar aufgebrochen. Regen und Hagel ...

30. April. Einem Treidelpfad gefolgt und bis über die Schuhe in Schlamm geraten.

17. Mai. Gingen nach Pahlgam. Übernachten in Zelten. Viel Eis und Schnee. Ida und Louisa liefen, ich reiste im Dandy. Hunderte von Fliegen.

2. Juni. Hatten große Mühe, Ponys und Kulis zu bekommen. Heiß, nirgends Schatten. Hunderte von Fliegen an der Decke unsres Zeltes. Erdbeeren. Starker Wind, Regen und Gewitter. Tausend Fliegen im Zelt.

9. Juni. Früh aufgestanden, um das »Tal der Gletscher« hinaufzusteigen. Anstrengende Tour, erst über Steine, dann im Schnee. Louisa machte schlapp.

13. Juni. Die Dandy-Leute ärgerten uns ... Viele große Risse im Schnee und im Eis. Den ganzen Nachmittag in Schnee, Matsch, Schlamm und Wasser gewatet.

2. Juli. Montag. Um 7 Uhr morgens aufgebrochen. Vier Meilen langer, mühsamer Aufstieg bis auf 1200 Meter Höhe. Ich lief den größten Teil des Weges, kletterte und kletterte ... Wundervolle, zitronenfarbige Akeleien. Fand eine blaue Mohnblume auf dem Gipfel.

7. Juli. Brachen sehr früh auf. Drei Meilen den Berg hinauf im Schnee. Ich nahm ein Pony, hatte aber große Angst beim Reiten. Ein alter Ponymann führte mich. Es regnete stark, als wir die Zelte aufschlugen. Es regnete so stark, daß wir unsern Baderaum aufschlossen und die Dandy- und Ponymänner dort schlafen ließen.

8. Juli. Begann den Abstieg auf dem Pony, über verschneites Eis. Überquerten Flüsse. Gingen direkt vom Eis aus steile Zickzackpfade hinauf. Auf dem Gipfel herrlichster, grasbewachsener Abhang mit weißen Birken. Abstieg immer im Zickzack, aber zwischen lieblichen Akeleien. Träger brachte uns hinab zum Fluß. Zelteten auf scheußlichem Platz. Zum Dinner Grapefruits.

10. Juli. Es goß in Strömen, als wir auf dem Gipfel ankamen. Alles war naß außer unsern Nachthemden. So gingen wir zu Bett.

13. Juli. Kletterten den ganzen Tag. Schlugen Zelt zum letzten Mal auf.

Da Ida drei Monate Urlaub in Kaschmir zugebracht hatte, war diesmal ihre Reise durch Europa streng dienstlich. Sie blieb einen Monat in Wien, dem Mekka der Ärzte, wo sie Vorlesungen in Chirurgie und Gynäkologie besuchte und bei Operationen zusah. Ein paar Tage verbrachte sie in Prag, Berlin, Dresden und Paris, wo sie stark beeindruckt wurde von dem, was man hier für Kranke und Leidende tat. Der Anblick der Städte in Europa mit ihren gutausgestatteten Krankenhäusern gab ihr immer neue Anregungen, und sie freute sich, als der Oktober herankam und sie mit ihrem Feldzug beginnen konnte. Jetzt, wo die Gebäude sichergestellt waren, hatte sie es sich zum Ziel gesetzt, wenigstens eine halbe Million Dollar für die Inneneinrichtung zu beschaffen.

Sie hatte die Absicht gehabt, einen Monat in England zu verbringen, um dem dortigen Komitee bei seinem Feldzug zu helfen, aber ein Telegramm rief sie direkt nach Amerika. Sie schickte eine Antwortdepesche ab, die sie wie gewöhnlich mit »Scuddodd« unterzeichnete, und machte sich mit Gertrude Dodd fröhlich auf die Reise.

Mrs. Peabody war wie immer unermüdlich, und in Hilda Olson, der Schatzmeisterin des Vellore-Ausschusses, fand Ida eine neue, tüchtige Verbündete. Außer ihrem mathematischen Genie besaß Miss Olson noch eine andere erstaunliche Fähigkeit. Von ihrem Vater im Finanzwesen unterrichtet, war sie ein Hexenmeister im Anlegen von Kapital.

»Beschaffen Sie, was Sie können«, sagte sie zu Ida. »Ich werde es Ihnen zumindest verdoppeln.«

Natürlich wußte damals noch keine von beiden, daß gerade um die Wende des Jahrzehnts eine lange, schwere Flaute eintrat.

Ida bereitete ihren Feldzug wie gewöhnlich damit vor, daß sie ihre Garderobe instand setzte. In den letzten fünf Jahren waren die Röcke kürzer geworden, und die Taillenlinie hatte sich nach unten verschoben. Auch beim Einkaufen hatte Ida ihre ganz besondere Eigenart. Sie ging in ein Geschäft, lächelte eine Verkäuferin freundlich an und sagte: »Ich suche ein dunkles Kleid, das ich auf dem Podium tragen kann. Ich muß oft sprechen, und ich brauche etwas Nettes, aber Unauffälliges, damit die Aufmerksamkeit der Zuhörer nicht abgelenkt wird von dem, was ich sage. Nun werden Sie gewiß genau das für mich finden, was ich brauche.« Worauf dann die Verkäuferin sicherlich sehr geschmeichelt war und die Abteilungsleiterin rief. Andere Verkäuferinnen sammelten sich auch noch mit freundlichen Ratschlägen um Ida, und während sie Kleider anprobierte, erzählte sie ihnen allen von Vellore. Sie fesselte sie ebenso wie ihre andere Zuhörerschaft. Wo sie denn sprechen wollte, fragten sie. Ob sie dort hinkommen könnten? Gewöhnlich verließ Ida den Laden nicht nur mit dem richtigen Kleid, sondern mit mehreren neuen Freunden.

Die halbe Million kam nicht zusammen. Main Street war im Augenblick mehr daran interessiert, für jeden Haushalt in Amerika ein Radio und eine Waschmaschine zu beschaffen, als für einen Arzt und eine Schwester in den Dörfern Indiens zu sorgen. Ida fand das meiste Verständnis bei College-Studentinnen, die noch Ideale, aber wenig Geld hatten, und bei jungen, berufstätigen Frauen, die auch erst vor kurzer Zeit unabhängig geworden waren und sich daher ganz besonders für den Kampf ihrer Schwestern in der ganzen Welt interessierten.

Ida war froh, als sie wieder nach Indien zurückkehren konnte. Denn es war bestimmt leichter, ein College zu bauen, als Geld dafür zu beschaffen. Der Willkomm, den man ihr bereitete, ließ nichts zu wünschen übrig. Die Studentinnen hatten sogar ein Lied gedichtet, in dem sie Idas Lob sangen und ihre Tüchtigkeit und Beliebtheit in aller Welt priesen, sie aber vor allem innigst baten, nicht wieder von ihnen zu gehen.

Ehe Ida im vergangenen Jahr auf Urlaub gefahren war, hatte sie bei einer Bekannten, der Frau des indischen Stadtpräfekten von Vellore, eine Operation vorgenommen, da diese seit Jahren vergeblich auf ein Kind wartete. Kaum hatte sie nach ihrer Rückkehr das Haus des hohen Beamten betreten, als seine Angehörigen sie zu einem Stuhl führten, der zum Willkomm mit Girlanden geschmückt war. Als sie darauf

Platz genommen hatte, brachten ihr die stolzen jungen Eltern ein Kissen, in dem der neugeborene Erbe lag.

»Das ist Ihr Baby!« sagten sie glückstrahlend.

An diesem Abend dachte Ida zum ersten Mal seit langen Jahren wieder an Burchfield Milliken – und weinte.

Im Januar 1930 wurde das diamantene Jubiläum der Arcot Mission gefeiert. Zu Tausenden kamen die indischen Christen in ihren Festkleidern aus den umliegenden Dörfern. Auch die Scudder-Sippe war vollzählig vertreten: Dr. Lew und sein Sohn Galen; Idas Bruder Harry, dessen rotes Haar rostiggrau geworden war, und seine Frau Margaret; Walter und Nell mit ihrem jungverheirateten Sohn John IV, der die Rolle seines Großvaters in dem großen Jubiläumsfestspiel übernommen hatte.

Immer wieder aber blieben Idas Augen an dem Gesicht ihrer Kusine Dixie hängen, die so glücklich aussah wie noch nie in ihrem Leben. Vor zwei Jahren, kurz ehe sie in den Ruhestand treten wollte, war endlich ihr Wunsch, unter den Frauen Indiens arbeiten zu dürfen, in Erfüllung gegangen. Begleitet von einer Bibelfrau, in einem Zelt wohnend, zog sie von Dorf zu Dorf, unterrichtete Frauen und Mädchen im Nähen und Stricken und lehrte sie, gesund und hygienisch zu leben. Ja, auch Dixie wußte, was es hieß, von einem »Traum« besessen zu sein!

Nach dem Jubiläum stürzte sich Ida sofort wieder in die gewohnte Arbeit: Unterricht, Praxis, Krankenhausvisite, Operationen und Wanderpraxis. Auf vier Landstraßen arbeiteten jetzt jede Woche bewegliche Kliniken, und gleich nach ihrer Rückkehr eröffnete sie mit einer nagelneuen Ambulanz die Wanderpraxis auf der fünften Landstraße. Sie nannte sie die Bronson-Porter-Landstraße nach zwei der großzügigsten Spender aus New Haven, die den Kauf des Wagens ermöglicht hatten. Er war wunderbar mit Koffern, Schrankfächern und Ausziehtischen ausgestattet, sogar mit fließendem Wasser, das aus einem Hahn unterhalb der Karosserie herausfloß. Ida hatte Einladungen in die Dörfer geschickt, die in der Umgebung des neuen Halteplatzes lagen, und während sie mit Jessie Findlay die neue, staubige Straße entlangfuhr, stürmten wieder alle die Fragen auf sie ein, die sie sich jedesmal am ersten Tag einer neuen Wanderpraxis gestellt hatte: Werden überhaupt Leute kommen? Werden sie sich behandeln lassen? Wie lange wird es dauern, bis sie Vertrauen fassen?

Indessen hatten sich eine große Anzahl Kranker unter dem Feigenbaum versammelt, wo die neue Sprechstunde stattfinden sollte. Wie ein Symbol Mutter Indiens selbst breitete er seine riesigen Äste aus, um die ungewöhnliche Schar zu beschützen. Auch ein Häufchen Aussätziger, die sich in einiger Entfernung von den anderen Kranken zusammengekauert hatten, schloß er noch mit in seinen Schatten ein.

Es war dieselbe Art von Menschen, wie sie – manche die ganze Nacht, manche den halben Tag – auf ähnlichen Stationen innerhalb eines Umkreises von fünfzig Meilen um Vellore auf Dr. Ida und ihre Ärztinnen warteten. Sie trugen dieselben Kleider: die Männer zerlumpte Dhotis oder Lendentücher, die Frauen verblichene Saris, die Kinder Fetzen, die knapp bis zu den Knien reichten, oder überhaupt nichts außer einem Amulett um die Taille. Ihre bloßen Füße, Hände und Arme waren von der gleichen, lederartigen Härte und mit demselben billigen Schmuck behängt. Sie hatten auch dieselben Krankheiten: Abszesse, entzündete Augen, laufende Ohren, Star, Würmer, Dysenterie, Fieber, Tuberkulose, Aussatz, Syphilis. Einige hatten drei oder vier Leiden auf einmal. Aber etwas war doch anders: In den Augen dieser Kranken hier war weniger Hoffnung zu lesen. Nur ein Aussätziger namens Abbai lächelte zuversichtlich.

»Auf diesem Weg sollen sie kommen«, sagte ein Mann aus der kleinen, abseits sitzenden Schar. »Ich glaube es aber erst, wenn ich es sehe.«

»Ein Fremder hat in unserm Dorf erzählt«, sagte ein zweiter, dessen Augen im Fieber glänzten. »Onnu, rendu, mundru – ja, vor drei Tagen. ›Ein weißer Vaithjan (indischer Arzt) wird kommen‹, sagte er. ›Ihr müßt einen halben Anna und eine leere Flasche mitbringen‹«.

»Ein weiblicher weißer Vaithjan«, spottete ein dritter. »Ich glaube es auch erst, wenn ich es sehe.«

Jetzt sprang Abbai auf.

»Sie werden kommen! Ihr werdet sehen!« rief er triumphierend. Und nun sprudelte er hervor, was er seinen Leidensgenossen bisher verschwiegen hatte. Er war immer zu einem

Baum wie diesem gegangen, seit zehn Monaten. Er war zwanzig Meilen gewandert, um die »Oosie« zu bekommen, die Zaubernadel, die ins Fleisch gestochen wurde und die Krankheit vertrieb. Jetzt konnte er jede Woche zu diesem Baum hier kommen, der nur zehn Meilen von seinem Dorf entfernt war.

Da hörten sie auf der Straße ein Poltern, sahen eine Wolke von rotem Staub und dann ein Aufblitzen der Sonnenstrahlen auf einem leuchtendblauen Wagen. Die Menge starrte sprachlos darauf hin. Sie hatten schon Busse und Lastkraftwagen gesehen, aber niemals so etwas! Es rollte sanft in den Schatten unter dem Feigenbaum. Die Leute, die herankamen, stellten sich mit gesenktem Kopf im Halbkreis auf, während eine Frau etwas in Tamil sprach.

»Das tun sie immer zuerst«, flüsterte Abbai. »Sie sprechen zu ihrem Gott und bitten ihn, ihnen zu helfen, daß sie uns gesund machen können.«

Dann geschah vieles auf einmal: Ein langes flaches Stück Metall wurde aus einer schmalen Öffnung unter dem Wagen hervorgezogen und an einer Seite wie ein Regal befestigt. Tische wurden unter dem Baum aufgestellt. Es war nicht nur eine Vaithjan, es waren zwei, eine groß und dunkel, die andre kleiner, mit Augen so blau wie der Himmel und seltsamem Haar, wie zartes Spinngewebe. Die übrigen Personen waren dunkelhäutig. Die Vaithjan mit den blauen Augen konnte nicht sehr gut Tamil sprechen. Wenn eine Frau aufstehen sollte, sagte sie: »Utkaringal! Setz dich!« Aber das schadete nichts. Sie mußten dann alle lachen und fühlten sich gleich etwas vertrauter. Bald waren sie in langen Reihen aufgestellt, und eins nach dem andern kniete sich neben die lächelnden, dunkelhäutigen jungen Frauen in ihren sauberen, blauweißen Saris und erzählte ihnen seine Beschwerden. Diese jungen Frauen mußten auch Vaithjans sein und waren doch so sehr ihresgleichen, daß sie keine Angst vor ihnen hatten und taten, was sie befahlen. Einige wurden neben dem Metallbrett behandelt, andere gingen mit ihrem kleinen weißen Zettel an die Seite des großen Wagens und ließen sich ihre Flaschen mit den Zaubertränken füllen. Sie hörten ernsthaft zu, während ihnen drei- und viermal gesagt wurde, wie sie sie anwenden sollten.

Auch zu der kleinen Gruppe Aussätziger kam die weiße

Vaithjan mit den blauen Augen. Freundlich erzählte sie ihnen in ihrem mangelhaften Tamil von der Oosie, die ihre Krankheit heilen würde, aber nicht sofort. Sie müßten nächste Woche wiederkommen und die übernächste auch. Sie müßten Geduld haben. Na also – sie lächelte ermunternd – wer wagt es zuerst? Sie blieben sitzen und sahen die Nadel mit scheuem, wenn auch nicht feindseligem Blick an.

Ida sank der Mut. Sie wußte aus Erfahrung, daß es Wochen dauern konnte, bis die Kranken Vertrauen faßten.

Da trat Abbai auf sie zu.

»Abbai!« rief sie erleichtert. »San thosham!«

Abbai befand sich im fortgeschrittenen Behandlungsstadium, und Ida brauchte ihre ganze Kraft, um die Nadel fingertief in den Muskel zu stoßen. Der Schmerz mußte furchtbars ein. Sie spürte, wie Abbai zitterte, während er ein Stöhnen unterdrückte. Aber er zuckte nicht zurück.

»Seht, es ist gar nicht schlimm!« sagte er verächtlich zu den andern. »Seht mich an!«

Nun war es leicht. Alle drängten sich nach vorn und bettelten: »Oosie! Oosie!«

Nur dem mit den fiebrigen Augen mußte sie sie verweigern. Seine Krankheit hatte den Grad erreicht, wo die Injektion nur Öl aufs Feuer gewesen wäre. »Ich gebe dir jetzt erst einmal eine andere Arznei«, sagte Ida tröstend zu ihm. »Die ›Oosie‹ bekommst du später. Komm nur bestimmt jede Woche her!«

In der Nacht, die auf diesen anstrengenden Tag folgte, warf sich Ida lange schlaflos umher. Ihre Gedanken gingen immer wieder zu ihrer ersten Wanderpraxis zurück, die sie mit dem roten »Teufelswagen« begonnen hatte. Immer wieder sah sie die endlosen Reihen wartender Patienten vor sich – und hier und da eine vertraute Gestalt. Am deutlichsten war ihr die Frau in der Erinnerung geblieben, die die drei Männer durch die Felder zu ihr geführt hatte. Es war vor vielen, vielen Jahren gewesen, ganz am Anfang der Wanderpraxis, aber sie sah es vor sich, als ob es erst gestern gewesen wäre.

Sie hatte ihr Tagewerk beendet, und der Wagen war schon fertig zur Heimfahrt, als sie sie kommen sah. Ungeduldig hatte sie zu ihnen hinübergeblickt; denn sie kamen so langsam die schmalen Wegraine entlang, die die Reisfelder säumten. Erst als sie beinahe die Straße erreicht hatten, sah sie, daß die drei Männer blind waren.

Erschöpft setzten sie sich nieder. Sie waren die ganze Nacht gewandert, um rechtzeitig da zu sein. Aber ihre Gesichter strahlten. Es war jemand in ihrem Dorf gewesen und hatte ihnen von einer Ärztin erzählt, die mit einem Auto kam und ihnen ihr Augenlicht wiedergeben konnte.

»Und wir sind nicht zu spät gekommen!« riefen sie froh.

Einer der Männer brach in ein Schluchzen aus. »Wir sind zur rechten Zeit da!«

Gespannt untersuchte Ida die drei Augenpaare, hoffend . . .

Aber es war nichts mehr zu hoffen. Sie waren nicht zur rechten Zeit gekommen! Alle drei waren hoffnungslos blind. Zwei hatten die Pocken gehabt, der dritte Fieber. Um es zu heilen, hatte seine Frau den Tempelpriester aufgesucht, der sie nach Hause geschickt hatte, eine Opfergabe für den Gott zu holen. Sie war zurückgekommen und hatte alles, was sie besaß, gebracht: ihre kleine »chemby«, eine Messingschüssel.

Der Priester hatte ihr in seiner Unwissenheit einen gutgemeinten Rat gegeben. »Tue gemahlenes Glas, Cayennepfeffer und Öl in die Augen deines Mannes, und er wird zum Bewußtsein kommen!«

Er war zum Bewußtsein gekommen, aber unter entsetzlichen Qualen. Noch jetzt, nach Jahren, konnte Ida aus der Stimme der Frau ihre furchtbare Enttäuschung hören.

»Sind Sie ganz sicher, Ammal, daß Sie nichts tun können? Wir haben sehr wenig Geld. Wir sind arm, aber Sie sollen alles haben, was wir besitzen. Geben Sie uns nur unser Augenlicht wieder!«

Oh, wenn jetzt die Hände da wären, die die Augen eines blinden Bartimäus geöffnet hatten!

»Es tut mir leid!«

Ida murmelte die Worte jetzt im Halbschlaf vor sich hin. »Ich kann nichts tun.«

»Nichts!«

Über die Berge, über die Jahre kam ihr Schrei wie ein Echo zurück.

»Wir sind so lange gewandert, aber sie kann nichts tun, nichts . . .«

Sie hatte sich heute so glücklich gefühlt, so zufrieden, weil sie nun fünf Wanderkliniken hatten statt vier. Fünf? Das waren noch lange nicht genug. Nicht einmal zehn würden genügen! Es gab Hunderte von Dörfern um Vellore, die noch keine ärztliche Hilfe erfahren hatten. Es gab so viel zu tun und so wenig Zeit, um es zu tun. Jetzt war sie bald sechzig Jahre alt und hatte noch ein College zu bauen und auszustatten, damit hundert Millionen Frauen mit Ärzten und Schwestern versorgt wurden. Der Himmel möge ihr verzeihen, daß sie zufrieden gewesen war!

Die ganze Nacht warf sie sich unruhig hin und her, halb wachend, halb träumend. Immer wieder sah sie sie langsam über die Felder kommen, die Frau und die drei blinden Männer.

Die Feuer des Nationalismus, die in den letzten zwanzig Jahren schon einmal eingedämmt waren, rasten um 1930 mit neuer Heftigkeit über Indien hin. Nach dem Regierungsantritt der Labour-Partei in England war die Hoffnung auf einen Dominion-Status wieder aufgeflackert, schwand aber schnell, als sich die Torys und die Liberalen verbündeten, um der liberalen Indienpolitik des Labour-Premiers entgegenzutreten. Jetzt setzte sich Gandhi zum ersten Mal für völlige Unabhängigkeit ein. Er ermutigte die Kongreß-Partei, sich vom Empire loszusagen. Der Krieg war erklärt; aber er sollte gewaltlos geführt werden.

Gandhi schrieb einen Brief an den Vizekönig, in dem er die britische Herrschaft ablehnte, jeden Engländer aber seines guten Willens ihm gegenüber versicherte. Er zählte verschiedene Mängel des Kolonialregimes auf, besondere Mißstände wie die Salzsteuer, die einem Bauern jährlich den Verdienst von drei Tagen kostete, und gab ihm offen zu verstehen, was er unternehmen würde, wenn diese Mißstände nicht abgestellt würden. Er bekam keine Antwort. So begann er am 12. März 1930 seinen berühmten Salzmarsch. In vierundzwanzig Tagen lief er 241 Meilen bis zum Meer, wo er eine Handvoll Salz aufhob, die die Wellen zurückgelassen hatten, und so das britische Gesetz übertrat, das den Besitz von Salz verbot, das nicht von der Regierung gekauft war.

Das war das Signal für einen bürgerlichen Massenungehorsam. Hunderte fingen an, selbst Salz zu gewinnen und andere Gesetze zu übertreten, die sie für ungerecht hielten. Indische Gesetzgeber legten ihre Ämter nieder, um die Regierung zu boykottieren. Scharen von Führern, unter ihnen auch Gandhi, wurden verhaftet. In einem Monat ließ der Vizekönig 60 000 Missetäter ins Gefängnis stecken. Es war eine leidenschaftliche, aber unblutige Revolution. Die meisten Aufständischen wendeten trotz Schlägen mit eisenbeschlagenen Lathis, trotz Kolbenstößen und heftigen Prügeln keine Gewalt an, weil sie wußten, daß Gandhi sonst die Bewegung aufheben würde.

Als Treva Marshall im August 1931 aus ihrem Urlaub zurückkam, war sie auf Tumultszenen gefaßt, wie sie sie in Amerika auf der Leinwand gesehen hatte, wo Bahngleise blockiert, Telegraphenleitungen zerstört und alle Inder in kriegerisches Khadi gekleidet waren. Es stimmte zwar, daß es Gandhikappen in Mengen gab; in ihrem Abteil fuhren auch zwei Khadi tragende Nationalisten von Bombay bis Madras mit, höfliche Herren, die gerade drei Monate Gefängnishaft hinter sich hatten; aber Gewalttätigkeiten sah sie nirgends. Die Textilläden in den Basaren waren mit friedlichen Streikposten besetzt, und die Ausländer unter dem Krankenhauspersonal, Amerikaner wie Engländer, hatten ein wenig das Gefühl, als wären ihre indischen Kollegen etwas reservierter geworden.

Treva Marshall fand aber andere Veränderungen in Vellore, die auf das Erwachen Indiens hindeuteten und gleichzeitig zeigten, wie Ida es zu fördern suchte.

Vor einigen Jahren hatte Ida, zusammen mit Gertrude Dodd, Treva Marshall, Lavina Honegger, die Annie Hancocks Nachfolgerin geworden war, und ein paar anderen christlichen und hinduistischen Frauen den »Ladies' Recreation Club« (Frauen-Freizeitklub) gegründet, eine Organisation, die es sich zur Aufgabe gemacht hatte, ungebildete Hindufrauen und Mohammedanerinnen aller Kasten zusammenzuholen, mit ihnen Sport zu treiben, zu spielen und sie in Handfertigkeiten wie Nähen und Stricken und auch im Verbände-Anlegen zu unterrichten.

»Als ich das erste Mal nach meinem Urlaub wieder in den Klub kam«, schrieb Treva Marshall nach Hause, »war ich sprachlos über die Veränderung, die hier vor sich gegangen war. Vor fünf Jahren hatte es uns große Mühe gemacht, ihn in Gang zu bringen. Fünf bis zehn Frauen kamen einmal in der Woche, wurden aber von den orthodoxeren heftig angegriffen. Jetzt kommen zwanzig bis vierzig dreimal in der Woche. Zwischen Hindufrauen, Mohammedanerinnen und den verschiedenen Kasten herrscht ein Geist der Freundlichkeit und Zuvorkommenheit, der einfach erstaunlich ist.«

Es war eine Zeit dramatischer Veränderungen für die indischen Frauen. Tausend Jahre der Abgeschlossenheit, der Unwissenheit und Unterdrückung wurden in einer einzigen Dekade überbrückt. Im April 1930 trat auch die Sarda-Akte in Kraft, die die Kinderheirat verbot. Damit verwirklichte sich der erste der strengen Reformgrundsätze Gandhis, die die Emanzipation der indischen Frauen zum Ziel hatten.

Zu den Inderinnen aus Idas Bekanntenkreis in Vellore, die in wenigen Jahren eine jahrhundertealte Tradition überwanden, gehörte Mrs. Rangaswamy, die Frau eines strengbrahmanischen Rechtsanwalts. Treva Marshall hatte ihre Geschichte miterlebt, ein »Mirakelspiel« in drei Akten.

Der erste Akt spielte im Jahre 1923. Treva war mit Ida und Mrs. Cornelius, der Frau des indischen Pastors, zu einer Party bei Mrs. Rangaswamy eingeladen, um den ersten Geburtstag der kleinen Padmini zu feiern. Zu den Gästen gehörten außer ein paar Brahmaninnen auch einige Hindufrauen anderer Kasten. Als alle versammelt waren, wurden sie ins Vorderzimmer des Hauses gebeten, wo sie sich auf einem wundervollen Orientteppich niederließen. Zu ihrer Unterhaltung waren zierliche Tänzerinnen und allerlei geschickte Darsteller bestellt, und eine junge Inderin spielte auf der Vina, einem lautenähnlichen Instrument.

Am Abend wurde ein köstliches Mahl gereicht, das aus Laddus, Kaffee, Bananen und Jelebes, einer indischen Süßspeise, bestand. Die Brahmaninnen bekamen es im Haus auf dem Teppich serviert, die andren Hindufrauen saßen auf Matten an einem Ende der Veranda und die drei Christinnen an andern Ende, deutlich von beiden Gruppen getrennt.

Treva war entrüstet.

»Was soll das heißen, uns auszustoßen und alleinsitzen zu lassen?« sagte sie aufgebracht zu ihren beiden Gefährtinnen.

»Denken die vielleicht, wir wären nicht gut genug, um mit ihnen zu essen?«

Ida klopfte ihr beruhigend auf den Arm.

»Du weißt ja gar nicht, wie ich mich freue«, sagte sie warm. »Das ist das erste Mal, daß diese Frau aus hoher Kaste Nicht-brahmaninnen in ihrem Haus bewirtet. Ein wunderbarer Schritt vorwärts!«

Der zweite Akt fand fünf Jahre später statt, als Ida und Treva mit mehreren Kolleginnen des Ärztestabs wieder bei Mrs. Rangaswamy eingeladen waren, diesmal in ihrem neuen, bedeutend vornehmeren Bungalow, da der Rechtsanwalt inzwischen zu großem Ansehen und Wohlstand gekommen war. Ein Diener mit weißen Handschuhen servierte den Gästen.

»Hast du gesehen? Mrs. Rangaswamy hat diesmal nicht nur Christinnen und andre Hindufrauen eingeladen«, flüsterte Ida Treva aufgeregt zu. »Die Frau dort oben war zwar Brahmanin, ist aber jetzt mit einem Mohammedaner verheiratet.«

»Aber Mr. und Mrs. Rangaswamy essen noch nicht mit uns«, warf Treva ein.

»Ja, was erwartest du denn, meine Liebe?« Ida war ganz außer sich. »Können denn zweitausend Jahre Tradition in fünf Jahren beiseitegeschoben werden? Was du heute siehst, ist Revolution!«

Der dritte Akt des »Mirakelspiels« fand in den ersten Monaten des Jahres 1930 statt. In Vellore war eine »Internationale Gesellschaft« gegründet worden, deren Mitglieder sich abwechselnd in den Häusern trafen. Als Mrs. Rangaswamy die Gruppe zu sich eingeladen hatte, merkte sie plötzlich, daß an diesem Tag Krischnas Geburtstag war, an dem strenge Brahmanen fasten müssen. Sie bat Treva, ihr einen guten Rat zu geben. »Machen Sie es doch wie damals«, meinte Treva. »Lassen Sie uns servieren, und essen Sie selbst nicht mit!«

Mrs. Rangaswamy nickte. »Wir werden sehen.«

Am festgesetzten Tag kamen die Gäste: Christen, Hindus, Moslems, Männer und Frauen. Alle unterhielten sich angeregt und freundschaftlich miteinander, und als die Erfrischungen gereicht wurden, setzten sich Mr. und Mrs. Rangaswamy mit ihren Gästen zu Tisch und aßen mit ihnen.

»Aber —« Erstaunt ging Treva nach dem Essen auf ihre Gastgeberin zu. »Sie sagten doch —«

»Oh, das Horoskop war nicht ganz eindeutig«, erklärte Mrs. Rangaswamy lächelnd. »Wahrscheinlich ist heute noch gar nicht Krischnas Geburtstag. Wir feiern ihn nun morgen.«

Auf dem Heimweg war Ida so glücklich, wie Treva sie selten gesehen hatte.

»Wir haben heute ein Wunder erlebt«, sagte sie fast ehrfürchtig.

Die Zeit war reif für solche Wunder in Indien.

Sie waren nach Kodaikanal gefahren, um das Weihnachtsfest 1931 in Hill Top zu verbringen: Gertrude Dodd, Ida, ihre Nichte Ida B, die gerade als junge Missionsärztin aus Amerika gekommen war, und Dr. Anna Degenring, Deggie genannt. Hill Top war im Dezember herrlich, die Luft klar und frisch wie kühler Wein. Die Gärten leuchteten von blühenden Poinsettias, die Berge waren wie zum Fest geschmückt mit Pinien, Rottannen und flammendrotem Rhododendron. Es war sogar eine Pflanze dabei, die wie eine Stechpalme aussah, nur mit leuchtendgelben Beeren.

Mit der Ankunft ihrer Nichte Ida B in Indien ging eine der schönsten Hoffnungen Idas in Erfüllung. Ihre Namensschwester, die sie liebhatte wie eine eigene Tochter, war nun nicht nur bei ihr, sondern sie hatte sich auch dieselbe Lebensaufgabe gewählt. Aus dem schüchternen kleinen Mädchen war eine reife junge Frau geworden, die sich lebhaft für alles interessierte, was um sie her vorging. Schon in den Tagen auf der Nebraska-Farm und in Shelter Island hatten Ida und Ida B viel Gemeinsames gehabt. Sie liebten beide Blumen, Hunde, Sonnenuntergänge und Sterne. Sie standen beide gern auf hohen Bergen, den Wind im Angesicht. Und jetzt, nachdem sie so manche Nacht zusammen am Bett einer Patientin gesessen und den ganzen Tag Seite an Seite miteinander gearbeitet hatten, wußte Ida, daß sie auch beide dasselbe für Menschen empfanden.

Ida B war im Mai in Hill Top angekommen. Auf der Reise war es so glutheiß gewesen, daß sie glaubte, sich in Indien nicht wohlfühlen zu können. Niemals würde sie aber den Ritt den Gebirgspaß hinauf vergessen, als der Wüstenkaktus hohem Savannengras Platz machte, breitästigen Bananenbäumen, Kaffeepflanzen, tropischem Dschungel und schließlich einem Paradies von Waldveilchen, Begonien, Farnen und purpurroten Orchideen; als sie spürte, wie die Hitze einer gesegneten Kühle wich, so daß sie in 1500 Meter Höhe einen Pullover hatte anziehen müssen. Kein Wunder, daß Kodaikanal mit seinem blauen See, seinem Duft nach Rosen und Eukalyptus ihr vorgekommen war wie der Himmel!

Ida B hatte ihr Sprachstudium in der Schule der Hügelstation kaum begonnen, als sie im August nach Vellore gerufen wurde. Sie sollte Pauline Jeffery, die erkrankt war und vorzeitig auf Urlaub fahren mußte, in der Hals-, Nasen- und Ohrenklinik vertreten. Im Herbst wurde sie in der Inneren Abteilung eingesetzt, während Dr. Flora Innes Ferien hatte. Es war eine schwierige Aufgabe für sie, der sie eigentlich noch nicht gewachsen war. Da sie den Sprachunterricht vorzeitig hatte abbrechen müssen, eignete sie sich jetzt nur das mundartliche Tamil der schlichten Dorfbewohner an, die ihr dadurch besonders zugetan waren. Auch der Name Ida B (sprich Bi!) trug dazu bei, sie vor allem bei den mohammedanischen Patienten populär zu machen. Das Wort »Bi« als Nachsilbe bedeutet bei ihnen Hochachtung für eine Frau, und so glaubten sie, daß es ein Ehrentitel sei.

Die kleine Feriengesellschaft, die sich so sehr auf das Weihnachtsfest in Hill Top gefreut hatte, war furchtbar enttäuscht, als plötzlich ein Telegramm mi der Nachricht kam, daß am Weihnachtstag Gäste aus Amerika eintreffen würden.

»Hilft nichts!« seufzte Ida. »Wir müssen zurück nach Vellore.«

Sie zwängten sich alle zusammen in den Ford und fuhren im strömenden Regen den Berg hinunter. Als sie auf der Bahnstation in Kodai Road ankamen, nahm Ida einen Zug nach Madras, um ihre Gäste abzuholen, Gertrude fuhr nach Vellore, um das Haus zu ihrem Empfang vorzubereiten. Deggie, Ida B, die Hunde und der Fahrer Rajamanickam setzten ihren Weg im Auto fort. Der Regen wurde zum Wolkenbruch, die Straße unpassierbar. Das Auto mußte einen Umweg über Erode machen, wo Ida B und Deggie zu übernachten beschlossen. Da das Dach der Raststätte undicht und das Zimmer von einer mehr als normalen Menge Wanzen bevölkert war, fanden sie nur wenig Schlaf.

Um Mitternacht flüsterte Deggie: »Ida B?«

»Was ist?« murmelte ihre Zimmergenossin schläfrig.

»Fröhliche Weihnachten!«

Am Morgen, als der Regen immer noch herniederströmte, sangen sie Weihnachtslieder, um ihre Stimmung zu heben, während sie durch Schlamm und Pfützen nach Vellore rutschten. Sie kamen gerade zum Mittagessen an und fanden Gastgeber und Gäste am tadellos gedeckten Tisch, Ida und Gertrude in hochmodernen Kleidern. –

Langsam nahm das College Gestalt an, entstand ein langgestreckter, schmucker Block von Steingebäuden mit überdachten Veranden; entstanden Schlafsäle, Klassen- und Tagesräume, Laboratorien, ein Speisesaal und eine Aula, ausgestattet mit der ganzen Pracht und Sachlichkeit zweier Zivilisationen; entstanden zwei gleiche weiße Kuppeln nach Art des Tadsch Mahal, die einander über einen Garten mit einem runden Lilienteich hinweg grüßten.

Als die Gebäude fast fertig waren, zog Ida in den Vorstandsbungalow in College Hill. Sie nahm ihre beiden Dienstboten, Kanakarojan und David, mit, die fast ebenso zur Familie gehörten wie Gertrude Dodd und Ida B. Auch Lady Grenfell, ihr geliebter Apportierhund, begleitete sie in ihr neues Heim.

Ida war nicht die einzige, die sich über die Veränderung freute. Delia Houghton, die seit 1909 Leiterin der Schwesternschule war, konnte nun mit ihrer Assistentin, Vera Pitman, und ihren fünfzig Lernschwestern aus den beengten Quartieren im früheren Erdnußspeicher nach »Rachel Fillebrown«, dem schönen Schwesternheim in Thotapalayam, ziehen.

Im Juli feierten die hundertfünfzig Studentinnen ihren Einzug in die geräumigen Zimmer des neuen Studentenheims, an dem eine Ehrentafel zur Erinnerung an Laura Spelman Rockefeller angebracht war, und im August wurde die liebliche »Weyerhauser«-Kapelle im Herzen des Gebäudeblocks eingeweiht.

Am 2. Dezember 1932 folgte dann die offizielle Eröffnung

der Collegegebäude durch Gouverneur George Stanley und Lady Beatrix mit der feierlichen Übergabe des silbernen Schlüssels, dem frohen Beisammensein der alten und neuen Studentinnen und dem großartigen Feuerwerk zum Abschluß des festlichen Tages. Aber für Ida war der Höhepunkt all dieser Feiern, vielleicht sogar der Höhepunkt ihres ganzen Lebens der gewesen, als sie an jenem Sonntagabend in der Kapelle saß, der Geschichte Salomos und seines Tempels lauschte und sah, wie sich der Himmel hinter den hohen Fenstern von Scharlachrot in Blaßviolett und endlich in ein tiefes, mit Sternen besetztes Blauschwarz verwandelte.

Gertrude Dodd verwaltete das Amt des College-Schatzmeisters und Idas Privathaushalt mit fester Hand.

»Oh, wir könnten viel mehr leisten, wenn wir uns nicht immer einschränken müßten«, hörte man immer einmal jemand seufzen. »Miss Dodd sagt, es wäre im Budget nicht vorgesehen.«

Mit ihren eigenen Ausgaben war sie ebenso streng wie mit denen des Colleges. Selten warf sie etwas fort. Sie war nur da großzügig, wo es sich darum handelte, Not zu lindern.

Aber manchmal vergaß sie ihre Sparsamkeit. Dann räumte sie gründlich unter ihren Sachen auf. So hatte sie einmal die Hälfte ihrer Kleider in Papierkörbe geworfen. Kurz darauf sah sie Ida und Ida B vor den Körben knien und sich einige heraussuchen.

»Weg da!« rief sie barsch.

Ehe sie 1934 mit Ida auf Urlaub fuhr, verschenkte sie fast ihre ganze Garderobe. Als es ans Abschiednehmen ging, hatten sich sämtliche Mitarbeiterinnen in Reih und Glied aufgestellt, und jede trug, ohne Rücksicht auf die Größe, eins von Miss Dodds Kleidern.

Wie gewöhnlich verbrachten die beiden Frauen den Ferienteil ihres Urlaubs auf Reisen. Sie fuhren diesmal auf ihrem Weg nach Amerika über Arabien und Palästina. In Bahrain, wo sie Beth, eine Kusine Idas, besuchten, erklärte sich Ida gern bereit, einige reiche Mohammedanerinnen zu behandeln. Froh, ein paar tausend Dollar für ihre Krankenhaus- und Collegegebäude verdienen zu können, blieb sie drei Wochen dort und operierte fast täglich. Als sie dann ein Krankenhaus in Tiberias am Galiläischen Meer besuchte, wurde sie gebeten, bei einem Mädchen, das an einer schweren Darmverstopfung litt, einen Eingriff zu machen, – und operierte weiter. Auf einem Ausflug in das Quellgebiet des Jordan lernte sie eine Frau kennen, die eine so schlimme Blasen-Scheidenfistel hatte, wie sie sie noch nie gesehen hatte. Sie brachte die Kranke nach Tiberias und nahm dort die langwierige Operation vor.

Vesikovaginal-Fisteln waren nichts Seltenes im Orient. Sie wurden zum Teil durch die rohen Eingriffe ungelernter Hebammen verursacht. Ida hatte die Operation schon sehr häufig ausgeführt und in einer bekannten medizinischen Zeitschrift einen Artikel darüber geschrieben, der ihr Patientinnen aus vielen Teilen Indiens und der östlichen Hemisphäre eingebracht hatte. 1934 konnte sie dem amerikanischen Chirurgen-Kollegium (American College of Surgeons) berichten, daß sie schon über tausend dieser Operationen gemacht hätte. Ihr großer Erfolg dabei war vor allem ihrer unendlichen Geduld und Sorgfalt zu verdanken. In ein Notizbuch hatte sie ein paar Sätze geschrieben, die ihren Studentinnen den Operationsvorgang kurz erläuterten und in denen sie die Worte: »äußerst sorgfältig«, »sehr sorgfältig«, »äußerst vorsichtig« immerzu wiederholt und unterstrichen hatte. Sie benutzte eine winzige Nadel von etwa 1,25 cm Länge und schloß den Operationsschnitt mit feinen Stichen so sauber wie eine Stickerei.

Die Operation begann für Ida schon lange, ehe die Patientin auf dem Operationstisch lag, und war erst beendet, wenn sie als geheilt entlassen werden konnte. Ihr menschliches Interesse an ihren Patienten war so groß, ihr Wille, sie gesundzumachen, so stark, daß sie es fertigbrachte, sie zu intensivster Mitarbeit heranzuziehen.

»Sie würden den ganzen Tag lang den Atem anhalten, wenn Dr. Ida es von ihnen verlangte«, sagte einmal eine ihrer Kolleginnen.

In Amerika angekommen, begann Ida den Feldzug 1934/35 mit denselben fieberhaften Vorbereitungen wie die andern: Kleider kaufen, Reisewege studieren, sich mit den neuen Schlagworten vertrautmachen. *»Ihr habt gebaut. Wollt Ihr weiterhelfen?«* »Indiens Frauen schauen nach Hilfe aus in ihren Bildungs- und Erziehungsfragen« . . . »Wir bitten nicht um Geld für Gebäude, die amerikanische Frauen schon beschafft haben. Aber diese Schulen, in denen eine Führerschicht indischer Frauen herangebildet werden soll, müssen ausgestattet und unterhalten werden.«

Zunächst schien auch alles zu verlaufen wie sonst. Gewiß, sie hätte gewarnt sein können durch Lucy Peabodys und Hilda Olsons Mutlosigkeit; durch die besorgten Gesichter der Leute auf den Straßen; durch das Gerücht von einem neuen »Bankfeiertag«; durch die Schlange von Menschen, die nach Brot anstanden; durch die wachsende Arbeitslosigkeit und den Bankrott kleiner Geschäfte. Aber – »Lucy und Hilda bilden sich die Schwierigkeiten nur ein«, dachte sie bei sich. »Es wird schon werden. Es ist immer geworden.«

Sie eröffneten den Feldzug mit dem Ziel, eine Million Dollar für Inneneinrichtung zu beschaffen, davon 600 000 für Vellore, den Rest für die andren Frauen-Colleges in Asien. In Amerika arbeiteten jetzt sieben konfessionelle Frauenmissionsgruppen zusammen: Kongregationalisten, Amerikanische Baptisten, Kanadische Baptisten, Bischöfliche Methodisten, Reformierte Kirche von Amerika, Vereinigte Lutherische Kirche von Amerika und Lutherische Augustana Synode. So war also ein großes, allgemeines Interesse an dem Projekt vorhanden. Die Wochen flogen im gewohnten, wilden Arbeitstempo dahin. Nach Neujahr fand in der »Collegiate Church« in New York ein Luncheon statt, an dem die Familie Norman Vincent Peale teilnahm. Dann folgte ein Tee bei Mrs. Roosevelt im Weißen Haus. Anschließend machte Ida eine sechswöchige Reise durch Florida, sprach sechzigmal in einundvierzig Tagen und hatte dieselbe große Zuhörerschaft wie immer. Zu ihrer großen Freude schrieb der Verwaltungsrat in Indien, daß er einverstanden wäre, wenn die medizinische Schule sofort zum College mit Universitätsanschluß erhoben würde, vorausgesetzt, daß die beiden Verwaltungsräte in Amerika und England ihre Einwilligung gäben und es finanziell möglich wäre. Denn dazu brauchte man noch zehn Professoren.

So beschloß das Feldzugskomitee, sich zusätzlich um Geldmittel für zehn Lehrstühle mit je 25 000 Dollar zu bemühen. Es wurde aber nur die Summe für zwei Lehrstühle aufgebracht.

Mrs. Peabody und Hilda Olson waren bis zur Erschöpfung tätig. Ida hatte dieselben Anstrengungen bei Tag und Nacht, dieselben Massenversammlungen, dieselbe Begeisterung wie bei den früheren Feldzügen, aber nicht dieselben Resultate. Sie fand die Türen bei Behörden und Stiftungen verschlossen. Spenden gingen in Hunderten statt in Tausenden ein. Wo es früher Dollars geregnet hatte, kamen nur Pennies. Und Ida merkte plötzlich, daß es nicht mehr darum ging, den Aufstieg der Schule zum Collegestandard zu ermöglichen – das würde auf Jahre hinaus nicht mehr in Frage kommen –, sondern Geld aufzubringen, um sie überhaupt in Gang halten zu können. Jetzt lernte auch sie die Bedeutung des Wortes »Depression« kennen.

Im Juni wurde Ida zum Mitglied des amerikanischen Chirurgenkollegiums ernannt, eine Ehre, auf die sie besonders deshalb Wert legte, weil dadurch ihr Ansehen bei den medizinischen Behörden in Indien bedeutend erhöht wurde. Im selben Monat verlieh ihr die Rutgers-Unitersität den naturwissenschaftlichen Doktorgrad, und so war sie das dreiundzwanzigste Glied ihrer Familie, das eine öffentliche Anerkennung dieses Instituts bekam. Aber selbst diese Ehrungen konnten ihre Enttäuschung über den Mißerfolg des Feldzuges nicht mildern.

Mißerfolg! – Es war kaum zwölf Monate her, daß sie den Studentinnen, die die Prüfung nicht bestanden hatten, mit beredten Worten gute Ratschläge erteilt hatte: »Den Erfolg, den ich in meinem Leben gehabt habe, schreibe ich meinen Mißerfolgen zu. Ja, ich meine es so, wie ich es sage! Wir lernen sehr wenig vom Erfolg. Erfolg nährt das Ich, Mißerfolg züchtigt es. Wer Erfolg hat, trägt den Kopf hoch, und die Sonne blendet ihn. Wer Mißerfolg hat, schlägt die Augen nieder, und er achtet auf seine Schritte. Die, die es fertigbringen, weiterzulernen, wenn sie versagt haben; die es noch einmal versuchen, wieder fallen, aufstehen und weitergehen; die neu beginnen, besiegt werden und dann trotzdem weitermachen, das sind die, die am Ende den Sieg davontragen.«

Sie fuhr am 15. Juni 1935 mit Gertrude Dodd von New York nach Neapel und setzte auf dem Schiff ihren Feldzug fort, indem sie einhundertzwölf Briefe handschriftlich schrieb. Einen Monat später kam sie in Indien an.

Harry und Margaret hatten in Hill Top alles zu ihrem Empfang vorbereitet, und sie konnte sich ein paar Tage nach Leib und Seele erholen.

Das war auch sehr nötig; denn jetzt, mit fünfundsechzig Jahren, sollte sie in die zehn kritischsten und anstrengendsten Jahre ihres Lebens eintreten.

Es lohnte sich, in die Julihitze von Vellore zurückzukehren, um wieder morgens geweckt zu werden von dem Kreischen des Wasserrades, von dem Rufen der Bauern, die ihre schwerfälligen Ochsen antrieben, von dem einförmigen Gesang der Männer, die die triefenden Ledersäcke heraufzogen und in die Gräben schütteten. Es lohnte sich, nachts aufzustehen, wenn man zu einem Kranken gerufen wurde, und sich die leuchtende Pracht des »Skorpions« anzuschauen, oder – Schönstes von allem! – das neue Krankenhaus im Mondlicht liegen zu sehen, lieblich wie das Tadsch Mahal.

Kaum hatte Ida ihre Arbeit wieder aufgenommen, als sie so davon in Anspruch genommen wurde, daß sie fast ihre Enttäuschung über den letzten Feldzug vergaß.

»13. August 1935. Ein lebhafter Operationsvormittag. Am Nachmittag Bibelklasse, dann schnell zur Ärzteversammlung und zum Frauen-Freizeitklub. Gemütliches Abendessen, sechzig Inderinnen anwesend.

14. August. Fuhr nach Gudiyattam. Herrlich, daß wir dort das kleine Krankenhaus haben, in dem eine unsrer eignen jungen Ärztinnen wohnt. Langer, sehr interessanter Tag. 478 Patienten, darunter 77 Aussätzige.

20. August. Vorstandssitzung. Wir brauchen noch so viel, wenn wir es je zum Collegestandard bringen wollen. Haben beschlossen, ein Röntgenlaboratorium zu bauen.

1. September. Entzündung am Bein durch infizierten Stich. Schmerzhaft, habe aber weiter operiert. Keine Zeit zum Kranksein!

20. Oktober. Entfernte eine schreckliche Fistel bei einer verkrüppelten, halbidiotischen Frau. Sie war für zweihundert Rupien an einen alten Mann verkauft worden.

23. November. Vormittag im Krankenhaus sehr lebhaft, nicht fertig vor ein Uhr. Fuhr um drei Uhr zur Grundsteinle-

gung der Ponnaibrücke. Ganz große Sache! Gäste und Abendbrot.

26. November. Operierte furchtbare Vaginalfistel. Die Frau war von zwei Krankenhäusern als inoperabel weggeschickt worden.

25. Januar. Erhielt Telegramm, daß Radium abgeschickt sei. Wir können es kaum erwarten, daß es ankommt. Heute mußten wieder zwei Krebsfälle fortgeschickt werden.

5. März. Hatten lange Geheimsitzung. Budget-Defizit von 59 000 Rupien.«

Wenn Ida auch vor Arbeit nicht aus noch ein wußte, sie mußte sich damit auseinandersetzen. Das Jahr 1936 war kein gewöhnliches Jahr. Die Welt fing gerade an, sich von einer der schwersten Depressionen der Geschichte zu erholen, und in Indien gingen bedeutende politische Veränderungen vor sich. Die britische Regierung hatte Indien im Jahre 1935 eine neue Verfassung gegeben, um die Nationalisten etwas zu beruhigen. Von Dominion-Status war darin keine Rede, und die Zentralregierung unter dem Vizekönig hatte auf vielen Gebieten eher mehr als weniger Macht bekommen. Aber die gesetzgebenden Körperschaften der Provinzen sollten direkt gewählt werden und größere Selbständigkeit bekommen. Obwohl die neuen Reformen weit hinter dem Ziel der Nationalisten, der Unabhängigkeit Indiens, zurückblieben, beschlossen diese, den Regierungsentwurf zu unterstützen, indem sie Kandidaten aufstellten und für die bevorstehenden örtlichen Wahlen Propaganda machten. Es war zu erwarten, daß in der Präsidentschaft Madras bald eine neue nationalistische Regierung an die Macht kam, die umfangreiche politische und soziale Veränderungen vornehmen würde, auch bei den Schulen und Krankenhäusern.

Das Defizit des Colleges und Krankenhauses war niederschmetternd, und es bestand keine Aussicht, es auszugleichen. Lucy Peabody machte noch einmal einen verzweifelten Versuch. Sie unternahm eine anstrengende Reise nach Kalifornien, um Dr. Carol Jameson, die ihr Urlaubsjahr in Amerika verbrachte, einen großen Feldzug organisieren zu helfen. Außerdem verschickte sie 15 000 Briefe als Reklame für den Dollar-Tag im Mai. Sie dachte gar nicht daran, ihr Ziel niedriger zu stecken oder eine Niederlage zuzugeben.

»Mr. R. hat uns eine ›hübsche Spende‹ versprochen«, schrieb sie an Ida und fügte mit grimmigem Humor hinzu: »Unter 25 000 Dollar könnte sie mir nicht ›hübsch‹ erscheinen!«

Aber in den folgenden Monaten mußte sie doch die Niederlage zugeben. Der Dollar-Tag war kein Erfolg. Milwaukee, Chicago, Rochester, Pittsburg – wohin sie auch auf ihrer Heimreise von Kalifornien kam, überall Mißerfolge.

Dank eines der glücklichen Geldgeschäfte Hilda Olsons konnte wenigstens das kostbare Radium beschafft und nach Vellore geschickt werden. Gleichzeitig schrieb Miss Olson etwas mißbilligend an Ida:

»So eine Idee, Tennis zu spielen, wo Du so viel zu tun hast, – und in Deinem Alter!«

Ida lächelte vergnügt. Sie wünschte, Hilda Olson wäre neulich beim Tennisturnier im Frauen-Freizeitklub dabei gewesen. Ida hatte als Gegenspielerin beim Single die Teennager-Meisterin gezogen, eine indische Arzttochter.

»Ich habe eine Oma gezogen!« jammerte das junge Mädchen.

»Ich will dich lehren, mich Oma zu nennen!« dachte Ida, die die Worte gehört hatte, entrüstet. Und sie leuchtete der Ärmsten so gehörig heim, daß sie kein einziges Spiel gewann.

Es war die schlimmste finanzielle Krise, die das Krankenhaus je erlebt hatte. Die Löhne wurden um zehn Prozent gekürzt, erprobte Arbeiter entlassen. Ein Zweigkrankenhaus mußte geschlossen, ein Teil der Wanderkliniken aufgegeben werden. Sogar den Lebensmitteletat mußte man kürzen. Es blieb nichts anderes übrig, als die kleine Summe zu erhöhen, die die Patienten zahlten. Alle, außer den ganz armen, wurden gebeten, vier Anna pro Tag für ihr Bett zu geben und sich selbst zu beköstigen.

Die Nachricht verbreitete sich wie ein Lauffeuer, und das Krankenhaus wurde über Nacht wieder einmal fast leer.

»So eine Undankbarkeit!« meinte Ida ärgerlich.

Aber die Kranken besannen sich bald wieder, und am »Krankenhaustag« im Februar bot sich auf einmal ein ganz anders Bild. Da zeigten Hunderte früherer Patienten freiwillig ihre Dankbarkeit. Der Krankenhaustag war eine Einrichtung, die jetzt im dritten Jahr bestand und von allen Freunden und Bekannten begeistert unterstützt wurde. Hinduistische Männer und Frauen hatten ein Komitee gebildet, um den guten Gedanken zu fördern. Im Krankenhaus wurden Säle und Korridore frisch gestrichen und mit Blumen geschmückt und Körbe für die Gaben unter die Tische gestellt.

Schon vor Sonnenaufgang kamen die ersten Besucher. Ochsenkarren fuhren vor, beladen mit Säcken voll Reis und Zukker. Gäste strömten durch das silberne Tor der Klinik, bepackt mit Geschenken: Kaffee, Obst, Tamarinden, Hühnern, Enten, Tauben, Eiern, Leinen für Verbände, Babysachen, Spielzeug, Handtüchern, Seife und Geld. Bald waren die Körbe voll bis zum Rande. Eine Mutter von zehn Kindern trug einen großen weißen Truthahn unter dem einen Arm und drückte mit dem andern ihr Baby an sich, das Dr. Ida geheilt hatte. Zwei ihrer größeren Kinder folgten ihr mit einem Korb mit sechs Enten, die übrigen mit Gemüse und Eiern. Diese Familienspende stellte mehr als einen halben Monatslohn dar. Ein Sack Reis im Wert von sieben Rupien kam vom Krankenhauspersonal, den Köchen, Wasserträgern, Straßenkehrern und Reinmachefrauen, von denen niemand mehr als elf Rupien im Monat verdiente.

Eine alte Frau, die sehr arm und verhungert aussah, legte drei Pie in Idas Hand. Es war alles, was sie besaß. Ein alter Mann brachte ihr zwei Anna und sagte: »Ich bin ein Kuli und habe kein Gemüse oder Getreide, was ich geben könnte. Nehmen Sie das für Menschen, die in größerer Not sind als ich!«

Um zehn Uhr vormittags erschienen viele kleine Gruppen weißgekleideter, verschleierter Mohammedanerinnen, und jede brachte ihre Gabe. Um drei Uhr nachmittags begannen die offiziellen Feierlichkeiten, zu denen Hunderte kamen, von den höchsten Behörden der Stadt bis zu den ärmsten Dorfbewohnern. Erwachsene und Kinder aller Kasten und Glaubensbekenntnisse blickten staunend in die Operationsräume, die Krankensäle, die Küche und das Kühlhaus. Unter einem riesigen, breitästigen Feigenbaum wurden Vorträge über gesunde Lebensweise gehalten, auf dem Tennisplatz spielte eine Musikkapelle, und es wurden kleine Theaterstücke zur Unterhaltung der Gäste aufgeführt.

Der Mangel an Geldmitteln war eine ernste, aber nicht unüberwindliche Schwierigkeit. Treue Missionsangestellte erklärten sich bereit, für ein Minimum an Lohn zu arbeiten.

Ihre indischen Arbeitskollegen waren an einen unter dem Existenzminimum liegenden Lohn gewöhnt. Lebensmittelknappheit war in diesem Teil der Welt eher eine Regel als eine Ausnahme. Trotz mancher Behinderung und Beschneidung ging so die Arbeit in Krankenhaus und Schule ununterbrochen weiter, als plötzlich etwas eintrat, was die Existenz der Schule ernstlich bedrohte.

Es war im Oktober 1937. Ida kam mit drei ihrer engsten Mitarbeiterinnen von einem kurzen Urlaub aus Kodai zurück. All ihre zweifelnden Gedanken waren von den frischen Bergwinden hinweggeweht. Ihr Mut war neu erwacht beim Anblick der weißen Osterlilien, die auf allen Hängen wuchsen. Sie machten in Trichinopoly halt, um einen Reifen zu reparieren und im Bahnhofsrestaurant Reis und Curry zu kaufen. Während Ida wartete, überflog sie die letzte Ausgabe der »Madras Mail«. Plötzlich meinte sie, das Herz bliebe ihr stehen.

»O nein! Nein!« rief sie entsetzt.

Es war nur ein kleiner Artikel, eine kurze Ankündigung des neuen indischen Ministers für das Gesundheitswesen, daß in der Präsidentschaft Madras nach dem 1. Juli 1938 medizinische Schulen, die, wie das seit 1933 in Vellore der Fall war, für einen fünfjährigen Kursus ein Diplom in Medizin und Chirurgie gaben, keine neuen Schülerinnen mehr aufnehmen durften. Von da an mußten alle in medizinische Schulen neu eintretenden Studenten Kandidaten für einen Collegegrad in einem der Universität Madras angegliederten Institut sein. Bewerber um einen Diplom-Kursus wurden nicht mehr anerkannt. Das war gewiß ein lobenswerter Schritt, ein Beweis dafür, daß die neue Kongreßregierung sich nur mit den höchsten Leistungen zufriedengeben wollte. Aber daß es jetzt kam, wo es für Jahre hinaus finanziell unmöglich war, die Schule zum Collegestandard zu erheben, das war ein furchtbarer Schlag.

Sie war vor dieser sich anbahnenden Krise gewarnt worden, hatte aber nicht recht daran glauben wollen. »Es wird schon Rat werden«, hatte sie sich getröstet. »Irgendjemand wird uns eine große Schenkung machen.« Oder: »Sie werden uns schon weiterarbeiten lassen wie bisher, — wenigstens eine Zeitlang.«

Jetzt mußte sie den Tatsachen ins Gesicht sehen. Wenn die Schule nicht sofort zum Collegestandard erhoben wurde, mußte sie ihre Tore schließen. Ein nie gekanntes Gefühl der Angst kam über Ida. Es lähmte ihre Schritte und nahm ihren Augen den frohen Glanz.

Am 25. Oktober wurde das neue Röntgen-Institut von Lord Erskine, dem neuen Gouverneur von Madras, und seiner Frau Marjorie eröffnet. Damit war wieder ein gewaltiger Schritt vorwärts getan; denn die Laboratorien für Tiefenbestrahlung, Radiumbehandlung und Röntgendiagnose wurden dringend gebraucht. Um die Wichtigkeit und Bedeutung des Ereignisses besonders zu unterstreichen, trugen sämtliche Regierungsbeamten ihre hohen Hüte mit roten Quasten und ihre goldbetreßten Röcke.

»Bisher haben zweihundertneunundzwanzig junge Ärztinnen ihr Diplom hier empfangen«, berichtete Ida in ihrem Überblick über das Werk.

Als Lady Marjorie dann ein Loch grub für eine blaue Kletterpflanze, war es ihr, als grübe sie ein Grab. »Für meinen Traum von einem College«, dachte sie traurig.

Am 1. November kam der Generalarzt zu einer Besichtigung und bald danach der Gesundheitsminister, Dr. Rajan. Sie stellten fest, daß der Lehrkörper unzureichend war. Keine der Ärztinnen, Ida eingeschlossen, besaß die Ausbildung, die nötig war, um die Studentinnen eines Colleges unterrichten zu können, das einer Universität angegliedert war. Es mußten wenigstens zwölf neue Professoren angestellt werden. Statt der 268 Lehrbetten mußten zumindest 500 vorhanden sein, und im Krankenhaus mußten noch neue pathologische, physiologische und bakteriologische Laboratorien eingerichtet werden. Es war nicht möglich, daß die Schule bis zum Juli 1938 zum Collegestandard aufrückte, damit eine neue Studentenklasse eintreten konnte, vielleicht nie, wenn nicht ein Wunder geschah!

Ironie des Schicksals, daß dieser schwere Schlag am Vorabend des zwanzigsten Geburtstages der Schule kam, als Lucy Peabody schon auf dem Weg nach Indien war, um an der Feier teilzunehmen!

Eines Morgens, als Ida gar keinen Mut und keine Hoffnung mehr hatte, kam eine Studentin zu ihr.

»Doktor«, sagte sie zögernd, »ich – ich hatte einen ganz seltsamen Traum. Darf ich ihn erzählen?«

»Natürlich, meine liebe Annamma!« antwortete Ida freundlich. »Du darfst nur nicht erwarten, daß ich ihn dir auslegen kann. Ich bin kein Daniel.«

Die dunklen Augen in dem schmalen Gesicht sahen sie ernst und traurig an, als sie mit leiser Stimme erzählte.

»Ich träumte, daß ich in einem Garten mit wundervollen Blumen war, und in diesem Garten war ein Brunnen. Um den Brunnen war eine Mauer, und eine Treppe führte zu ihm hinunter. Auf den Stufen standen viele Krüge, große und kleine. Ich wollte Wasser holen, und als ich die Stufen hinabstieg, suchte ich mir einen Krug aus. Der erste, den ich hochhob, war sehr groß, und als ich ihn mir auf den Kopf gestellt hatte, merkte ich, daß er zu schwer war. Da nahm ich ihn wieder herab und ergriff einen kleineren. Ich füllte ihn, und als ich wieder in den Garten kam, sah ich, daß die Blumen alle am Verdursten waren. Ich fing an, sie zu gießen. Schließlich kam ich zu einer Blume, der schönsten von allen, die schon fast verwelkt war. Da – da merkte ich, daß mein Krug leer war. ›Zu spät! Zu spät!‹, rief die Blume. Da mußte ich weinen. ›Oh, hätte ich nur den größeren Krug genommen!‹ rief ich, und dabei wachte ich auf. Es war ein seltsamer Traum, nicht wahr?«

»Ja«, sagte Ida nachdenklich.

»Was bedeutet er wohl?«

»Er bedeutet, daß du sensibler bist als die meisten von uns«, sagte Ida weich und nahm das ernste, schmale Gesicht des Mädchens zwischen ihre Hände. »Und daß du dich niemals zufrieden geben wirst, wenn du nicht dein Bestes gibst. Ich danke dir, mein Liebes! Danke dir sehr, daß du mir deinen Traum erzählt hast.«

Als Annamma gegangen war, setzte sich Ida an ihren Schreibtisch und schlug ihren kleinen schwarzen Notizblock auf, der ihr ständiger Begleiter war. Sie begann zu schreiben:

»Erst wäge, dann wage! Berechne die Kosten! Geld ist nicht das Wichtigste. Du willst nicht ein College bauen, sondern das Reich Gottes. Werde nicht kleingläubig! Wenn es Gottes Wille ist, daß wir einen Weg finden, um die Schule offenzuhalten, dann wird es geschehen.«

Von diesem Augenblick an hatte sie keine Angst mehr.

Die Patienten fühlten es, daß ihre Doktor Ammal wieder die alte war, und ihre dunklen Augen leuchteten auf. Die Studentinnen wurden wieder mitgerissen von ihrem Frohsinn und ihrer Zuversicht, wenn sie sie in der Dienstagnachmittags-Bibelstunde unterrichtete. Die Schwestern, die ihr treppauf, treppab durch die Krankensäle folgten, versuchten vergeblich, mit ihr Schritt zu halten. Und die jungen Kolleginnen lernten beim Zusammensein mit ihr mehr, als sie aus Büchern hätten lernen können.

Dr. Bernardine Siebers, die erst kürzlich aus Amerika gekommen war, begegnete Ida eines Abends spät, als diese von ihrer Wanderpraxis zurückkam. Selbst todmüde von dem langen, noch ungewohnten Tagwerk, schaute die junge Ärztin die alte bewundernd an. Wenn der Tag in einem guteingerichteten, geordneten Krankenhaus schon schwierig gewesen war, wie mußte er dann erst gewesen sein, wenn man fünfhundert Patienten im Staub der Landstraße behandelt hatte.

»Eine Patientin für dich, Bernie!« rief ihr Ida fröhlich zu.

Ein dunkles, ängstliches Gesicht guckte über ihre Schulter.

»Komm mit!« sagte Bernardine und faßte die verschüchterte kleine Gestalt am Arm.

Ida ging mit ihnen ins Krankenhaus. Die Frau klammerte sich fest an ihre Hand.

»Ich werde sie aufnehmen«, sagte die junge Ärztin.

»Nein, sie hat sich gerade erst an mich gewöhnt«, erwiderte Ida. »Ich gehe mit. Wir bringen sie zusammen zu Bett.«

An diesem Abend lernte die junge Amerikanerin eine Lektion, die sie nie wieder vergaß. Trotz des langen, anstrengenden Tages scheute Dr. Ida nicht die Mühe, selbst die Lumpen von dem schmutzigen Körper einer »Unberührbaren« zu entfernen und sie mit mütterlicher Liebe und Geduld zu trösten und zu beruhigen.

Einen Monat, nachdem Ida den Regierungsbeschluß in der »Madras Mail« gelesen hatte, zeigte sich eine erste Möglichkeit zur Lösung des schwierigen Collegeproblems. Dr. Edward H. Hume, ein bedeutender amerikanischer Arzt und Kirchenmann, kam — auf einer dreimonatigen Rundreise durch

Indien — am 16. November nach Vellore. Eine seiner Aufgaben bestand darin, den Bau eines allindischen, christlichen, medizinischen Colleges für Männer vorzubereiten. Als er die Gebäude von College Hill sah, war er begeistert.

»Das ist der richtige Platz!« rief er. »Was wäre das für ein Gewinn, wenn wir hier eine Koedukationsschule hätten, in der junge Ärzte und Ärztinnen in christlicher Umgebung ausgebildet werden könnten!«

Sein Gedanke war nicht ganz neu. Dr. John R. Mott, ein andrer prominenter Kirchenmann aus Amerika, hatte vor ein paar Monaten auf seinem Besuch in Indien denselben Vorschlag gemacht. Ida hatte ihn begeistert an Mrs. Peabody und andre Mitglieder des amerikanischen Verwaltungsrates weitergegeben; aber sie waren entsetzt gewesen. Noch vor ein paar Jahren hätte auch Ida heftig dagegen protestiert. Der eigentliche Beweggrund für den Bau der Schule war doch der gewesen, die Nöte der indischen Frauen zu lindern. Aber Indien hatte sich verändert. Seine Frauen suchten Gleichberechtigung, nicht Absonderung. Es war nicht mehr nötig, vielleicht nicht einmal nützlich, sie gesondert auszubilden. Ida sah in dem Vorschlag einen Hoffnungsstrahl. Wenn sich Gruppen aller Denominationen, Männer sowie Frauen, zusammenschlossen, um ein koedukationelles medizinisches College hier in Vellore aufzubauen, dann konnte vielleicht ihr Projekt gerettet werden. Aber sie war sich nicht ganz sicher, ob nicht ihre Zustimmung mehr dem Gefühl als der Vernunft entsprang. Wollte sie den Kompromiß nur eingehen, um ihre Schule zu retten? Sie konnte es kaum erwarten, mit Mrs. Peabody darüber zu sprechen.

Als aber Mrs. Peabody im Dezember kam, verschob es Ida immer wieder, Dr. Homes Vorschlag zu erwähnen. Lucy Peabody war zwar durch ein Telegramm von der Krise unterrichtet worden, schien aber den vollen Ernst der Lage noch nicht zu übersehen. Sie machte geheimnisvolle Andeutungen, daß sie noch »Pläne« hätte . . .

Ida hatte sie in Bombay abgeholt und war mit ihr im Zug nach Nord-Indien gefahren. Sie zeigte ihr das Tadsch Mahal und das »Lady Hardinge Medical College« in Delhi und verhalf ihr zu einem Interview mit der Vizekönigin, Lady Linlithgow.

Die Schwestern des Krankenhauses hatten sich eigentlich bei ihrer Ankunft zu beiden Seiten der Straße aufstellen und willkommen heißen wollen. Aber sie trafen spät in der Nacht in Vellore ein, und es regnete stark.

»Alles symbolisch für die Probleme, denen wir beide ins Auge sehen müssen«, dachte Ida.

Sie schob die Aussprache wieder auf, bis Mrs. Peabody ihren ersten Rundgang durch die Gebäude gemacht hatte, die sie mit hatte bauen helfen. Sie waren auf dieselbe Felsenplatte gestiegen, wo sie vor einem Vierteljahrhundert gestanden und über grüne Reisfelder und dürres Grasland hingeschaut hatten.

»Siehmal an, was aus Ihrem Bauplatz von damals geworden ist!« rief Mrs. Peabody. »Der Anblick ist wirklich eine halbe Reise um die Welt wert. Eine Million Frauen haben für dieses Werk Opfer gebracht, — für die Ausbildung und Heilung indischer Frauen.«

Lag mehr als unbedingt notwendige Betonung auf den beiden letzten Worten? Ida wußte, daß jetzt der Augenblick gekommen war, wo sie sprechen mußte.

»Sie erinnern sich, daß ich Ihnen von Dr. Motts Besuch schrieb, und wie begeistert er war über —«

Sie brach ab, als sie den Ausdruck auf Mrs. Peabodys Gesicht sah.

»— über den Plan, aus unserer Frauenschule ein College für Männer und Frauen zu machen. Ja, Sie haben es mir geschrieben!«

»Wie Sie wissen, war Dr. Hume im November hier«, fuhr Ida hastig fort. »Er suchte den günstigsten Platz für ein allindisches medizinisches College für Männer und war ungeheuer beeindruckt von Vellore.«

»Kein Wunder«, erwiderte Lucy Peabody schroff. »Gebäude für eine Million Dollar und gleich fertig, damit die Männer sie übernehmen können! Sicher hat er schon eine halbe Million Dollar bereit, um das Projekt zu finanzieren.«

»Nein — nein, es sind noch keine Geldmittel da«, antwortete Ida.

»Aber er meint, sie wären für ein koedukationelles College leichter zu beschaffen. Dann — dann könnten wir vielleicht die Schule retten.«

»Indem man die Grundsätze verleugnet, auf denen sie aufgebaut war?« Mrs. Peabodys Stimme war erregt, aber ihre Augen blickten kalt. »Vergessen Sie nicht, meine liebe Dr. Ida, daß Sie es waren, die unser Interesse für die besonderen Nöte der indischen Frauen weckte, der kleinen Frauen, die sterben mußten, weil sie sich nicht von einem Arzt behandeln lassen durften; der Mädchen, die nicht Ärztinnen werden konnten, weil sie nicht mit Männern zusammen die staatlichen Colleges besuchen durften.«

»Ich weiß«, erwiderte Ida ruhig. »Aber Indien verändert sich. Es hat schon wunderbare Fortschritte gemacht. Ich bin mir wirklich nicht sicher, ob für diese Generation des jungen indischen Volkes nicht Koedukation das Beste wäre.«

»So spricht nicht Ida Scudder!« rief Mrs. Peabody. »So sprechen John R. Mott, Dr. Hume und Dr. Frimodt-Möller von ihrem National Christian Council. Alles Männer! Und alle völlig davon überzeugt, daß Vellore der einzige Ort in ganz Indien ist, wo ihr College stehen könnte!«

Mit bekümmertem Blick sah Ida auf die weißleuchtenden Steingebäude ihrer geliebten Schule hinunter.

»Aber – wenn sie doch recht hätten?« murmelte sie.

»Meine Liebe!« Lucy Peabodys Stimme klang plötzlich weich. Sie schob ihren Arm durch den Idas, und so standen sie, Schulter an Schulter, wie sie vier lange, harte Feldzüge miteinander geführt und scheinbar unüberwindliche Hindernisse überwunden hatten. »Ich verstehe Sie, Sie haben Angst, sie zu verlieren. Sie möchten alles tun, um sie zu retten. Aber wir sind noch nicht geschlagen, und Sie brauchen noch keine Kompromisse zu schließen. Wir werden diese Schlacht gewinnen, wie wir schon andre gewonnen haben. Wir werden die Million aufbringen, die noch nötig ist. Und wir brauchen keine Männer dazu!«

Niemals hatte die Prozession der weißgekleideten Studentinnen lieblicher ausgesehen als an jenem Februartag im Jahre 1938, dem zwanzigsten Geburtstag der Schule. Hundert Graduierte, hundertzweiundzwanzig junge Schwestern und fünfundsiebzig Apothekerinnen und Laborantinnen waren zugegen.

Die weißen Jasminketten, die die Studentinnen trugen,

schienen kein Ende zu nehmen. Ida war es, als zögen sie sich wie ein Band durch ganz Indien, nach Ceylon, Burma, Afrika und Arabien und trügen Duft und Schönheit in all die Städte und Dörfer, wo ihre jungen Ärztinnen und Schwestern arbeiteten. Von den 240, die bisher das Diplom bekommen hatten, standen 87 im Missionswerk, 114 im Regierungsdienst und 30 in Privatpraxen. Neun waren gestorben. Fast ausnahmslos hatten die, die in Missionsstationen und Dörfern arbeiteten, Posten mit weit höheren Gehältern abgelehnt.

Mrs. Peabody saß neben Dr. Frimodt-Möller, dem Leiter des Tuberkulose-Sanatoriums von Madanapalle, auf der Plattform. Sie sah nicht allzu glücklich aus.

»Er spricht mit ihr über Koedukation«, dachte Ida unruhig.

Zum ersten Mal bei solch einer Versammlung stellte sie fest, daß die Mehrzahl der prominenten Gäste Inder waren. Im Krankenhaus war es ebenso. Anfangs hatte sie drei ausländische Ärztinnen und eine indische Assistentin gehabt. Jetzt waren neun westliche und elf indische Ärztinnen, vierzehn indische Pflegerinnen und elf indische Vollschwestern da.

»Das ist ein Wendepunkt«, dachte sie halb traurig, halb befriedigt.

»Es ist, wie es sein soll: Von jetzt an müssen sie wachsen, und wir müssen abnehmen. Es ist ihr Werk, nicht mehr das unsre.«

Als sie Dr. Hilda Lazarus ansah, diese kühne, lebenstüchtige Inderin, die empfänglich war für alles Wertvolle in der Kultur des Westens, da wurde es ihr auf einmal bewußt, daß sie selbst beinahe 68 Jahre alt war. Und der Gedanke ließ sie nicht mehr los: Dr. Lazarus mußte ihre Nachfolgerin werden!

Mrs. Peabody hatte kühne Pläne, um die Krise zu überwinden. Sie dachte an einen neuen amerikanischen Feldzug im kommenden Jahr, an dem Ida wieder teilnehmen sollte; an ein Buch, Dr. Idas dramatische Lebensgeschichte, von Pauline Jeffery geschrieben, und an einen sofortigen Appell an reiche Inder.

Das Ergebnis ihrer Bemühungen im indischen Raum war enttäuschend. Die Maharadschas und ihresgleichen hatten sich noch nie viel um die öffentliche Wohlfahrt gekümmert. Patriotische Inder wollten nichts mehr wissen von Werken der

Nächstenliebe, die vom westlichen Kolonialismus ausgingen. Zu andren Zeiten hätte man vielleicht mit einer Spende der Tatas rechnen können, der Gründer des größten Stahlindustrieunternehmens und der bedeutendsten Luftverkehrsgesellschaft Indiens. Denn durch die Tata-Trusts wurden 85 Prozent des Familiengewinns für humanitäre Zwecke zur Verfügung gestellt. Aber das Unternehmen zeigte kein Interesse an dem Projekt von Vellore, da es gerade die Finanzierung eines Krebsforschungs-Krankenhauses übernommen hatte.

Mrs. Peabody kam müde und entmutigt nach Hause, aber zweierlei tröstete sie: die Hoffnung auf Paulines Manuskript und die Überzeugung, Vellore aus den Klauen ränkevoller Männer gerettet zu haben.

Ida schwieg. Sie war sich durchaus noch nicht sicher, was das Richtige war. Als aber der Frühling nahte, wurden ihre Sorgen erst einmal unter einem Berg von Arbeit gesellschaftlicher und beruflicher Art begraben. Kaum war die Hochzeit einer ihrer Kolleginnen vorüber, als sie eine Jubiläums-Geburtstagsfeier zu Ehren Gertrude Dodds vorzubereiten hatte.

Gertrude hatte nie gern gesagt, wie alt sie war. Zwanzig Jahre lang hatte sie versucht, mit Ida Schritt zu halten, und war dadurch jung geblieben. Ihr Gedächtnis war so gut, daß sie auf Anhieb die Anschrift fast einer jeden Studentin der medizinischen Schule sagen konnte. Und das Haar über ihren Schläfen war noch so rabenschwarz, daß sich die jungen Mädchen der letzten zwölf Jahrgänge immer fragten, ob sie eine Perücke trüge.

Aber an Gertrudes 80. Geburtstag bestand Ida darauf, die Wahrheit zu bekennen. Die bescheidene kleine Gestalt, die wie ein unscheinbarer Zaunkönig auf dem riesigen Geburtstagsstuhl saß, war fast unter Girlanden begraben. Im Gesellschaftsraum der Frauen und im Garten gab es Tee, und danach fand eine öffentliche Feier in der Aula der Schule statt. Die Leute waren von nah und fern erschienen. Als die achtzig Kerzen des großen Geburtstagskuchens alle ausgeblasen waren, dankte ihr einer der Gäste persönlich für ihren Edelmut und ihre Opferbereitschaft. Die christliche Gemeinde von Vellore überreichte der »verehrten und geliebten gnädigen Frau« eine gedruckte Geburtstagsansprache.

Es war erstaunlich, was sie aus Liebe zu ihren Mitmenschen

alles getan hatte. Das Kinderheim, das Tuberkulose-Krankenhaus in Madanapalle und das Missionskrankenhaus in Gudiyattam wurden zum größten Teil von ihr unterhalten. Die Uhr im Krankenhaus und die Hauptspende zum Bau des Turmes waren ihre Gaben. Sie hatte eine Anzahl Krankenhausbetten und eine Professur in der medizinischen Schule gestiftet, unterhielt zwei Missionare und half der Mission immer wieder aus ihren finanziellen Schwierigkeiten. Und schließlich hatten ihr noch acht junge Ärztinnen, einschließlich Pauline Jeffery, ihre gesamte Ausbildung zu verdanken. Ihr ganzes Leben lang hatte Gertrude keinen Schmuck getragen. Jetzt wurde sie von all den Menschen, deren Leben sie bereichert hatte, mit den Juwelen ihrer Dankbarkeit beschenkt.

Als Ida im Juli 1938 das neue Schuljahr beginnen mußte, ohne neue Studentinnen aufnehmen zu können, war das ein furchtbarer Schmerz für sie. In ihrem September-Urlaub in Hill Top versuchte sie, ihn ein wenig zu vergessen. Die Rosen blühten in diesem Jahre überreich. Viel Regen war gefallen, und die Hunderte von kleinen Reisfeldern tief unten im Tal sahen aus wie glänzende Glasscheiben. Ida, Gertrude und Delia Houghton machten eine herrliche Fahrt durch das Gebirge. Sie freuten sich an den Tausenden von weißen Lilien, von denen manche sieben Blüten an einem Stiel trugen, und kamen mit riesengroßen Sträußen zurück.

Auf dem Heimweg nach Vellore machten sie Station in Dharapuram, dem Dorf, wo Mary Varkkey, die 1925 ihr Diplom erhalten hatte, als praktische Ärztin arbeitete. Nachdem sie ein Jahr lang in einem Missionskrankenhaus und dann einige Zeit im Regierungsdienst gewesen war, hatte sie sich entschlossen, ihr Leben der Arbeit im Dorfe zu widmen. Auf eigene Kosten hatte sie zu ihrer kleinen Praxis einen Operationsraum und ein neunbettiges Krankenzimmer hinzugebaut und Ida und Gertrude gebeten, diese »Dr.-Ida-Scudder-Klinik« einzuweihen.

Als Ida sah, wieviel Liebe und Verehrung der tüchtigen jungen Ärztin entgegengebracht wurden, zog eine niegekannte Freude in ihr Herz. Sie weinte vor Glück. Hier sah sie den Zweck ihres Lebens erfüllt.

In ihre Freude mischte sich plötzlich ein Gefühl tiefer, ehrfürchtiger Scheu. Dies war nicht ihr Werk. Sie war nur das Werkzeug eines höheren Willens. Wenn das, was sie hatte schaffen helfen, wirklich von Gott war, dann würde sich sicher ein Weg finden, um es zu retten.

Als sie nach Hause kam, fand sie, wie zur Bekräftigung ihrer neugewonnenen Zuversicht, einen Brief von einer Missionarin aus den Nilgiris, einem Gebirgsabschnitt im Osten Süd-Indiens, in dem diese bei ihr anfragte, ob sie eine weltweite Gebetsgemeinschaft unter dem Namen »Freunde von Vellore« in die Wege leiten dürfte. Ida antwortete ihr:

»Ich fühle, daß die große Last, die auf mir gelegen hat, von mir genommen ist.«

Der Gast aus den Vereinigten Staaten fuhr mit Dr. Ida vom Krankenhaus zum Bungalow in College Hill. Er war ein Mann in der Vollkraft seiner Jahre, aber die Besichtigungen den ganzen Tag über hatten ihn tüchtig angestrengt. Er wunderte sich, daß diese beinahe siebzigjährige Frau an seiner Seite noch so vergnügt lächeln konnte.

Als er am andern Morgen spät zum Frühstück kam, erfuhr er, daß seine Gastgeberin nachts noch eine Patientin operiert hatte, die aus einem entfernten Dorf nach Vellore gebracht worden war. Jetzt saß sie oben am Tisch, goß ihren Gästen Kaffee ein und erzählte strahlend von der gelungenen Operation.

Dr. Daniel Poling, der Leiter der »World Christian Endeavour Movement« (EC), konnte sich nicht genug wundern.

»Ihr Geheimnis liegt wohl darin«, dachte er, »daß die Leidenschaft ihres Lebens, den Menschen zu dienen und zu helfen, etwas von der des Großen Arztes in sich birgt.«

Außer Dr. Poling kamen noch etwa hundert andre Gäste von der großen Weltkonferenz der Kirchen, die 1938 in Tambaram stattfand, nach Vellore, unter ihnen Dr. Kagawa aus Japan.

Ida nahm mit zwei Mitarbeiterinnen, Dr. Jessie Findlay und Vera Pitman, aktiv an der Konferenz teil. Sie gab ihnen vorher genaue Instruktionen.

»— und um eins bitte ich Sie ganz besonders«, rief sie in

ihrer enthusiastischen Art. »Überreden Sie Hilda Lazarus, zu uns nach Vellore zu kommen!«

Der Gedanke an ihr Werk verließ sie nicht einen Augenblick. Immer wieder überlegte sie, welchen Kurs sie in der Collegefrage einschlagen sollte. Bei einer Versammlung des internationalen Missionsrates in Madras wurde es ihr klar: Ohne die Zuammenarbeit mit den Männern konnte ihre Schule in Vellore nicht bestehen bleiben, und ohne ihre Schule konnte es auch kein allindisches, christliches medizinisches College geben. Die Summe, die nötig war, um die Schule zum Collegestandard zu erheben, konnte nur dann aufgebracht werden, wenn alle Missionsausschüsse zusammenarbeiteten. Viele Denominationen wollten aber nicht mithelfen, wenn es nur um ein College für Frauen ging. Die Schwierigkeiten, die sich für den Bau eines allindischen Colleges für Männer ergaben, waren ebensogroß. Mit vereinten Kräften bestand eine schwache Aussicht auf Erfolg. Allein war es bestimmt unmöglich.

Ida glaubte fest, daß Lucy Peabody und die anderen Mitglieder des Verwaltungsrates in Amerika Verständnis hätten, wenn sie ihnen diese Tatsachen mitteilte. Sie schrieb ihnen am 14. Dezember 1938 und befürwortete eine Zusammenarbeit.

»Ich habe das Gefühl, daß es von uns in Vellore sehr selbstsüchtig wäre, den Männern die Tür zu verschließen, da es doch unmöglich ist, ein neues medizinisches Zentrum aufzubauen.«

Die Wirkung war niederschmetternd. Hilda Olson antwortete:

»Vellore ist, wie Sie schreiben, Gottes Werk. Ich möchte aber hinzufügen: für Frauen! Jeder Dollar müßte den Spendern zurückgegeben werden.«

Und Lucy Peabodys Brief an Casey Wierenga, die Sekretärin des indischen Verwaltungsrates, kränkte Ida aufs empfindlichste.

»Dr. Ida kennt den Standpunkt unsrer Ausschußmitglieder ganz genau. Sie werden tiefbekümmert sein, daß Dr. Ida ihren eigenen Plänen, die Sie mit meiner Hilfe all die Jahre unterstützt haben, untreu geworden ist.«

In den folgenden Tagen und Wochen ging Ida durch alle Tiefen der Bitterkeit und Verzweiflung. Sie beteiligte sich nicht an den Auseinandersetzungen zwischen den drei Verwaltungsräten. Im Februar fuhr sie nach Hill Top und versuchte, sich von Verletztsein und Groll freizumachen. Aber es gelang ihr nicht. Ein Brief von Lucy aus den Staaten wurde ihr in den Urlaub nachgeschickt, und schließlich hielt sie es nicht mehr aus und schrieb, wie es ihr ums Herz war.

»Ihren Brief bekam ich gestern. Ich weiß kaum, wie ich ihn beantworten soll. Ich habe Sie nicht getäuscht. Ich bin nicht treulos, wie Sie behaupten. Ich habe immer wieder betont, daß wir ohne Ihre volle Zustimmung einfach nicht an ein koedukationelles College denken könnten. Ihr Mißtrauen nach so viel Jahren der Zusammenarbeit an diesem großen Werk hat mich so tief und grausam verletzt, daß ich nicht mehr den Mut habe, weiterzuarbeiten. Good-by! Ida S. Scudder.«

Lucy Peabody antwortete sofort, reuevoll, warm, versöhnlich. Ida hätte sie nicht richtig verstanden. Ihre Freunde in Amerika hätten gedacht, sie wären es, die getadelt würden, und ihre Gefühle wären verletzt gewesen. Aber nun verständen sie sich wieder, und alles sollte vergessen sein. Sie wollten weiter miteinander für die Frauen Indiens arbeiten wie bisher, und sie würden auch ihr Ziel erreichen.

Ida war innerlich so zerrissen, wie sie es seit jener Nacht, als sie sich entschlossen hatte, Ärztin zu werden, nie wieder gewesen war. Sie mußte ihre Schule offenhalten, und sie hatte verzweifelte Angst, daß das nicht möglich war, wenn sie nicht der fast einmütigen Forderung des indischen Verwaltungsrates nachgab und sich zur Kooperation entschloß. Aber sie wollte in sechs Wochen zu einem Feldzug nach England und Amerika fahren, und das wagte sie nicht ohne Lucy Peabodys bewährte Unterstützung. Es war ihr, als müßte sie zwischen dem Leben eines Kindes und dem ihres besten Freundes wählen.

Es wurde April, ehe sie sich entschied. Die orange-weiß-schwarzen Paradiesfliegenschnäpper machten sich auf ihren weiten Flug nach dem Norden. Als sie ihnen nachblickte, fühlte sie sich plötzlich alt und müde. Im nächsten Jahr wurde sie schon siebzig, viel zu alt, um mit neuen, noch nicht erprobten Gefährten eine neue Pilgerschaft zu beginnen.

Am 12. April schrieb sie an Lucy Peabody, sie wolle weiterhin nur für ein College für Frauen arbeiten. Die Mißverständnisse sollten vergessen sein, sie wollten der Krise gemeinsam ins Auge sehen.

Sie würde mehr Mut gehabt haben, wenn sie am 11. Mai an dem großen, internationalen Dinner im Hotel Roosevelt in New York teilgenommen hätte, bei dem außer den Vertretern des indischen Verwaltungsrates viele Gönner des Werkes zugegen waren und ein neuer Feldzug beschlossen wurde.

Es war der 1. September 1939. Der Garten von College Hill wimmelte von Gästen, die zu Idas und Gertrude Dodds Abschiedsfeier gekommen waren. Die beiden Frauen wollten am 9. September von Bombay aus nach England und Amerika fahren. Ida sah dieser Reise sehr hoffnungsvoll entgegen, da sie schon dreiunddreißig Einladungen zu Vorträgen in England und Schottland bekommen hatte. Es wartete auch eine besondere Ehrung auf sie. Sie war mit der goldenen Spange zur Kaisar-i-Hind-Medaille belohnt worden und sollte diese Auszeichnung in London aus den Händen des englischen Königs erhalten.

Wie gewöhnlich war zu ihrem Abschiedsfest eine lange Ansprache gedruckt worden. Während sie verlesen wurde, schweiften Idas Gedanken immer wieder ab. Sie horchte auf die Melodien, die gedämpft aus dem Rundfunkapparat von der oberen Veranda herüberklangen. Hin und wieder trat jemand an die Brüstung und sagte die letzten Kriegsnachrichten aus Europa an. Ungeduldig wartete Ida, daß die Ansprache zu Ende wäre.

»– und zum Schluß wünschen wir Ihnen und Miss Dodd eine glückliche Reise, einen frohen Urlaub in Ihrer Heimat und viel Erfolg für die Mission.«

Plötzlich sah sie einen Diener, der sich, einen weißen Umschlag in der erhobenen Hand, einen Weg durch die Gäste bahnte. Sie erschrak. Ehe sie das Telegramm geöffnet hatte, wußte sie schon, daß es eine schlechte Nachricht enthielt. Es lautet:

Streiche Pläne für England stop Regierung fordert alle Amerikaner in Europa auf sofort heimzufahren stop rate Verschiebung der Reise.

Während der folgenden Monate, als sich der Krieg über Europa ausbreitete, war es für Ida ein furchtbarer Gedanke, in

Indien auf der Stelle treten zu müssen und den Freunden von Vellore bei dem so wichtigen Feldzug in Amerika nicht helfen zu können. Eile tat not. Wenn das Gesuch um Universitätsangliederung nicht sofort gestellt wurde, konnte die Gelegenheit für immer versäumt sein. Es waren jetzt nur noch drei Klassen in der Schule, die den fünfjährigen Kursus beenden durften. Wenn dann die Schule erst einmal geschlossen wurde, wer weiß, ob sie jemals wieder geöffnet werden konnte.

»Im Augenblick besteht die Universitätskommission aus Männern, die der Mission freundlich gesinnt sind«, erklärte ein bedeutender indischer Christ. »Aber es sind Anzeichen da, daß Veränderungen drohen.«

Mrs. Peabody war für Aufschub.

»Bitte, bitte, verstehen Sie doch, daß wir uns beeilen müssen!« schrieb Ida in wilder Angst.

Juldi, juldi! Wenn sie sie doch alle antreiben könnte!

Aber es fielen auch Sonnenstrahlen durch die dichten Wolken. Ida durfte in Gegenwart der Ärztinnen und Studentinnen ihrer Schule ihre goldene Spange aus den Händen Lord Erskines entgegennehmen. Und Ida B, ihre geliebte Nichte, die ihre umfassende medizinische Ausbildung in England und Amerika beendet hatte, kehrte über den Pazifik nach Vellore zurück. Sie übernahm ihre neue Aufgabe als Leiterin der radiologischen Abteilung und war bald Tag und Nacht an der Arbeit. Treva Marshall, die jahrelang mit einem winzigen Apparat geröntgt hatte, wurde ihre einzige Assistentin.

»Die arme Ida B ist die ganze Woche in diesen dunklen Röntgenzimmern eingesperrt. Ich muß etwas für sie tun«, dachte Ida auf ihrer Mittwochfahrt nach Gudiyattam, als das blühende Zuckerrohr wie ein Gitter von gesponnenem Silber vor dem blauen Himmel und den grünen Palmen schwang. Schon in der nächsten Woche fuhr Ida B mit aufs Land – auf Wanderpraxis.

Glücklicherweise war diese jüngere Scudder aus demselben Holz geschnitzt wie ihre unermüdliche, temperamentvolle Tante. Sie schien auch unter einem wöchentlichen »Ferientag« dasselbe zu verstehen wie diese: zwölf Arbeitsstunden hintereinander, in denen sie fünfhundert bis tausend Patienten behandelte.

Das war nicht die einzige Gelegenheit, bei der Ida die Wanderpraxis als Heilmittel verwendete.

Die ersten Kriegsjahre waren auch in Indien voller Unruhe. Am Tag der Kriegserklärung hatte Großbritannien das Land, ohne vorher zu fragen, durch eine Proklamation in den Konflikt mit hineingezogen. Trotz ihrer Sympathie für England, trotz ihrer Abneigung gegen das Hitlertum waren Gandhi und andere indische Nationalisten verstimmt durch diese Handlungsweise. Indien würde sich gern mit andren freien Nationen zu gemeinsamer Abwehr verbinden, meinte die Kongreßpartei, aber nur nach eigener Wahl und als freie Nation. England, unter Führung des konservativen Churchill, hatte nicht die Absicht, Indiens Unterstützung dadurch zu erkaufen, daß es ihm Freiheit, Unabhängigkeit, den Dominion-Status oder irgendwelche neue Konzessionen schenkte. Die Spannung zwischen den beiden Völkern wirkte sich naturgemäß auch im Privatleben ihrer Angehörigen aus.

Eines Morgens bestieg Ida den Bus, mit dem die Studentinnen und der Ärztestab täglich mehrere Male von College Hill zum Krankenhaus und zurück fuhren. Sofort spürte sie eine gewisse Spannung unter den Mitfahrenden. Bald machte eine indische Ärztin eine abfällige Bemerkung über eine ihrer englischen Kolleginnen, die mit im Bus saß. Sie warf ihr vor, nicht aus Liebe zum indischen Volk, sondern aus eignen, ehrgeizigen Interessen zu arbeiten. Ida sagte nichts dazu, war aber sehr schmerzlich berührt. Als sie am Krankenhaus ankamen, nahm sie die junge Engländerin beiseite und setzte sich mit ihr auf die Mauer der Veranda.

»Was können wir tun, um diesem Menschen zu helfen?« fragte sie ernstlich besorgt.

Noch am selben Tag richtete sie es ein, daß die beiden jungen Ärztinnen miteinander auf Wanderpraxis fuhren. Am Abend kam die Inderin zu ihrer englischen Kollegin aufs Zimmer.

»Ich habe Sie nicht leiden können, weil Sie Engländerin sind«, sagte sie aufrichtig. »Ich sehe ein, daß es unrecht von mir war. Ich kannte Sie ja gar nicht. Bitte, verzeihen Sie mir!«

»Wie schade, daß man die Führer der Nationen nicht zusammen einen Tag auf Wanderpraxis schicken kann!« dachte Ida.

Ein Jahr verging, und noch immer war die Lage zu ungewiß, als daß sie eine Reise nach Amerika hätte wagen können. Einesteils war sie jetzt froh darüber; denn sie konnte inzwischen alles tun, um die Schule davor zu schützen, daß sie geschlossen wurde. Sie wollte ihren Standard so weit heben, daß sie für die beiden ersten vorklinischen Jahre des Studiums die Universitätsebene erreichte. Wenn dadurch auch der Collegestatus oder eine spätere Universitätsangliederung noch nicht gesichert waren, so würde sie doch wenigstens eine Klasse mit neuen Studentinnen aufnehmen und die Schule offenhalten können. In fieberhafter Spannung erwartete sie die Inspektion durch die Regierung, die das unmittelbare Schicksal der Schule entscheiden sollte.

Sie kam im Januar 1941. Es war keine sehr günstige Zeit, denn viele vom Ärztestab waren außer Landes, um ihre Ausbildung in der erforderlichen Weise zu vervollständigen. Man sprach auch schon davon, daß die Schule dieser Prüfung nicht standhalten würde.

Zu der Kommission gehörten außer Sri Lakshmanaswamy, dem Vizekanzler der Universität Madras, bedeutende Inder, Brahmanen, andere Hindus aus hohen Kasten und ein indischer Jude. Einige waren glühende Nationalisten. Ida empfing sie alle an der Tür, liebenswürdig und scharmant, aber innerlich bebend. Um dem Ganzen eine etwas ungezwungene Note zu geben, heftete sie bei der Begrüßung jedem seinen Namen an den Rockaufschlag. Sie merkte sofort, daß sie das nicht hätte tun dürfen. Mehrere Mitglieder der Kommission schienen es als eine Beleidigung zu empfinden. Der Ärztestab hätte ihnen vorgestellt werden müssen, nicht umgekehrt! Aber während des auserlesenen Frühstücks begannen sie wieder aufzutauen. Im Anschluß daran setzten sich alle zu einer Beratung zusammen.

»Für den winzigen Lohn, den Sie zahlen, können Sie doch Ihre Ärztinnen sicher nicht halten!« begann eins der Kommissionsmitglieder.

»Fragen Sie sie selbst!« antwortete Ida.

Der Beamte wandte sich an die Ärztinnen im Kreis.

»Wollen Sie bei dem niedrigen Gehalt hierbleiben, wo Sie doch in einem staatlichen Krankenhaus oder College bedeutend mehr bekommen können?«

Ida hielt den Atem an. Einige der Ärztinnen waren Hindus, von denen ein christliches Werk kaum viel opferbereite Treue erwarten konnte. »Ja«, erwiderte eine von ihnen.

Daraufhin wurden die Besucher aufgeschlossener. Interessiert sahen sie sich das Krankenhaus und die dazugehörigen Gebäude an und stellten dabei allerlei Fragen. Ein paar Herren blieben bis zum Abend. Ida hatte nach diesem Besuch wieder neue Hoffnung. Wenn die Kommission nur einen günstigen Bericht gab! Dann konnte das Universitätssyndikat im Februar die Sache wieder aufgreifen, und es war noch reichlich Zeit, um Vorbereitungen für eine erste vorklinische Klasse zu treffen, die im Juni eintreten konnte.

Aber es wurde Februar, es wurde März, und sie hörte nichts.

Am 5. März 1941 begab sich Ida auf eine Reise nach dem Süden des Landes, begleitet von der Professorin für Anatomie, Dr. Liza Chacko, und von der Sekretärin des indischen Verwaltungsrates. Sie trafen sich mit verschiedenen Gruppen, die es sich zur Aufgabe gemacht hatten, einen Bund der »Freunde von Vellore« ins Leben zu rufen, und hielten in den folgenden Wochen trotz fast unerträglicher Hitze ständig Versammlungen ab.

Auf dem berühmten Konvent der Syrischen Kirche, der in einer riesigen, offenen, strohgedeckten Versammlungshalle an einem trockenen Flußbett abgehalten wurde, sprach Ida eine Stunde lang zu etwa dreißigtausend Menschen. Dann machten die drei Frauen einen Besuch bei dem Maharadscha von Trawangur und seiner Rani und versuchten, den König des benachbarten Staates Kotschin zu interessieren. Leider erfolglos.

Das Oberhaupt der Syrischen Kirche empfing sie freundlich. Er meinte aber, von einem Mann in seiner hohen Stellung würde eine große Gabe erwartet. Daher wäre es wohl besser, er gäbe gar nichts.

In Trivandrum, der Hauptstadt von Travangur, hatten ehemalige Studentinnen von Vellore ein Dinner für Ida und ihre Begleiterinnen vorbereitet. Anschließend besuchten sie medizinische Gesellschaften und Frauenklubs. In Nagercoil sprachen sie im Palast des Dewans vor. Er war höflich und versicherte, daß er großes Interesse an Vellore habe. Er würde es gern einmal besuchen, aber Geld — nein, nur alles, alles Gute für die Zukunft!

Es gab aber auch Erfolge auf dieser Reise. Manche spendeten großmütig. Ein Farmer versprach, zwei Zentner Tee zu schicken. Doch im großen und ganzen war das Ergebnis enttäuschend.

Unglücklicherweise erreichte der Bericht der Inspektionskommission das Universitätssyndikat nicht mehr bis Mitte März, und so bestand keine Aussicht, bis zum Mai Nachricht von dort zu bekommen. Es war zu spät, um die Schule im Juli wieder zu eröffnen. Ein ganzes Jahr war verloren, wo doch die Lage von Tag zu Tag kritischer wurde. Es schien unmöglich zu sein, genügend Geldmittel zu beschaffen, um der Krise zu begegnen. Die drei leitenden Ausschüsse der Schule waren sich durchaus noch nicht einig über den geeigneten Weg, das Problem zu lösen. Obwohl Ida selbst eingewilligt hatte, lediglich für ein Frauencollege zu arbeiten, kamen der indische Verwaltungsrat und auch einzelne Mitglieder des amerikanischen Verwaltungsrates immer wieder auf den Gedanken der Koedukation zurück. Es war ein ausweglose Engpaß, und Ida hatte das bestimmte Gefühl, daß ihre Anwesenheit in Amerika dringend nötig war. In der Hoffnung, daß ihr der amerikanische Ausschuß die Erlaubnis zur Reise geben würde, bemühte sie sich eifrig, eine Schiffskarte nach Amerika zu bekommen. Das war damals sehr schwierig. Aber schließlich erhielt sie doch eine Kabine auf einem Dampfer, der Ende Juni von Bombay abfuhr. Sie war sich nicht ganz sicher, ob es klug war, die Reise zu unternehmen. Die halbe Welt lag im Krieg. Ihre Verwandten in Amerika baten sie dringend, nicht zu fahren. Gute Freunde rieten ihr sogar, ihren Collegeplan aufzugeben und nur Schwestern auszubilden.

Als sie eines Morgens in Hill Top am Rande des Berges stand und über die ungeheuren Weiten hinblickte, wurde ihr plötzlich klar, was sie tun mußte. Was machte sie denn hier, zwölftausend Meilen von den vordersten Linien entfernt, wo ihr Feldzug ausgefochten wurde? Seit wann wartete sie, daß andre ihr erlaubten zu tun, was getan werden mußte?

Bei ihrer Rückkehr nach Vellore fand sie das langersehnte Schreiben des Universitätssyndikats vor. Die Kommission hatte günstig berichtet. Ihre Schule wurde vorübergehend der Universität von Madras angegliedert, und sie durfte Studentinnen für einen zweijährigen vorklinischen Kursus aufnehmen. Obwohl das für dieses Jahr nun schon zu spät war, hatte ihre Schule doch »Freie Fahrt« bekommen. Jetzt mußten nur die nötigen Millionen aufgebracht werden.

Am 21. Mai 1941 schickte Ida über Hilda Olson ein Telegramm an den amerikanischen Missionsausschuß: »Universitätsangliederung anerkannt. Aus vielen Gründen Eröffnung vor 1942 unmöglich. Komme sofort über Kalifornien nach Amerika. Kann Feldzug organisiert werden?«

Sie weinte, als sie mit Gertrude aus dem Bahnhof von Vellore hinausfuhr. Sie war jetzt siebzig und Gertrude zweiundachtzig. Es würde wohl das letzte Mal sein, daß sie Indien miteinander verließen.

»Auf Wiedersehen im nächsten Jahr!« rief sie Ida B und Treva Marshall tapfer zu.

Glücklicherweise wußte sie nicht, daß es vier Jahre dauern würde, bis sie wieder nach Vellore zurückkam – allein.

»Missionarin sucht Engel mit einer Million« ...

»JAPANER BOMBARDIEREN PEARL HARBOR« ...

»Dr. Scudder, 44 Jahre Missionarin, spricht heute in unsrer Stadt« ...

»SINGAPORE GEFALLEN« ...

»Dr. Ida Scudder will Millionen Dollar für Krankenhaus und College aufbringen« ...

»JAPANER NEHMEN RANGUN UND BURMA EIN« ...

»Ärztin, 72, erzählt von der Not in Indien« ...

Tag für Tag, Woche für Woche wurden die bescheidenen Schlagzeilen, die Idas Weg anzeigten, von den wichtigeren Schlagzeilen, die Nachrichten von Weltkatastrophen brachten, auf die Rückseiten der Zeitungen verdrängt. Seit ihrer Ankunft in Amerika reiste sie ständig, sprach fast täglich, oft sogar drei- oder viermal in Kirchen, Universitäten, Colleges, Hochschulen, in Frauenklubs, Schwesternschulen, YWCA-Gruppen, zu Farmern, über den Rundfunk. Fast vier Jahre lang reiste sie unermüdlich und kämpfte wie eine Verzweifelte um ihr College.

Die dicken, schwarzen Schlagzeilen waren furchtbare Konkurrenten, aber auch Ida mit ihrem Anliegen war etwas Ungewöhnliches. Eine Zeitung schrieb: »Eine Frau, die eine Million Dollar haben möchte, ist nichts Seltenes. Wenn aber eine um die dritte Million kämpft, dann will das schon etwas heißen!«

»Diese außergewöhnliche weißhaarige Frau«, schrieb Jerome Beatty im Reader's Digest, »hat mit ihren 72 Jahren eine Elastizität im Schritt, ein Blitzen in den Augen und eine Geschicklichkeit in ihren Händen wie ein Chirurg von 45. Seit achtzehn Jahren ist sie das Haupt der medizinischen Gesellschaft in einem Bezirk mit 2 000 000 Menschen. Ärzte aus ganz Indien schicken ihr ihre schwierigsten Fälle. Frauen und Kinder kommen, um sie nur anzurühren, in einem solch übernatürlichen Ruf steht ihre Heilkunst.«

Aber es war nicht leicht, amerikanische Frauen, deren Brüder, Männer und Söhne in Batan, Guadalcanal und Okinawa ihr Leben aufs Spiel setzten, für die Nöte einer medizinischen Schule zu interessieren, die weit, weit entfernt lag. Ida mußte ständig mit Dutzenden von Wohlfahrtseinrichtungen konkurrieren, vom Roten Kreuz und örtlichen Kantinen angefangen, bis zu englischen, französischen und russischen Hilfswerken. Es war ein Wunder, daß es ihr trotzdem gelang, doch noch so großes Interesse und so viel finanzielle Unterstützung zu bekommen.

Konkurrenz war nicht Idas einzige Not. Auch das Reisen machte Schwierigkeiten. Die Züge waren überfüllt. Es gab keine Gepäckträger. Außer dem persönlichen Gepäck mußte immer noch ein Koffer mit gedrucktem Material mitgenommen werden. Gertrude ließ es sich nicht nehmen, ihn selbst zu tragen. Sie folgte Ida ebenso treu, wie sie ihr in Kaschmir auf den schmalen Graten zwischen schwindelnden Abgründen gefolgt war. Obwohl sie sich immer im Hintergrund hielt, war sie der Manager bei jeder Expedition, traf Verabredungen für Tees und Luncheons, arrangierte Interviews, besorgte die Eisenbahnkarten und führte die umfangreiche Geschäftskorrespondenz.

Aber alle die äußeren Schwierigkeiten waren nichts gegen den Kampf, der in Ida tobte.

»Sie müssen uns sagen, wo Sie stehen, ehe wir noch mehr Aufrufe ergehen lassen«, schrieb Lucy Peabody zu Beginn des Feldzuges. »Manche sagen, Sie befürworteten die Zusammenarbeit mit den Männern. Wenn Sie und die Mehrheit des Ausschusses sie wünschen, wenn Sie unsere Gebäude und unser Inventar Männern überlassen wollen, die nicht das mindeste dazu gegeben haben, dann kann der Vertrag natürlich geändert werden. Der Ausschuß kann zurücktreten und den Männern die weitere Sorge überlassen.«

In Indien drängte man um so mehr auf eine Entscheidung, als die Schule und das Krankenhaus wirklich vor einer Krise standen. Der Verwaltungsrat hatte sich entschieden für Zusammenarbeit erklärt. Sein Schatzmeister und Sekretär, James C. McGilvray – Mac genannt – und einige Mitglieder des verminderten und behinderten Ärztestabs sprachen sich in ihren Briefen an Ida ganz offen darüber aus.

»Tante Ida«, schrieb Ida B mit verzweifeltem Ernst, »wir können es nicht mehr länger hinausschieben, Vellore muß zu dieser Entwicklung ja sagen, weil wir sonst einfach nicht weiterbestehen können. Das heißt, wir könnten uns gerade so hinquälen, aber wir wollen doch, daß das College von Vellore das schönste College ist und einen ganz großen, einzigartigen Dienst tun kann. Wenn wir uns weigern, werden sie in Miray ein neues medizinisches Zentrum aufbauen; denn Miray wird sich die Chance nicht entgehen lassen.«

»Wenn Männer unsre Gebäude mitbenutzen dürfen«, schrieb Hilda Olson, »dann verlieren wir zwei der größten Spenden, die uns versprochen worden sind, eine von 25 000, eine von 100 000 Dollar.«

»Ich vertraue Ihnen«, schrieb Lucy Peabody, ohne deren hervorragende Leitung College Hill jetzt noch Weideland wäre, »daß Sie fest zu dem Prinzip stehen, auf dem Vellore aufgebaut ist, und daß sie den ›drei Rufen in der Nacht‹ treu bleiben, die Sie in dieses Werk für die Frauen Indiens hineinführten.«

Ida mußte sich jetzt entscheiden.

Sie reiste mit Gertrude ostwärts durch die Rocky Mountains. Zu beiden Seiten des Zuges türmten sich massive Felsen, schön, aber erdrückend. Dann und wann fuhren sie an einer tiefen Schlucht vorbei, die einen kurzen Blick in ein fernes Land freigab; dann tauchten sie wieder in einen grünen Tunnel unter. Ida hatte das Gefühl, als müsse sie ersticken. Sie war froh, als es Nacht wurde und sie die Augen schließen konnte. Aber auch dann wurde sie noch von beängstigenden Träumen verfolgt.

Als sie am Morgen die Jalousie hochzog, sah sie helles Sonnenlicht und weite Ebenen, die sich bis zum Horizont hin dehnten.

Und plötzlich war alle Unsicherheit wie weggefegt. Ein neuer Tag war angebrochen. Warum wollte sie im Gestern leben? Wurde sie alt, daß sie sich ängstlich an gewohnte Pfade halten mußte, statt sich in neues, unerforschtes Land zu wagen? Was sie gebaut hatte, war groß genug für das Indien von gestern, vielleicht sogar für das von heute, das sich seinen Weg mühsam durch enge Bergschluchten suchen mußte. Aber nicht für das Indien von morgen! Wie töricht von ihr, erst noch auf eine besondere Führung zu warten! War der Weg nicht klar, wenn sich eine Tür weit auftat und alle andern zugeschlagen waren?

Noch am selben Tag schrieb sie an den amerikanischen Ausschuß, daß sie den Plan der Zusammenarbeit billige, und schickte ein entsprechendes Telegramm nach Indien.

Die Reaktion war so, wie sie es erwartet hatte: Freude in Indien, Bitterkeit bei den beiden Frauen in Amerika, die ihre besten Kameraden und Helfer gewesen waren. Die Briefe, die sie von ihnen bekam, taten ihr furchtbar weh.

Im Dezember 1942 berichtete der Sekretär des amerikanischen Ausschusses, daß alle Hindernisse, die der Kooperation noch im Wege gestanden hatten, beiseitegeräumt wären. Am Donnertag, dem 28. Januar, trat der Ausschuß zusammen, um seine Entscheidung zu treffen. Alle Denominationen waren vertreten. Zwei Teilnehmer waren aus Kanada gekommen. Lucy Peabody erklärte, daß sie, auch wenn sie ganz allein stände, gegen die Kooperation stimmen würde. Mrs. Doane, eine andere standhafte Gegnerin der Koedukation, rettete die Situation. Der Wortlaut der Resolution wurde nach ihren Wünschen so lange geändert, bis die ärztliche Ausbildung für Frauen grundsätzlich gesichert war. Schließlich stimmten alle einmütig für Kooperation.

Als Ida das Telegramm erhielt, in dem ihr der Beschluß des Verwaltungsrates mitgeteilt wurde, konnte sie es kaum fassen. Mit neuem Mut fuhr sie mit Gertrude Dodd im Lande hin und her. Wo sie hinkamen, trafen sie Scudders, Nichten,

Neffen und Vettern. Und zum erstenmal in den siebzig Jahren ihres Lebens hatte Ida Zeit, sie kennenzulernen. Dieses Glück genoß sie ausgiebig. Eine Nichte erwartete ein Baby, Ida war aufgeregter als sie. Ein Neffe baute sich ein Haus, Ida mußte es einrichten helfen. Als der Sohn einer anderen Nichte von einem Flug nach Deutschland nicht zurückkam, hatte sie keine Ruhe, bis die Nachricht eintraf, daß er sich in deutscher Gefangenschaft befand. In New Brunswick besuchte sie ihren Bruder Harry, der dort nach seiner Pensionierung eine Kirche übernommen hatte, und sie machte einen kurzen Urlaub in Shelter Island, wo sie wieder täglich badete und schwamm.

Inzwischen ging der Feldzug immer weiter.

Philadelphia, Columbus . . . »Indien ist erwacht. Frauen sind auf dem Wege zur Emanzipation. Nur das Beste für das neue Indien!«

Detroit, Minneapolis, Cleveland, San Francisco . . . »Wenn von einer Million Menschen jeder nur einen Dollar gäbe, könnten wir Vellore zur größten medizinischen Schule Indiens machen.«

Aber es fanden sich keine Million Menschen. Bis Dezember 1943 waren erst sechzigtausend Dollar zusammengekommen. Die großen Spenden blieben aus. Drei Jahre lang hatte Ida vergeblich versucht, bei der Witwe eines Automagnaten vorgelassen zu werden, um ihr Interesse für Vellore zu wecken. Schließlich fragte man sie, ob ihr etwas an einer telefonischen Unterredung läge.

»Nein!« erwiderte Ida heftig. »Ich glaube, Gott will ihr Geld gar nicht haben.«

Die Hindernisse schienen unüberwindlich zu sein. Auch aus Indien kamen keine guten Nachrichten. Das Bauland für die neuen Krankenhausgebäude war sehr teuer, Baumaterial schwer zu beschaffen. McGilvray verhandelte noch wegen neuer Professoren mit den erforderlichen akademischen Graden und bemühte sich, Dr. Hilda Lazarus als Rektorin des Colleges zu gewinnen. Aber so sehr diese an Vellore interessiert war, konnte sie sich doch vorläufig nicht verpflichten, da sie in Neu-Delhi eine verantwortliche Stelle beim »Women's Medical Service for India« (Ärztlicher Frauendienst für Indien) angenommen hatte.

Die Lage war schwierig, aber doch auch wieder hoffnungsvoll. Seit die Entscheidung für Kooperation gefallen war, hatten sich in Amerika Männer und Frauen von fast zwanzig Denominationen zusammengeschlossen, um den Bau des medizinischen Zentrums in Vellore zu unterstützen. Die Methodisten stellten bei ihrem »Crusade for Christ« (Kreuzzug für Christus) das Werk in Indien groß heraus. In Großbritannien schlossen sich sieben Missionsgesellschaften dem Feldzug an, und auch in Dänemark und Österreich gab es Gruppen, die eine finanzielle Unterstützung versprachen.

Trotz dieser Zusicherungen hätte Ida all die Sorge und Unruhe ohne den Beistand ihrer treuen Freunde nicht ertragen können. Es war ein furchtbarer Schlag für sie, als sie plötzlich den treuesten von ihnen verlor.

17. Dezember 1943. Ida saß in einem Zimmer in St. Petersburg in Florida. Von ihrem Fenster aus konnte sie ein Bild sehen, fast so lieblich wie in Indien: Palmen und Schlinggewächse, leuchtendgrün gestrichene Dächer und eine Fülle prachtvoller Poinsettias. Aber sie hatte keine Freude daran; denn das Zimmer befand sich in einem Krankenhaus, und Gertrude Dodd lag im Sterben.

Sie waren vor wenigen Tagen von einer langen Reise durch den Westen des Landes zurückgekommen und wollten sich ein wenig ausruhen, ehe der große, dreimonatige Feldzug durch Florida begann. Obwohl Gertrude einen recht ermüdeten Eindruck machte, hatte sie immer wieder versichert, daß sie sich vollkommen wohl fühle. Aber sie hatte sehr viel geschlafen und keine Briefe mehr geschrieben.

Dann war die akute Krankheit gekommen, die erfolglose Operation, das bange Warten . . .

Am 6. Januar schrieb Ida an ihre Nichte und an Treva: »Ich sitze allein am Bett unsrer geliebten Gertrude. Bis jetzt kann ich es mir noch nicht vorstellen, wie ich einmal ohne ihre treue Liebe, ohne ihren Glauben an mich mit dem Leben fertigwerden soll. Sie sah immer das Beste in mir und spornte mich an, mein Bestes zu leisten.«

Am Sonntag, dem 9. Januar, schrieb sie: »Der traurigste Tag meines Lebens. Gertrude starb zehn Minuten vor eins. Mir brach fast das Herz.«

Am Dienstag fuhr Ida nach New York. »Bin froh, einen Tag zum Nachdenken zu haben. Wir machen unsre letzte Fahrt zusammen.«

Es war kein trauriges Begräbnis. »Ein wunderschöner Tag voller Sonnenschein«, schrieb Ida später an ihre und Gertrudes Freunde und Bekannte. »Die Collegeiate Church war herrlich mit Blumen geschmückt. Blaßgelbe Rosen, Veilchen, Stiefmütterchen und wundervolle Orchideen waren wie ein kostbares Tuch über sie gebreitet. Dr. Sizzo las aus der Heiligen Schrift: ›Ich bin hungrig gewesen, und ihr habt mich gespeist‹. Dr. Peale fand ergreifende Worte, um ihre selbstlose Liebe zu würdigen, und Dr. Romigs Gebet versetzte uns fast in den Himmel. Aber ach, der Weg, der vor mir liegt, sieht einsam und traurig aus.«

Die Linien ihres immer noch schönen Gesichtes hatten sich ein wenig tiefer eingegraben, und ihre Stimme war etwas leiser geworden; aber sie setzte ihren Feldzug fort, als ob nichts geschehen wäre, und begann am 26. Januar mit der »Florida Chain of Missionary Assemblies« (Kette von Missionsversammlungen in Florida).

Die Wochen und Monate flogen dahin. Im Mai 1945 feierte Amerika seinen Sieg über die Feinde in Europa. Im selben Monat fand in New York eine Versammlung des amerikanischen Ausschusses statt, auf der Lucy Peabody und Hilda Olson zu Idas großem Bedauern ihre Ämter niederlegten.

Aber die Aussichten auf ein Weiterbestehen Vellores waren inzwischen bedeutend besser geworden. Dr. Robert Cochrane, ein bekannter Aussatzspezialist und Missionsarzt der »Church of Scotland«, hatte an Idas Stelle die Leitung des Colleges übernommen. Das Bauprogramm ging stetig voran, und die Gebetsgemeinschaft der »Freunde von Vellore« breitete sich über die ganze Welt aus. Die nächste Hürde, die genommen werden mußte, war die Inspektion durch das Universitätssyndikat im Oktober, und Ida lag sehr viel daran, an diesem Tag in Indien zu sein.

Die ganze Welt bebte unter dem Nachhall des furchtbaren Geschehens in Hiroshima und Nagasaki, als sie endlich ihre Visa bekam. Aber als sie am 28. August von New York nach Gripsholm fuhr, wichen die schrecklichen Atomwolken allmählich der Morgenröte des Sieges über Japan. Ida freute sich, daß sie auf dem Weg nach dem Osten war, in einer neuen Mission Amerikas für die Millionen Asiens, — um zu heilen und zu helfen.

Da sie es sehr eilig hatte, flog sie von Kairo nach Bombay — und war begeistert. Zum ersten Mal in ihrem Leben kam sie so schnell vorwärts, wie sie es sich wünschte.

Wieder in Indien! Ida konnte sich vor Freude kaum fassen. Sie schwelgte in all den Bildern, Tönen und Düften, die sie nun wieder umfingen.

Es war Nacht, als sie in College Hill ankam. Plötzlich hielt sie vor Staunen den Atem an. Ihre Augen wurden feucht. Auf beiden Seiten des Fahrwegs, soweit sie sehen konnte, standen Studentinnen, Ärztinnen und Angestellte mit brennenden Fackeln. Als sie langsam durch die Lichterstraße fuhr, traten junge Mädchen an den Wagen und überschütteten sie mit Blumen und Girlanden. Jubelnde Stimmen begannen im Rhythmus zu rufen, bis der Klang zu einem betäubenden Chor anschwoll: »Dok—tor I—da Scud—der—ji! Dok—tor I—da Scud—der—ji!« Ihre lange Reise war zu Ende. Sie war wieder nach Hause gekommen.

Aber nicht in das Indien, das sie kannte. Die vier Kriegsjahre hatten tiefgehende Veränderungen mit sich gebracht.

Auf Churchills Weigerung, dem indischen Volk wenigstens eine gewisse Selbständigkeit zu geben, hatte Gandhi mit einer neuen Bewegung des passiven Widerstands geantwortet. Viele hohe Kongreßführer, die sich ihr angeschlossen hatten, waren ins Gefängnis geworfen worden, unter ihnen Gandhi und Nehru. Eine Flut von Gewalttätigkeiten war die Folge gewesen. Gandhi, der zu Unrecht für den Aufruhr verantwortlich gemacht wurde, hatte drei Wochen lang gefastet und dabei fast sein Leben eingebüßt. Aber jetzt, im Jahre 1945, war eine neue Labourregierung in England ans Ruder gekommen, und die Unabhängigkeit schien Wirklichkeit zu werden. Der Vizekönig hatte den Indern die Selbstverwaltung ihrer Provinzen in Aussicht gestellt und ihnen erlaubt, in einer beratenden Versammlung eine Bundesverfassung zu entwerfen. Der Führer der Moslemliga, Mohammed Ali Jinnah, und seine

Anhänger befürchteten aber, daß die Unabhängigkeit eine Herrschaft der Hindu-Mehrheit über die Moslemminderheit mit sich bringen würde, und wollten daher ihren eigenen Staat haben. Das Land gärte von nationalistischen und religiösen Spannungen.

Auch an Vellore waren die Kriegsjahre nicht spurlos vorübergegangen. Aus den Erzählungen ihrer Nichte und ihrer Kolleginnen erfuhr Ida, daß das Werk ernstlich bedroht und die Kraft und Ausdauer ihrer Mitarbeiterinnen auf eine harte Probe gestellt worden waren. Trotzdem hatten sie Idas Plan, Studentinnen für eine erste, vorklinische Klasse aufzunehmen, durchgeführt, so daß im Sommer 1942 fünfundzwanzig Mädchen mit dem Studium beginnen konnten.

Aus dem alten Erdnußspeicher war das neue Ambulatorium für Männer gebaut und »zur Ehre Gottes und zum Dienst an den Menschen« seiner Bestimmung übergeben worden. Der bedeutendste Schritt vorwärts war aber wohl der, daß die baufällige Mauer, die dieses Gebäude von dem imposanten, zweistöckigen Krankenhaus für Frauen trennte, niedergerissen worden war. Nichts hätte symbolischer sein können für die gewaltigen Umwälzungen in Indien.

Im Jahre 1944 hatten schon die ersten Ärzte ihre Tätigkeit in Vellore aufgenommen. Ein ganzer Block des Frauenkrankenhauses war als Männerstation eingerichtet worden. Nach wenigen Wochen war sie überfüllt, und der Neubau war noch lange nicht fertig. Glücklicherweise hatte die Universitätsbehörde die Inspektion um ein Jahr verschoben und den Studentinnen des dritten Jahres erlaubt, inzwischen ein paar Monate beim medizinischen College in Madras klinisch zu arbeiten.

Ida hörte diesen Berichten mit großem Interesse zu, sah sich überall die neuen Gebäude und Einrichtungen an und konnte dann im Oktober 1945 die Inspektionskommission mit gewohnter Sicherheit begrüßen. Die Kommission befürwortete eine Universitätsangliederung bis 1947. Dann sollte die Schlußinspektion durchgeführt werden.

Bis dahin mußte noch viel geleistet werden. Was aber schon getan worden war, um der Krise zu begegnen, erschien Ida nichts weniger als wunderbar. In acht Abteilungen fand sie neue Ärzte. Manche Abteilung war selbst erst neu, so die psychiatrische, die außerordentlich dringend gebraucht wurde in diesem Land, wo, wie in den Tagen der Bibel, die Menschen noch hoffnungslos umherirrten, »von Teufeln besessen«.

Eine sehr tüchtige, junge kanadische Ärztin, Florence Nichols, übernahm als erste Psychiaterin in Indien die Leitung dieser Abteilung.

Am 9. Dezember 1945 wurde Ida fünfundsiebzig Jahre alt. Sie hatte das übliche Pensionsalter schon um zehn Jahre überschritten und sich während ihres Aufenthaltes in Amerika emeritieren lassen. Offiziell war sie aber noch nicht aus dem College- und Krankenhausstab ausgeschieden. Als Dr. Cochrane im Dezember dienstlich nach England fahren mußte, erklärte sie sich daher gern bereit, ihn zu vertreten.

Sie bewegte sich gleich wieder so sicher in den alten Gleisen, als hätte sie sie nie verlassen. Sie operierte am Vormittag, fuhr mit auf Wanderpraxis und zu den Aussätzigenstationen, prüfte die Geschäftsbücher und die Bewerbungen neuer Studentinnen, unterrichtete und leitete die Bibelstunden und Gottesdienste in der Kapelle.

Doch als Dr. Cochrane wiederkam, wußte sie, daß die Zeit für ihren endgültigen Rücktritt gekommen war. Sie wollte sich aber nicht – wie die meisten anderen Missionare – in dem Land zur Ruhe setzen, dessen Bürger sie war. Nicht Amerika, sondern ihr Geburtsland Indien, wo sie seit über fünfzig Jahren lebte, war ihre Heimat. Sie wollte nach Hill Top ziehen, dem Himmel so nahe, wie das in dieser Welt möglich war.

Zu ihrer offiziellen Pensionierungsfeier im August 1946 hatten die Studentinnen ihren Sessel so mit Blumen geschmückt, daß er aussah wie eine Sänfte. Am Abend fand ein großer Empfang statt, bei dem viele Ansprachen gehalten wurden.

»Hatte ein entzückendes Abschiedsfest«, schrieb Ida ganz schlicht in ihr Tagebuch.

Die folgende Eintragung war fast ebenso kurz:

»10. August 1946. Verließ Vellore. Oh, es war so schwer, Abschied zu nehmen.«

Blühte der Strobilanthus so schön, um sie in ihrer Einsamkeit in Hill Top zu trösten? Die Berge waren übersät von diesen winzigen Blumen, die wie Glockenblumen aussehen und nur alle zwölf Jahre einmal blühen. »Ich danke dir, Herr«, sagte sie. »Ich danke dir, daß du das jetzt geschehen läßt.«

Hill Top war jetzt nicht mehr nur zwei Monate, sondern das ganze Jahr lang ein Asyl für müde, überanstrengte Menschen.

15. August 1947. Der Tag der Unabhängigkeit war für Gandhi und viele andere kein Siegestag, sondern ein Tag der Trauer. Denn Indien war geteilt worden.

Aber auch die Freude brach sich Bahn, die Freude über die neugewonnene Selbständigkeit.

Die Studenten von Vellore – Christen, Hindus und Moslems – versammelten sich um sechs Uhr morgens in der Kapelle zum Dankgottesdienst und marschierten dann vor das Collegegebäude, wo die Fahne einer neuen Nation gehißt wurde.

»Jai Hind! Sieg für Indien!« schallte es triumphierend, als die Trikolore in der Morgendämmerung eines freien Landes flatterte.

Nicht Dr. Ida, eine Amerikanerin, auch nicht Dr. Cochrane, ein Engländer, führte die Studenten bei ihrem Marsch, sondern eine kleine, dunkelhäutige, mit einem weißen Sari bekleidete Frau, reif an Jahren, aber auffällig jugendlich in der Erscheinung. Dr. Hilda Lazarus hatte endlich Idas Ruf folgen und nach Vellore kommen können. Sie besaß alles, was notwendig war für ihren Beruf als Leiterin des Colleges und des Krankenhauses: die leidenschaftliche Hingabe einer Christin, eine ausgezeichnete medizinische Ausbildung, eine langjährige pädagogische Erfahrung und ein starkes Organisationstalent.

Zu Dr. Ida sah sie mit großer Hochachtung auf. Sie ließ in ihrem Bungalow in College Hill ein Zimmer zu Idas ständiger Verfügung bereitstellen.

Wenn Ida in Vellore war, kam sie gewöhnlich um sieben Uhr ins Krankenhaus und nahm an der Morgenandacht der Ärzte und Schwestern teil. Dann ging sie durch die Krankensäle, begleitete ängstliche Patienten in den Operationsraum und setzte sich an ihr Bett, wenn sie aus der Narkose erwachten. Für die, die nach Hause entlassen wurden, hatte sie ein Segenswort zum Abschied.

Im Januar 1950 feierte sie in Thotapalayam ihr goldenes Jubiläum. Es war ein halbes Jahrhundert her, seit sie mit einer Vision und einem Doktorgrad in Indien angekommen war.

Sie saß auf dem Podium der großen Versammlungshalle und schaute über die Gesichter der Freunde und Bekannten hin, die von nah und fern gekommen waren. Sie hörte kaum auf die Huldigungen des Gouverneurs. Ihre Gedanken wanderten zurück zu den armseligen Anfängen dieses jetzt so blühenden Werkes. Sie erlebte noch einmal die letzten zehn schweren Jahre. Wie hatten sie nur das Unmögliche möglich gemacht? Die Krisis war fast behoben, fast! Denn noch hatte Vellore nicht die endgültige Bestätigung von der Universität Madras bekommen, und zu Idas Enttäuschung hatte ihr treuer Freund, der Vizekanzler Sir Lakshmanaswamy Mudaliar, heute auch absagen müssen.

Plötzlich horchte sie auf. Dr. Hilda Lazarus verlas Grüße des Vizekanzlers.

»— und zu meiner größten Freude darf ich Ihnen mitteilen, daß dem ›Christlichen Medizinischen College von Vellore‹ eine bleibende Angliederung an die Universität von Madras bewilligt worden ist.«

Für Ida war das der Höhepunkt ihrer Jubiläumsfeier. Das Weiterbestehen ihres Lebenswerkes war nun gesichert, seine Zukunft unwiderruflich mit der einer jungen freien Nation verkettet, die gerade in diesem Monat eine Republik wurde.

Mit großem Interesse verfolgte Ida die Fortschritte, die die junge Republik auf dem Gebiet des Gesundheitswesens machte. Am meisten faszinierte sie das, was sie von den Dorfentwicklungsprogrammen sah und hörte. Die Regierung unter Nehru legte größten Wert darauf, daß die ländliche Bevölkerung selbst mitarbeitete, um ihre Lage auf allen Gebieten zu verbessern: auf dem des Wohn- und Ackerbaus, der Bewässerung, der »basic education« (Grunderziehung), der Hygiene und des öffentlichen Gesundheitswesens. 1956 waren schon siebenhundert Dorfentwicklungsblocks eingerichtet worden, zu denen siebzigtausend Dörfer gehörten.

Ida wünschte sich, den Mann kennenzulernen, dem vor allen andern – außer Gandhi – das Erwachen Indiens zu verdanken war.

Sie hatte Glück. Als Premierminister Nehru zur Hundertjahrfeier der Universität nach Madras kam, stellte ihn der Vizekanzler ihr in der Aula vor. Es war ein einzigartiger Augenblick, als sich diese beiden Persönlichkeiten begegneten, die dem indischen Volk ihre ganze, leidenschaftliche Liebe geweiht hatten.

»Es ist mir eine Ehre, Frau Doktor!«

Wie aufrichtig seine schlichten Worte gemeint waren, bestätigte sich, als Jawaharlal Nehru ein paar Jahre später vor aller Welt proklamierte, daß das Gewaltigste und Hoffnungsvollste, was in Indien geschah, nicht die Industrialisierung, auch nicht der Fortschritt der Wissenschaft oder die Entwicklung der Dörfer war, sondern die Bildung und Erziehung der Frauen. Und an dieser gewaltigen Aufgabe hatte Dr. Ida fünfzig Jahre gearbeitet.

Das Werk in Vellore hielt mit dem Dorfentwicklungsprogramm der indischen Nation Schritt. Im Jahre 1957, als Ida siebenundachtzig wurde, konnte in College Hill ein ländliches Gesundheitszentrum eröffnet werden, von dem aus vierzig Dörfer durch Schwestern, Hebammen und praktizierende Studenten betreut werden sollten. Dem großen neuen Gebäude war ein Krankenhaus angegliedert, das Patienten mit ihren Angehörigen zusammen aufnahm. Die Angehörigen konnten dort ihre Kranken pflegen und erhielten gleichzeitig Unterricht in Hygiene und Gesundheitspflege.

Als Ida zum ersten Mal durch die schönen, luftigen Räume ging, war ein Gefühl tiefer Dankbarkeit und Freude in ihrem Herzen. Lange stand sie vor dem Bild an der Wand der Kinderstation. Der lebensgroße Christus im fließenden orientalischen Gewand, dem eine Schar indischer Kinder jubelnd entgegenlief, sah vor dem Hintergrund der Berge von Vellore ebenso vertraut aus wie in seinem felsigen Palästina. Und es war ihr, als hörte sie seine Stimme: »Was ihr getan habt einem unter diesen meinen geringsten Brüdern, das habt ihr mir getan.«